Sanfte Wege zur Gesundheit

Blütenessenzen

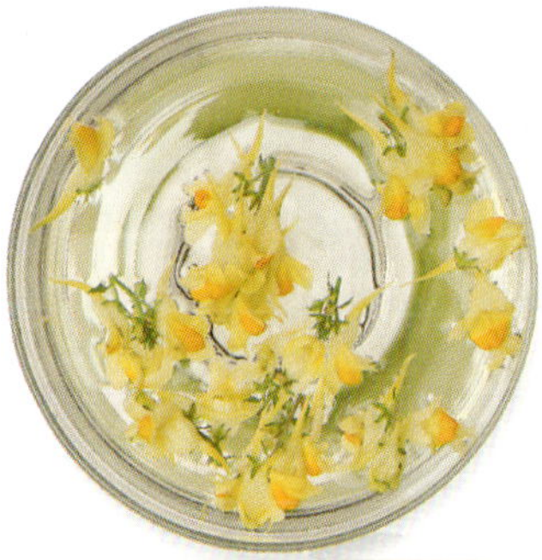

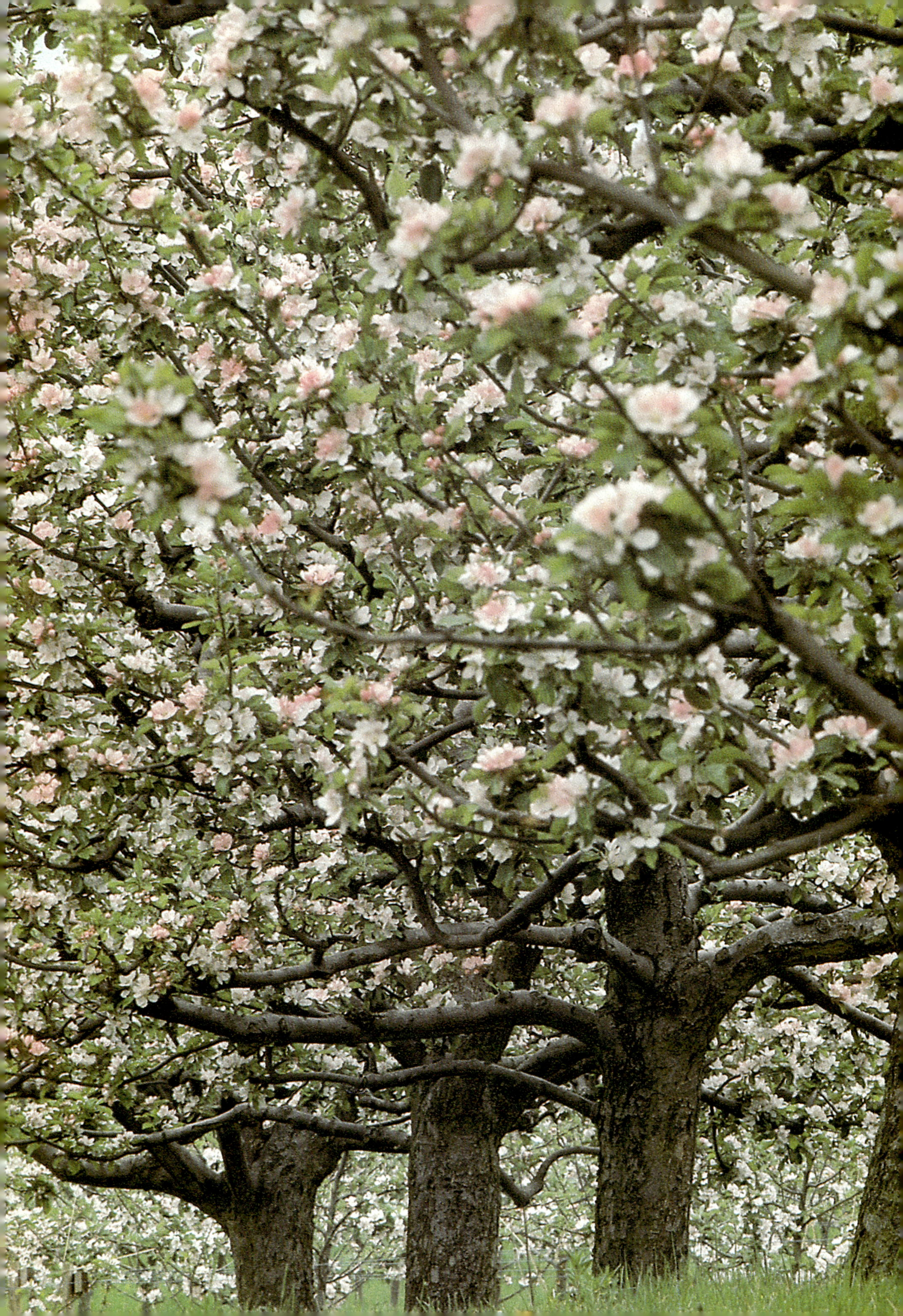

Sanfte Wege zur Gesundheit

Blütenessenzen

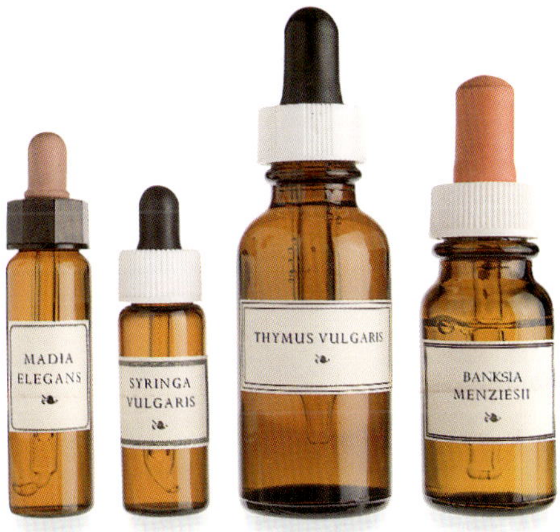

Carol Rudd

KÖNEMANN

Originalausgabe © Element Books Limited 1998
Shaftesbury, Dorset, SP7 9BP
Text © Carol Rudd 1998

Originaltitel: Flower Essences, An Illustrated Guide

THE BRIDGEWATER BOOK COMPANY
Dreidimensionale Modelle: MARK JAMIESON
Studiofotografien: ANNE HYDE, WALTER GARDINER PHOTOGRAPHY
Zusätzliche Fotografien: IAN PARSONS, GUY RYECART
Graphiken: LORRAINE HARRISON, JOANNE MAKIN, MOIRA WILLS
Wissenschaftliche Graphiken: MICHAEL COURTENEY

Hinweis des Herausgebers
Die in diesem Buch gegebenen Informationen können keinesfalls eine fachmännische Diagnose oder Behandlung ersetzen. Bei ernsten Erkrankungen oder in Zweifelsfällen ist ein Arztbesuch dringend anzuraten.

© 1999 für die deutsche Ausgabe:
Könemann Verlagsgesellschaft mbH,
Bonner Str. 126, D-50968 Köln

Übersetzung aus dem Englischen: Walter Spiegl (für VerlagsService)
Beratung: Dr. Eva Kell-Grunwald (für VerlagsService)
Produktion und Satz: VerlagsService
Dr. Helmut Neuberger & Karl Schaumann, Heimstetten

Projektkoordination: Sylvia Hecken
Herstellungsleitung: Detlev Schaper
Assistenz: Ursula Schümer
Druck und Bindung: Sing Cheong Printing Co., Ltd.
Printed in Hong Kong, China

ISBN 3-8290-1498-8

10 9 8 7 6 5 4 3 2 1

Danksagungen

Der Herausgeber dankt folgenden Leihgebern
für die zur Verfügung gestellten Bilder:
Alaskan Flower Essence Project, Homer: 52u (Steve Johnson).
Aloha, Hawaiian Tropical Flower Essences, Kealakekua: 34u.
Ancient Art & Architecture Collection, London: 27u, 65o, 73u.
Australian Bush Essences, Dee Why, NSW: 40u, 54u, 58u, 104l.
Australian Flower Essence Academy, Perth: 30u, 46u, 48l, 80l.
A–Z Botanical Collection, London: 44u, 94.
Bridgeman Art Library, London: 9o (Christie's, London); 30o (City of Bristol Museum & Art Galleries); 63u (Library of Congress, Washington); 69u (National Gallery, London); 71o (V&A, London); 91u (Fratelli Fabbri, Milan); 93o (Private Collection); 99u (Fitzwilliam Museum, University of Cambridge); 100u, 103 (National Gallery, Scotland); 111 (Valley of the Kings, Thebes); 115 (Palazzo Vecchio, Florence).
Corbis Bettmann/UPI, London: 53o, 95l.
Desert Alchemy, Tucson: 38l (Camilio Scherer).
e.t. archive, London: 13, 23o, 25r, 33o, 59, 63o, 84o, 87, 105l, 107l, 113u.
Flower Essence Society, Nevada: 24ur, 82.
Garden Picture Library, London: 2 (Robert Estall); 34o (Lamontagne); 37o, 70l (J. S. Sira); 56u (Howard Rice); 72 (Christopher Gallagher); 98l (Brigitte Thomas); 101 (Phil Jude).
Harry Smith Collection, Essex: 36r.
Healing Herbs, Hereford: 86l (Julian Barnard).
Image Bank, London: 14u, 49, 50o.
Pacific Essences®, Victoria, British Columbia: 28l (S. Pettitt).
Robert Harding Picture Library, London: 117o.
Rudolf Steiner House, London: 9u.
Science Photo Library, London: 12ol, 12r.
Zefa UK/Stock Market, London: 16r, 28o, 31o, 39o, 47o, 55, 64ur, 75o, 77m, 78o, 81u, 89o, 95o, 109o.

Besonderer Dank gilt:
Patricia Blunt, Robert Chappell, Rukshana Chenoy, Jessie Fuller, Cathy Glendinning, Andrew Harley, Eleanor Harley, Mary Harley, Jill Howell und ihrem Hund, Kevin Irvine, Mette Wiese Lauritzen, Denise McCullough, Caron Riley, Vincent Riley, Laurel Scrace, Sheila Sword, Amelia Whitelaw, Gabriel Whitelaw
für die Mitwirkung bei den Fotografien.

Die Autorin dankt:
Ich möchte meinem Mann danken sowie Chris Rudd; der Essence & Energy Flower Group (Tess, Val, Lynne, Flic); the Pentad (Tess, Jutta, Bee & Liz); Gayle; Richard Katz & Patricia Kaminski; meinen Patienten für die Zurverfügungstellung ihrer Fallstudien, insbesondere Judy Griffin, Simon Lilly, Liz und meiner Lektorin Caro Ness.

Inhalt

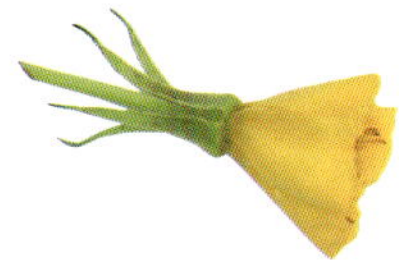

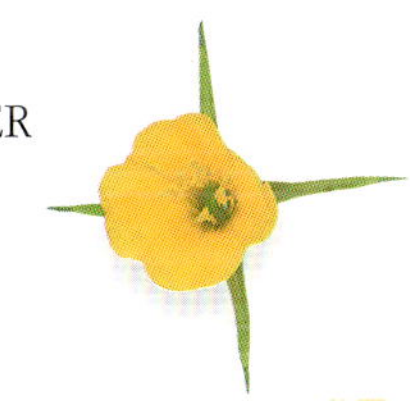

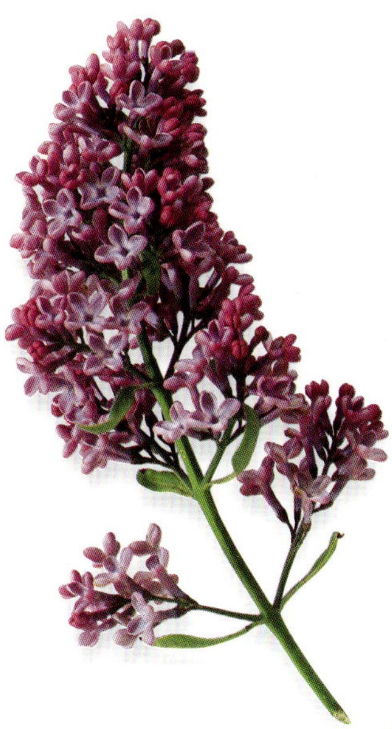

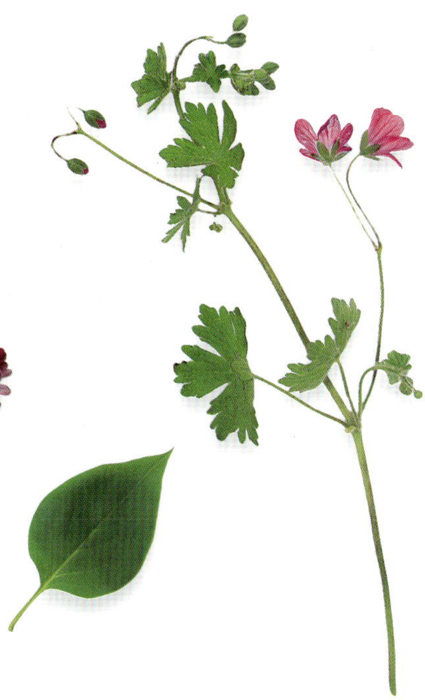

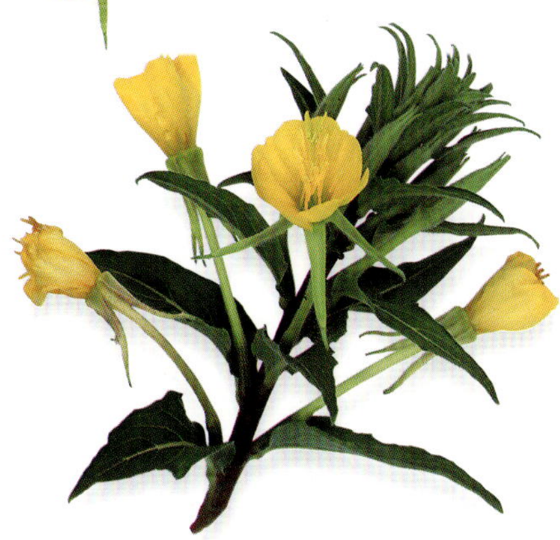

Einführung

Als Blütenessenz bezeichnet man die essentielle heilkräftige Schwingungsenergie einer Blütenpflanze. Es ist die ihr innewohnende spezifische Lebenskraft, die sie von anderen Pflanzen unterscheidet. Durch das Extrahieren der Säfte und Öle aus den Blättern, Stielen und Wurzeln der Pflanzen können wir diese feinen Lebenselixiere der Blütenpflanzen als Heilmittel nutzen, um unsere körperliche, seelische und spirituelle Befindlichkeit in ein Gleichgewicht zu bringen. In den Blüten der Pflanzen ist die regenerative Energie für ihr Fortbestehen konzentriert. Diese Kräfte äußern sich auch in der Farbe und Formenvielfalt der Blüte. Voll erblüht offenbart sie ihre ganze Schönheit.

Jede Blume wirkt auf ihre Weise, entsprechend der »Wesenheit« der Pflanze. Eine Blütenessenz kann sich auf Menschen beruhigend oder belebend auswirken, kann Toleranz fördern und das Selbstgefühl begünstigen. Menschen mit Blütenessenzen zu behandeln, heißt Heilen auf natürliche Art. Viele von uns leben weitgehend losgelöst von der Natur. Wenn wir uns entschließen, zum Lindern von Schmerzen Blütenessenzen anzuwenden, schenken wir uns selbst eine natürliche Dosis Schönheit der Pflanzenwelt. Damit beeinflussen wir unsere Grundeinstellung zum Leben, was sich heilend auf die körperliche Verfassung auswirkt.

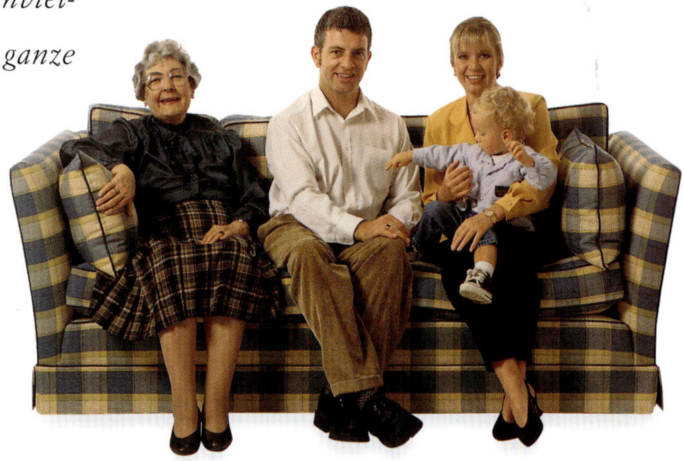

Blütenessenzen helfen allen Menschen, ob jung oder alt, Frau oder Mann.

Inzwischen sind viele Rezepturen für Blütenessenzen erhältlich, deren Anwendung nur geringer Vorkenntnisse bedarf. Diese natürlichen Heilmittel helfen auch Tieren und Pflanzen. Verabreichen Sie die Essenzen in der gleichen Menge, wie sie beim Menschen erforderlich wäre. Nach dem Umsetzen einer Pflanze an einen anderen Platz entwickelt sie sich in ihrer neuen, ungewohnten Umgebung rascher und kräftiger, wenn man zur Stärkung ihrer Lebenskraft einige Tropfen Blütenessenz zum Gießwasser gibt.

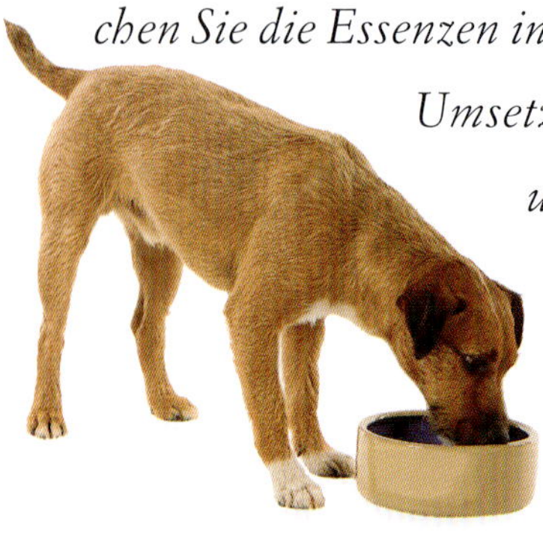

Blütenessenz von Zichorie im Trinkwasser beruhigt den winselnden Hund.

Zur Benutzung dieses Buches

Dieses Buch ist in drei Abschnitte gegliedert. Der erste befaßt sich mit der Geschichte, Zubereitung und Anwendung von Blütenessenzen sowie den ihre Wirkungsweise betreffenden Theorien. Der umfangreichste Teil, »Materia Medica«, stellt die Pflanzen vor, aus denen die Essenzen gewonnen werden, und informiert über die richtige Anwendung. Der letzte Abschnitt enthält nützliche Informationen zum Nachschlagen: Mit Hilfe von Stichwortverzeichnissen können Sie schnell und auf einfache Weise feststellen, welche Essenzen für bestimmte Symptome und Beschwerden empfohlen werden, die sich aus Ihren Lebensumständen, Ihrem Verhältnis zu anderen Menschen und Ihrer seelischen Verfassung ergeben.

Der erste Abschnitt des Buches enthält vollständige Anleitungen, wie man Blütenessenzen zu Hause selbst herstellen kann.

Die einzelnen Arbeitsschritte werden durch Bilder dargestellt und erklärt.

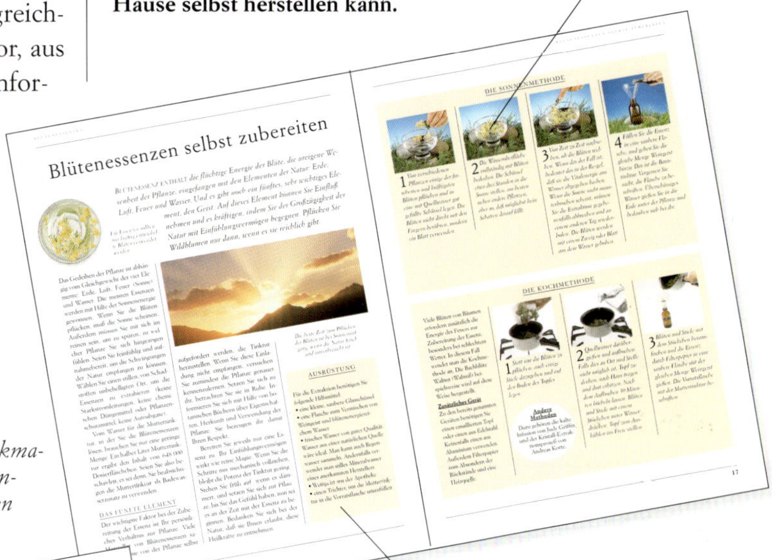

Alle benötigten Geräte und Materialien sind aufgeführt.

Der Abschnitt »Materia Medica« ist der umfangreichste und gibt Auskunft über die Pflanzen und ihre Essenzen.

In der Rubrik »Merkmale« werden die Eigenschaften der Pflanzen beschrieben.

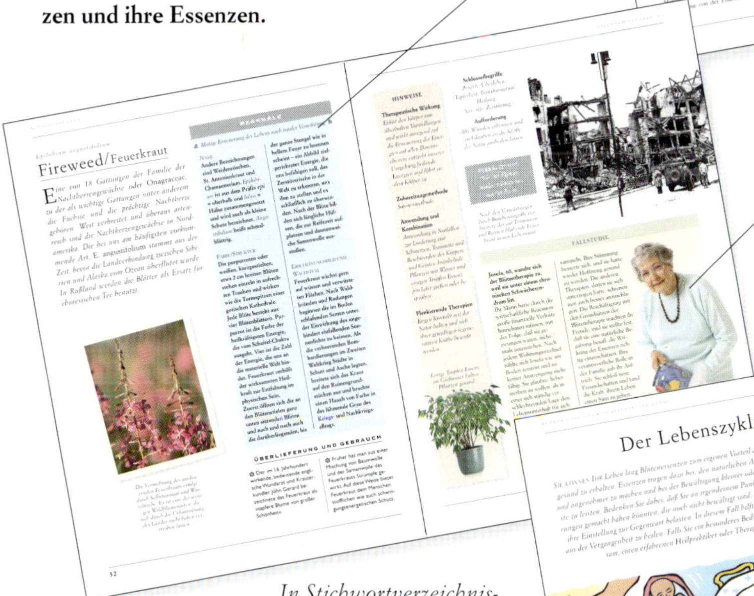

Anhand von Fallstudien werden Anwendung und Wirkung der Essenzen erläutert.

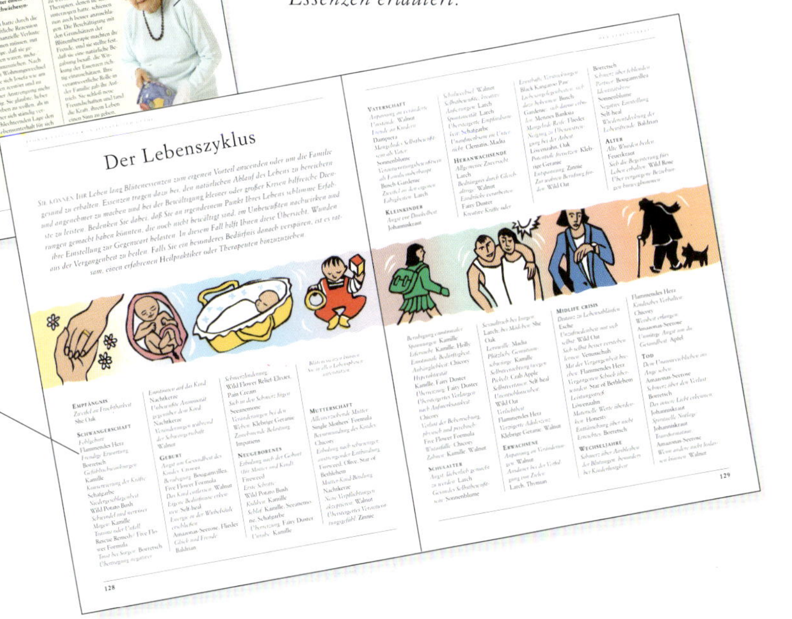

In Stichwortverzeichnissen werden gebräuchliche Begriffe und Ausdrücke erklärt.

Mit Hilfe der Stichwortverzeichnisse im dritten Abschnitt des Buches können jeweils die passenden Essenzen herausgesucht werden.

Geschichte der Blütenessenzen

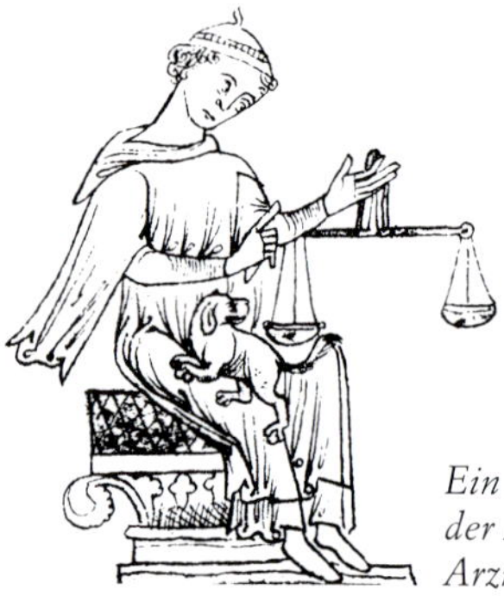

Ein Apotheker in der Antike bei der Arzneizubereitung.

Schon die Menschen der frühesten Vorzeit wußten um die Heilkräfte der Pflanzen. Die Entwicklung der Blütentherapie, wie wir sie heute kennen, geht auf das Jahr 1928 zurück, als Dr. Edward Bach seine Vorstellungen von der Heilkraft der Pflanze zu entwickeln begann, wobei er auf seit Jahrtausenden wahrgenommene Wechselbeziehungen zwischen Mensch und Natur aufbaute.

DIE LEHRE VON DER KAUSALITÄT

Zur Zeit von Paracelsus glaubte man an das Vorhandensein von Archetypen, auf die sich alle materiellen Dinge zurückführen lassen. Diese Urformen wurden als die Grundmuster der gesamten Schöpfung angesehen. Man folgerte daraus, daß kausale Verknüpfungen zwischen Pflanzen und Tieren, Tieren und Menschen, Mineralien und Organismen und so fort bestehen müssen. Traten Störungen der Körperfunktionen auf, suchten die Ärzte nach dem entsprechenden Archetypus in der Natur.

DIE LEHRE VON DEN MERKMALEN

So wie ein Graphologe aus der Handschrift eines Menschen Schlüsse auf sein Wesen zieht, bestimmten Heilkundler die Merkmale einer Pflanze aufgrund ihrer Farbe, ihres Duftes und ihres Wuches. Davon leiteten sie ihre therapeutischen Eigenschaften ab. Ein Beispiel für diese Argumentation: Weil die aufgewölbte Blütenmitte der Kamille Ähnlichkeit mit dem Bauch eines Kindes hat, muß zwischen beiden ein Zusammenhang bestehen. Tatsächlich hat sich gezeigt, daß die Kamille das Nervensystem beruhigt, besonders bei Kindern.

Auch der Wuchs der Pflanze ist von Bedeutung. Aus der Tatsache, daß die Blätter des Beinwell unten mit den Blattstielen verschmelzen, folgerte man, daß die Pflanze die Heilung von Knochenbrüchen begünstige. Zu diesem Zweck wurde Beinwell, der auf althochdeutsch »beinwalla« (wallen = zusammenheilen) heißt, auch genutzt. Das grundlegende Postulat Paracelsus' besagt, daß die Ursache aller Krankheiten in der Abkehr des Menschen von seinem ureigenen spirituellen Wesen liege, ausgelöst durch die Verführbarkeit des Geistes und der Sinne. Nur mit einem geeigneten Heilmittel könnten wir das innere Gleichgewicht, die einzig wahre heilende Kraft, wiederfinden. Zu seiner Zeit war Paracelsus ein berühmter Mann, nicht so sehr als Philosoph, sondern wegen seiner erstaunlichen Heilerfolge als Arzt.

DIE METAMORPHOSE

Für Goethe war die Urform allen Pflanzenlebens das Blatt. Seiner Vorstellung nach wirkten auf dieses archetypische Gebilde die kosmischen Kräfte ein und führten zur Entwicklung von Wurzeln, Stielen, Blüten und Früchten. Diese Fähigkeit zur Metamorphose, zur Umwandlung, sei die Ursache des eigentümlichen Wesens jeder Pflanze.

1493–1542

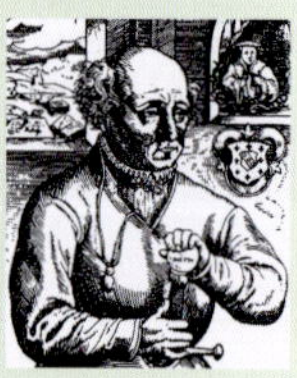

PARACELSUS glaubte an die Untrennbarkeit von Materie und Geist. Beide seien eins, und jeder Teil der Schöpfung habe seine Bedeutung.

1749–1832

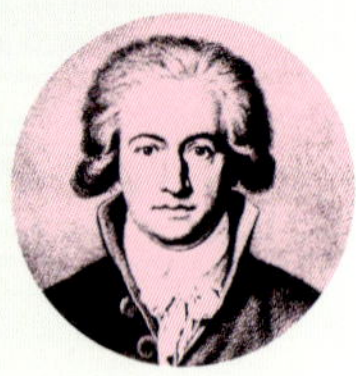

JOHANN WOLFGANG VON GOETHE untersuchte die einzigartige spirituelle Natur der Pflanzen, indem er ihr Wachstum studierte.

1755–1843

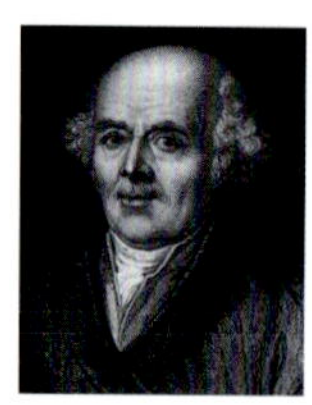

SAMUEL HAHNEMANN verwendete Naturprodukte als Heilmittel und sah Körper, Geist und Seele als eine Ganzheit. Er entwickelte die Grundsätze der Homöopathie.

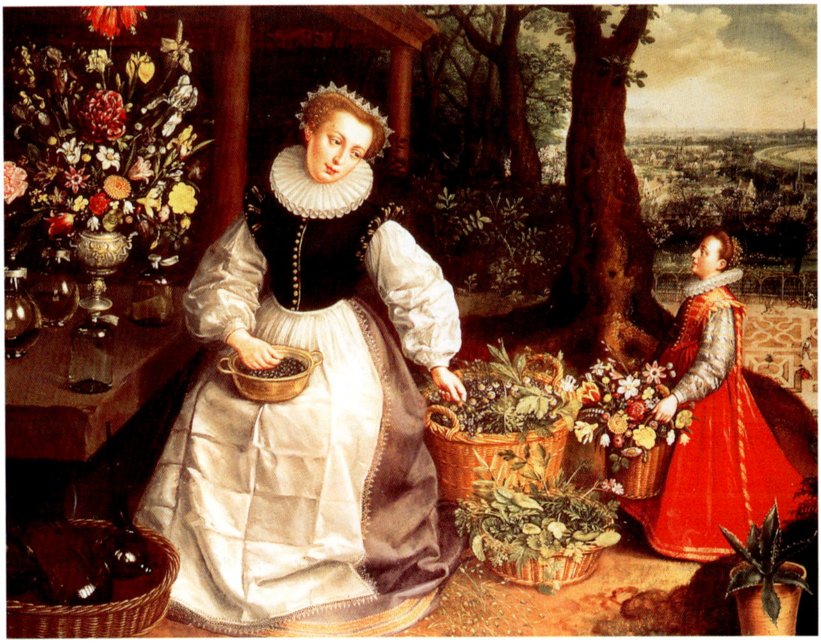

Behandlungsmethoden mit Blütenessenzen haben eine lange Tradition.

Goethe hat seine Beobachtungen in der Natur um Erkenntnisse aus eigener Sinneserfahrung ergänzt. Aus der Verbindung von wissenschaftlicher und empirischer Vorgehensweise erwuchs die Einsicht in die spirituelle Identität der Pflanze – eine Erfahrung, die heute viele Hersteller von Blütenessenzen nutzen.

DR. EDWARD BACH (1886–1936)

Bach war der erste Vertreter der modernen Lehre von der ganzheitlichen Behandlungsmethode, die sich mit den Auswirkungen von Pflanzenheilmitteln auf Geist und Seele beschäftigte. Schon als Junge hatte er mit der Suche nach einem einfachen, natürlichen Heilmittel begonnen, das Patienten selbst zubereiten und anwenden könnten. Seine Forschungen standen in der Tradition des Wirkens von Paracelsus und Samuel Hahnemann, dem Begründer der Homöopathie. Seit 1919 entwickelte und lehrte er am Homöopathischen Klinikum in London seine Vorstellung von der Blütentherapie und ihrer Anwendung. In Wales gelang ihm 1928 die Entdeckung der ersten Blütenessenzen, denen weitere folgen sollten. Insgesamt entwickelte er 38 Essenzen. Sie sind als Bach-Blütenarzneien bekannt.

BLÜTENESSENZEN DER 1970ER JAHRE

Dr. Bach war davon überzeugt, das Thema erschöpfend bearbeitet zu haben, aber auf anderen Kontinenten gediehen ebenfalls einzigartige Pflanzen, die sich von den europäischen unterscheiden. Auch aus ihnen lassen sich Essenzen gewinnen. In einer unberührten Gegend Kaliforniens extrahierte Richard Katz eine Essenz aus Kalifornischem Mohn (California Poppy). Die Blume besitzt einen wunderschönen, goldgelben Kelch mit leuchtend orangefarbenem Ansatz. In den 1970er Jahren, als diese Blütenessenz entwickelt wurde, war Kalifornien der Mittelpunkt grenzenlosen Experimentierens mit bewußtseinsverändernden Drogen; die Blütenessenz gemahnt uns daran, daß wahre Kraft aus dem Herzen kommt und nicht durch Halluzinationen bewirkt wird.

1980 trat Patricia Kaminski in den Führungsstab der Flower Essence Society ein, die Gesellschaft für Kalifornische Blütenessenzen, nach deren Vorbild ähnliche Unternehmen gegründet wurden. Inzwischen ist die Zahl der Blütenessenzen von ursprünglich 38 auf 103 angestiegen, und die Forschungen gehen weiter. Die Flower Essence Society unterhält eine Datenbank und analysiert und verwertet die Erfahrungen von Heilpraktikern und Patienten.

1861–1925

RUDOLF STEINER baute auf den Erkenntnissen Goethes auf und begründete die Anthroposophie, eine Lehre, die das Geistige im Menschen zum Geistigen im Universum führen will.

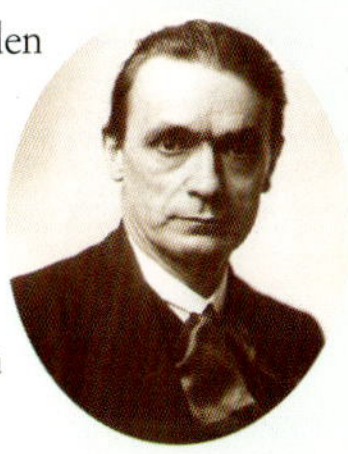

1886–1936

EDWARD BACH wirkte in der Tradition von Paracelsus und Hahnemann. Seinen Forschungen und Experimenten verdanken wir die ersten Blütenessenzen.

1970

Die FLOWER ESSENCE SOCIETY, die Gesellschaft für Kalifornische Blütenessenzen, folgt den Prinzipien von Goethe, Steiner und Bach bei der Erforschung und Herstellung hochwertiger kalifornischer Blütenessenzen.

Die Bach-Blütenarzneien

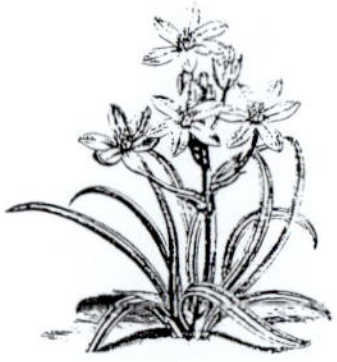

Der Stern von Bethlehem, eine der 38 Bachblüten.

Dr. Edward Bach entwickelte aus wildwachsenden Pflanzen 38 Blütenessenzen. Er unterteilte sie in sieben Kategorien, mit denen er die wichtigsten positiven Eigenschaften des Menschen beschrieb – die Fähigkeit, eigenverantwortlich zu handeln, zu führen und andere zu motivieren, aus den Erfahrungen des Lebens zu lernen, andere zu lieben und ihnen zu helfen, das Schicksal in die eigenen Hände zu nehmen, mit Mut und Glaube den Ängsten zu widerstehen.

Dr. Edward Bach hatte Medizin studiert, bevor er 1913 als Bakteriologe an die Londoner Universitätsklinik ging. Dank seiner Erfahrungen in Homöopathie gelang ihm die Entwicklung von Impfstoffen aus Darmbakterien, womit sich chronische Darminfektionen wirkungsvoll bekämpfen ließen. 1919 bot man ihm eine Dozentenstelle am Homöopathischen Klinikum in London an, aber trotz der Tatsache, daß er von allen, die ihn kannten, als genialer Mediziner gewürdigt wurde, verschaffte ihm sein Wirken keine Befriedigung. Er wollte statt mit Mikroorganismen lieber mit wildwachsenden Kräutern experimentieren und in der Ausübung seines Berufs den Prinzipien der Homöopathie treu bleiben: Die therapeutischen Bemühungen gelten nicht der Krankheit, sondern dem Menschen.

1928 gab er seine Praxis in der Londoner Harley Street auf und zog nach Wales, wo er die Gewinnung von Blütenessenzen nach der Sonnenmethode erfand, das Fundament seiner weiteren Forschungen. Sein Gespür für die Kräfte der Natur war so fein, daß er eine Blüte nur in der Hand zu halten brauchte, um zu wissen, welche seelische Störung man damit heilen konnte. Umgekehrt gelang es ihm unter dem Eindruck einer belastenden Stimmungslage, das richtige Gegenmittel zu finden.

Dr. Bach erkannte, daß der Morgentau auf einer Pflanze deren gesamte Heilkräfte in potenzierter Form enthielt. Weil man diese konzentrierte Kraft nicht in hoher Dosierung anwenden konnte, entwikkelte er die Sonnenmethode und später die Kochmethode. Im Winter 1932 standen ihm zwölf Essenzen zur Verfügung. 1935, ein Jahr vor seinem Tod, waren 26 weitere sowie *Rescue Remedy* dazugekommen, die »Notfalltropfen« aus den fünf Blüten *Rock Rose*, *Impatiens*, *Star of Bethlehem*, *Clematis* und *Cherry Plum*. *Rescue Remedy* wird häufig als 39. Bachblüte bezeichnet und hilft zuverlässig bei Schock und Trauma (siehe Seite 124).

Es war Dr. Bachs feste Überzeugung, daß nachhaltige Heilung sich aus der Krankheit heraus entwickelt, denn nur über die Krankheit begreifen wir unser wahres Wesen. Physische Erholung ohne Selbsterkenntnis kann bestenfalls temporär sein. Er entwickelte ein einzigartiges Heilverfahren, das er als umfassend erachtete. Er ging noch einen Schritt weiter als die Homöopathie, indem er ausschließlich für Menschen ungefährliche Pflanzeninhaltsstoffe verwendete, von denen er glaubte, daß in ihnen göttliche Schwingungen wirkten, wie in klassischer Mu-sik, »die uns unsere Seele näherbringt«. Das Vermächtnis Dr. Bachs an die Menschheit ist die profunde und dennoch einfache Methode, eine Verbindung zu den uns innewohnenden Quellen des Heilens herzustellen.

DIE 38 BACH-BLÜTEN

Dr. Bach hat seine Blütenessenzen in Gruppen eingeteilt, die sieben menschlichen Wesenszügen entsprechen. In der ersten Spalte stehen die positiven Eigenschaften, in der zweiten die negativen. Ist das innere Gleichgewicht gestört, überwiegen die negativen.

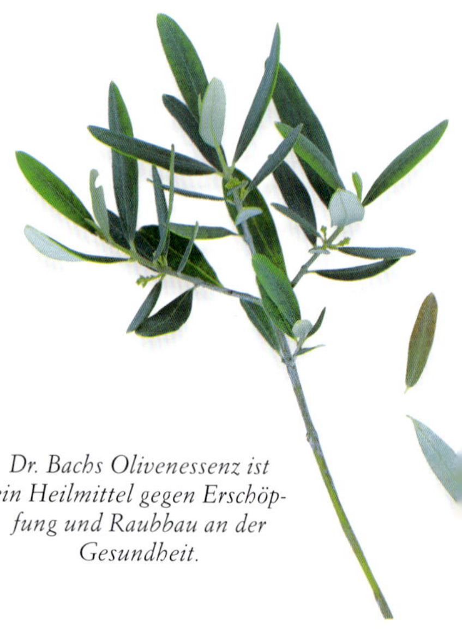

Dr. Bachs Olivenessenz ist ein Heilmittel gegen Erschöpfung und Raubbau an der Gesundheit.

DIE 38 BACH-BLÜTENARZNEIEN

BACH-BLÜTE/PFLANZENNAME	POSITIV	NEGATIV
HEILMITTEL GEGEN EINSAMKEIT		
Heather/Heidekraut	Aufrichtiges Interesse für andere	Ichbezogenheit, gestörte Beziehungen zu anderen
Impatiens/Springkraut	Entspannung, Zusammenarbeit, Ausgleich	Physische und geistige Spannungen durch Ungeduld
Water Violet/Sumpfwasserfeder	Ansprechbarkeit, Demut, Verbundenheitsgefühl	Übersteigertes Selbstwertgefühl, steht auf »Podest«
HEILMITTEL GEGEN ÜBERMÄSSIGE SORGE UM ANDERE		
Beech/Buche	Toleranz bei geistigem Überblick	Übergenau, kritisch, penibel
Chicory/Zichorie	Großzügige Liebe, Güte	Emotionale Bedürftigkeit, Manipulation
Rock Water/energetisches Quellwasser	Aufgeschlossenheit, Selbstliebe	Übertriebene Selbstkritik, starre Prinzipien, Asket
Vervain/Eisenkraut	Bewußt gelenkte Inspiration	Überzogener Enthusiasmus und Idealismus
Vine/Weinrebe	Natürliche Autorität	Bevormundung und Zurechtweisung anderer
HEILMITTEL GEGEN APATHIE UND INTERESSENLOSIGKEIT		
Chestnut Bud/Kastanienknospe	Aus Erfahrungen lernen können	Alte Fehler immer wieder begehen
Clematis/Waldrebe	Wacher Geist, setzt seine Visionen in die Tat um	Tagträumer, Kopf in den Wolken, unpraktisch
Honeysuckle/Geißblatt	Freude an der Gegenwart	Gefangener der Vergangenheit
Mustard/Ackersenf	Kennt Ursache für Stimmungen, Lebensfreude	Niedergeschlagen, ohne den Grund zu kennen
Olive/Ölbaum	Spirituelle Erneuerung, geht gut mit Energie um	Erschöpfung, Auszehren der Kräfte
White Chestnut/Roßkastanie	Geordnete Gedanken, Friede	Unfähigkeit, klar zu denken
Wild Rose/Heckenrose	Begeisterung, Zielstrebigkeit	Resignation, Apathie
HEILMITTEL GEGEN BEEINFLUSSBARKEIT VON AUSSEN		
Agrimony/Odermennig	Aufrichtig zu sich selbst und anderen, Fröhlichkeit	Vorgeschützte Heiterkeit und Gelassenheit
Centaury/Tausendgüldenkraut	Die wahren eigenen Bedürfnisse erkennen	Selbstaufgabe im Dienst anderer
Holly/Stechpalme	Güte, Demut, Toleranz	Eifersucht, Haß, Mißgunst, Mißtrauen
Walnut/Walnußb.	Klare Zielsetzung, Offenheit füt Neues	Anspannung in Veränderungs- und Neubeginnphasen
HEILMITTEL GEGEN UNSICHERHEIT		
Cerato/Bleiwurz	Unterscheidungsvermögen, innere Führung	Mangelndes Vertrauen in die eigene Klugheit
Gentian/Enzian	Erneuert Tapferkeit und Stärke, Zuversicht	Mutlosigkeit nach Rückschlägen, Zweifel
Gorse/Stechginster	Silberstreif am Horizont	Resignation
Hornbeam/Hainbuche	Überzeugung, mit allem fertig zu werden	Den täglichen Anforderungen nicht gewachsen sein
Scleranthus/Einjähriger Knäuel	Standfestigkeit, Überblick	Unentschlossenheit, Wankelmut
Wild Oat/Waldtrespe	Klare Zielsetzung, Konzentration	Richtungslos, weil man seine Lebensaufgabe nicht findet
HEILMITTEL GEGEN ANGST		
Aspen/Espe, Zitterpappel	Das Unbekannte nicht fürchten	Vage, unerklärliche Ängste, Zukunftsängste
Cherry Plum/Kirschpflaume	Gelassenheit, auf höhere Mächte vertrauen	Angst vor Verlust der Selbstbeherrschung
Mimulus/Gauklerblume	Anpacken der tatsächlichen Situation	Nervös, ängstlich, verklemmt
Red Chestnut/Rote Kastanie	Mitgefühl bei Wahrung der Grenzen	Übertriebene Fürsorge für andere
Rock Rose/Sonnenröschen	Mut, Friede, geistige Klarheit	Entsetzen und Panik
HEILMITTEL GEGEN VERZAGTHEIT UND VERZWEIFLUNG		
Crab Apple/Holzapfel	Innere Reinheit, spirituelle Weiterentwicklung	Verlust der Reinheit und Unschuld
Elm/Ulme	Stehvermögen	Zeitweilig gelähmte Handlungsfähigkeit
Larch/Lärche	Selbstvertrauen, Ausdruckskraft	Selbstzweifel, Minderwertigkeitskomplexe
Oak/Eiche	Flexible Stärke, Zuversicht, sorgt für sich selbst	Aussichtslosigkeit und Erschöpfung
Pine/Schottische Kiefer	Sinn für das richtige Maß, sich akzeptieren	Unbegründete Schuldgefühle
Star of Bethlehem/Milchstern	Friede, Ausgleich, Trost	Schock und Traumata
Sweet Chestnut/Edelkastanie	Vertrauen zum Leben und zu sich selbst	Tiefe Verzweiflung, unerträglicher Schmerz
Willow/Gelbe Weide	Eigenverantwortung, Akzeptanz	Verbitterung, fühlt sich als Opfer

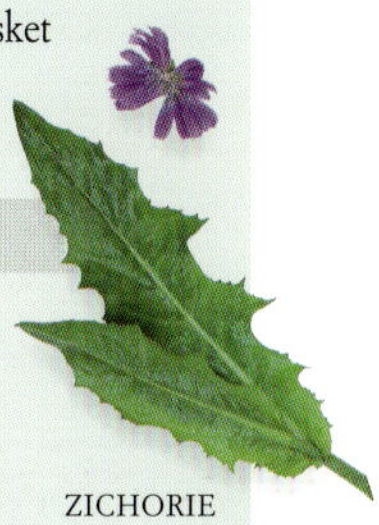
ZICHORIE

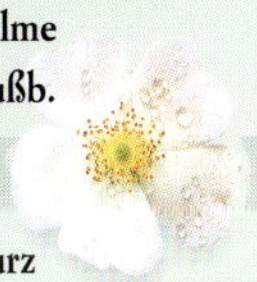
HECKENROSE

Die Aura

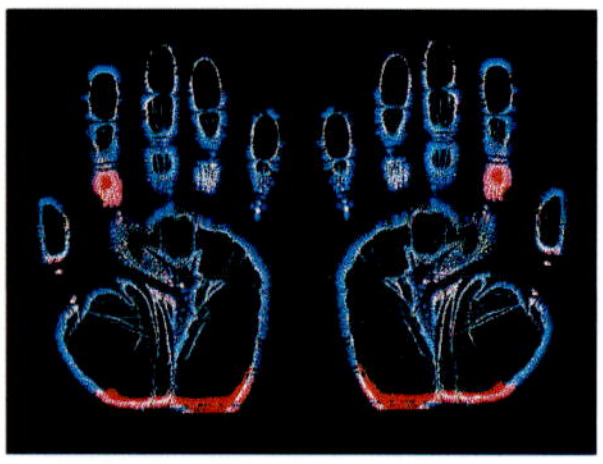

Die Aura, das Energiefeld des Körpers, gibt Auskunft über dessen physisches und geistiges Wohlbefinden.

Manche Wissenschaftler wenden sich der Mystik zu, in der Hoffnung, Hilfe beim Ergründen der Geheimnisse der Schöpfung zu finden. Sie kommen zu dem Schluß, daß der menschliche Körper, wie alles im Universum, aus Licht- und Tonschwingungen besteht. Heiligenscheine zeigen die perfekte Verbindung ihres Trägers mit dieser Lichtenergie. Auch wir geringeren Sterblichen haben eine Ausstrahlung, die Aura. Demjenigen, der sie sehen kann, vermittelt sie Informationen, die so identitätsbezogen und individuell sind wie ein Fingerabdruck.

AURA UND ENERGIESYSTEM DES KÖRPERS

Die Aura wird als elektromagnetische Hülle bezeichnet, die den Menschen umgibt und seine wechselnden Seelenlagen widerspiegelt. Unter dem Einfluß anderer Energien im Umfeld verändern sich Farbe und Form ständig. Früher waren nur sensitive Menschen imstande, diese Aura zu erkennen. In den sechziger Jahren entwickelten die russischen Wissenschaftler Semyon und Valentina Kirlian ein fotografisches Verfahren zum Sichtbarmachen des Vitalenergiefeldes, das Pflanzen, Kristalle, Tiere und Menschen umgibt. Sie wiesen nach, daß ein zerrissenes Blatt sein unversehrtes Energiefeld beibehält. Daraus leiteten sie ab, daß die Pflanze über eine koordinierend wirkende Intelligenz verfügen muß. Die Kirlianfotografie war sehr nützlich, weil sie z. B. bei der Anwendung von Blütenessenzen, bei spiritueller Heilung oder gesunder Ernährung deren Energieeinfluß auf den menschlichen Körper aufgezeigt hat.

Einen wichtigen Beitrag zu dieser besonderen Form der Aufzeichnung von Kraftfeldern leistete Harry Oldfield mit Videoaufnahmen der menschlichen Aura. Mit ihrer Hilfe lassen sich mögliche Ursachen physischer Störungen deuten. Analysen können Aufschluß darüber geben, ob braune Streifen und graue Schatten der Aura, die anstelle der Regenbogenfarben, die den gesunden Organismus repräsentieren, auftreten, Symptome von Krankheiten sind. Bei sachkundiger Auslegung zeigen die Videobänder, daß die heilenden Schwingungen von Kristallen und Blütenessenzen die Spektralfarben in die Aura zurückbringen und unser Energiefeld wieder aufbauen und in die Lage versetzen, krankmachende, schädliche Einflüsse abzuwehren.

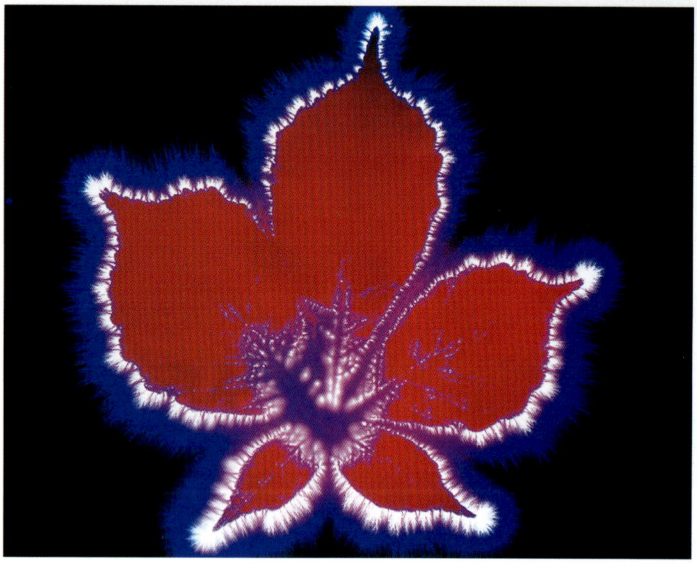

Kirlianfotografie macht die Energiehülle eines Ahornblattes sichtbar.

DIE HEILWIRKUNG DER FARBEN

Die Farben der Aura werden von den Energiezentren des Körpers entlang der Wirbelsäule, den Chakren, erzeugt. Wenn wir uns gesund und wohlauf fühlen, strahlt die Aura in den Regenbogenfarben. Abgeschlagen und erschöpft erscheint die Aura wie ein wolkenverhangener Himmel.

Schon immer waren sich die Menschen der heilenden Kräfte der Farben instinktiv bewußt. Es verwundert daher nicht, daß die Farbe als wesentliches Merkmal einer Pflanze gilt. Vielleicht ist Ihnen schon aufgefallen, daß zwischen der Farbe Ihrer Kleidung und Ihrem Gemütszustand ein Zusammenhang besteht. Das gilt auch für Blumen. Rosafarbene Blüten stimmen sanftmütig, gelbe (wie die Sonne) muntern auf. Bei Blütenessenzen kommen Form und Wachstumseigenschaften der jeweiligen Pflanze hinzu, die uns helfen soll, unser Energiesystem ins Gleichgewicht zu bringen.

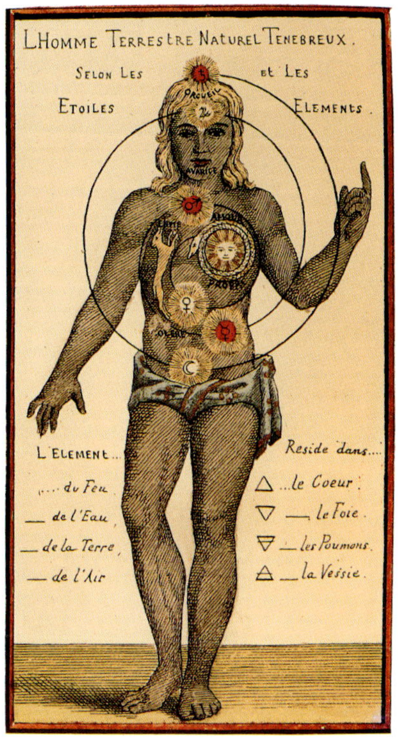

Die Farben der Aura sind die Ausstrahlung der Chakren, der Energiezentren des Körpers.

Die prächtig leuchtenden Farben der Blüten locken nicht nur Insekten an, sondern verraten auch dem Hersteller von Blütenessenzen, auf welches der fünf Elemente die Pflanze Einfluß nimmt. Die Elemente sind Teil der Schöpfung und im menschlichen Körper auf die Chakren verteilt. Wenn also zum Beispiel die Farbe Rot vorherrscht, verstärkt sie die Energie des Feuers; Blau beeinflußt kühlende, kontraktierende Energien und so fort (*siehe* unten). Die Farben sagen uns also, welche Energien durch die Pflanze angeregt werden.

So wie es eine Vielzahl verschiedenster Farben und Färbungen unter den Blüten gibt, so gibt es eine große Bandbreite an Heilmöglichkeiten mit den Energien dieser Pflanzen.

SYMBOLIK UND KRAFTQUELLE DER FARBEN

Weiss unterstützt die Vereinigung mit der inneren Reinheit sowie mit anderen Menschen auf spirituellem Wege.

Grün liegt in der Mitte des Spektrums zwischen Blau und Gelb. Es steht in Beziehung zum Herzen, zu Harmonie und Ausgleich.

Rot verstärkt Energie und Wahrnehmungsvermögen. Bei zuviel Rot werden wir aufbrausend, bei zuwenig mangelt es an Konzentration.

Magenta ist die Farbe geistiger Energie in reinster Form. Sie hilft uns, uns von Überholtem zu lösen, das Veränderungen verhindert.

Rosa Auch Rosatöne haben Verbindung zum Herzen und helfen uns, unser Gefühlsleben zu entwickeln.

Braun ermöglicht es uns, dem Wollen Kraft zu verleihen.

Violett ermuntert zu Selbstachtung und Würde. Diese Farbe hilft dem Menschen, eine Verbindung zu seiner wahren Identität herzustellen.

Gelb ermuntert zu unbeschwerter Fröhlichkeit. Zuviel davon macht uns übermäßig selbstkritisch, zuwenig verleitet uns, andere zu kritisieren.

Es gibt zahlreiche Diagnose- und Therapieverfahren, welche die Energieschwingungen der Farben einsetzen. Sie beschränken sich nicht nur auf die Analyse vorübergehender Stimmungen, sondern zielen auch darauf ab, tiefsitzende Störungsherde im Körper aufzuspüren (z. B. der Lüscher-Farbtest).

Blau bewirkt Frieden, Ruhe, Rücksichtnahme. Zuwenig Blau macht zerstreut und flatterhaft, zuviel äußert sich durch Niedergeschlagenheit.

Orange symbolisiert die Kraft tiefempfundener Gefühle. Es ermöglicht Freude an sinnlichen Kontakten und hilft, das Leben zu würdigen.

Die Wirkung der Blütenessenzen

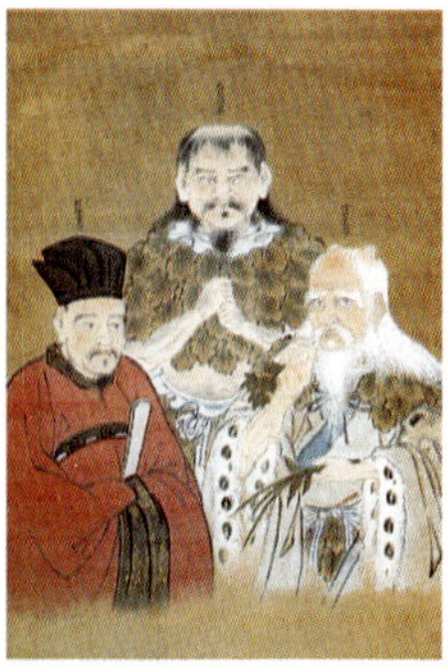

Schon die Chinesen wußten: negative Gefühle schwächen die Lebenskraft.

Pflanzen überleben in der freien Natur, weil sie sich ihrer Umgebung angepaßt haben. Die Essenz wird extrahiert, wenn die Pflanze blüht und ihre Kräfte voll entfaltet. Unter Einwirkung des Sonnenmagnetismus überträgt die Pflanze diese lebendige Kraft auf Wasser. Wenn wir für unseren Gemütszustand die passende Entsprechung finden, unterstützen diese Kräfte unsere Vitalität, so daß wir uns in unserer Umgebung zurechtfinden.

VORBEUGEN IST BESSER ALS HEILEN

Seit langem weiß man, daß man die Ursache einer Krankheit kennen muß, um sie heilen zu können. In einem der wichtigsten altchinesischen heilkundlichen Traktate heißt es unmißverständlich, daß negative Gefühle den Energiekreislauf des Körpers beeinträchtigen. »Übermäßig erlebt, schadet Freude dem Herzen, Zorn der Leber, Grübeln der Milz, Besorgnis den Lungen und Angst den Nieren.« In neuerer Zeit haben Forschungen auf dem Gebiet der Biochemie gezeigt, daß chronisch verlaufende Gemütslagen wie Verärgerung oder Scham irreparable Veränderungen der Körperchemie bewirken. Wenn man beispielsweise über lange Zeit seinen Ärger in sich hineinfrißt, könnte als Ergebnis der Blutdruck steigen. Die landläufige Bezeichnung dieses Zustandes ist Streß. Streß kann sich in den Körper genauso unauslöschlich einbrennen wie Musik auf einer CD.

Psychosomatische Störungen sind die Folge von biochemischen Veränderungen, ausgelöst durch Überbetonung oder Unterdrückung von Gefühlen. Positive Gefühle beeinflussen das Immunsystem günstig. Praxisbezogen heißt das, daß man viele physische Störungen, seien sie chronisch oder akut, abwehren kann, indem man eine positive Einstellung zum Leben bezieht. Umgekehrt schwächt man die Abwehrkräfte durch negative Sichtweisen. Deshalb legt die Blütentherapie mehr Wert darauf, Gesundheit zu erhalten und herzustellen, als Symptome zu kurieren. Dabei dienen die Essenzen der Pflanzen als Katalysator zur Wahrnehmung der Vorgänge im Körper.

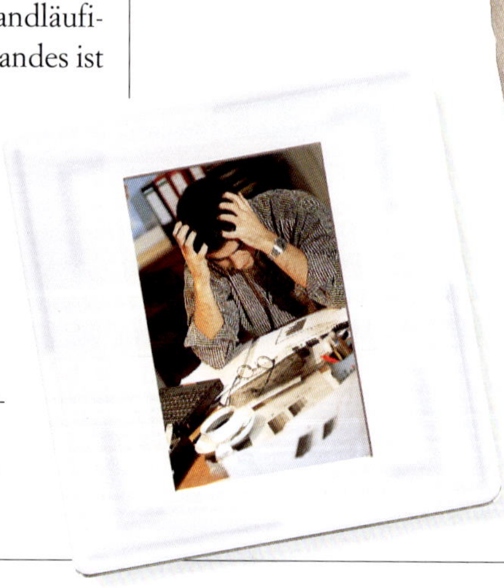

Häufig wird Streß durch verdrängte Gefühle ausgelöst, die den Blutdruck erhöhen.

DIE BLÜTENTHERAPIE

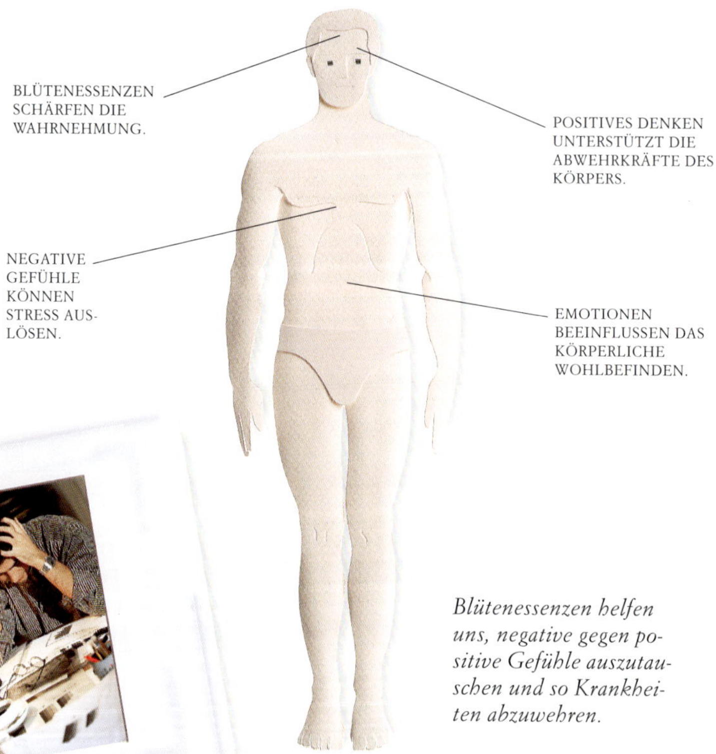

Blütenessenzen helfen uns, negative gegen positive Gefühle auszutauschen und so Krankheiten abzuwehren.

WAS BEWIRKEN BLÜTENESSENZEN?

Wir erleben immer wieder, wieviel Freude man mit einer kleinen Blume schenken kann und wie sehr sie uns in unserem Tun beflügelt. Forschungen haben ergeben, daß Wasser ein »Erinnerungsvermögen« hat. Deshalb wird angenommen, daß mit der Blütentherapie bestimmte Eigenschaften der Pflanze, die in Wasser gespeichert sind, auf den menschlichen Körper übertragen werden.

Eine weitere wichtige Komponente ist die Resonanz. Wenn sich in einem Raum mehrere Violinen befinden und man streicht mit dem Bogen über die Saiten der einen, ist auch von den anderen derselbe Ton zu vernehmen. Genauso schwingt die Energie der Pflanze im menschlichen Energiesystem mit und erfüllt die Aura mit Farbe, Licht und manchmal sogar mit Klängen.

Seit alters her vertreten die Weisen unserer Welt die Ansicht, daß jeder Mensch den Makrokosmos in Miniatur verkörpert. Folglich wirken die Kräfte, welche die Pflanzen erschaffen haben, auch auf uns. Die Schwingungsessenzen der Pflanzen verstärken diese uns innewohnenden Energien und damit auch unsere positiven Eigenschaften.

DIE WIRKUNG ERKENNEN

In den Fallstudien im folgenden Abschnitt dieses Buches wird der Begriff »Erkenntnis« häufig verwendet. Er bezieht sich auf die Wirkung der Blütenessenzen, die unser Wahrnehmungsvermögen erweitern. Diese Sensibilisierung ist das Ergebnis einer gesteigerten Vitalität der unbewußten Körperfunktionen, die wir zum Beispiel als plötzlich aufkommendes Gefühl der Freude oder Erleichterung wahrnehmen oder auch als Auslöser einer emotionalen Reaktion. Ein Beispiel: Eine Patientin berichtete, daß sie sich nach der Einnahme von Löwenzahn ungewohnt beschwingt gefühlt habe. Die befreiende Wirkung dieser Blütenessenz vermittelte ihr ein völlig neues Gefühl für die Schwingungsenergien ihres Körpers. Auf solche Reaktionen muß man achten. Unsere bisweilen sehr zaghaften Bemühungen um einen guten Gesundheitszustand brauchen viel Zuspruch, ähnlich wie ein Kind, das eine schwierige Aufgabe zu meistern versucht.

Mögen wir noch so erwachsen und verantwortungsbewußt gegenüber Familie und Gesellschaft sein, auf spirituellem Gebiet sind die meisten von uns unreif. Die Botschaft der Blüten ist ausnahmslos spirituell. Sie ermuntert uns, zu unserer Bestimmung in der Schöpfung als Ganzes zu finden, und warnt uns davor, uns nur einen Teil davon anzueignen und eigensüchtig zu nutzen. Die Botschaft der Blütenessenzen ist auch im ökologischen Sinne zu verstehen, denn sie kommt aus dem Wesen der Natur und spricht von den Geheimnissen und der Majestät der Schöpfung. Wir können viel daraus lernen.

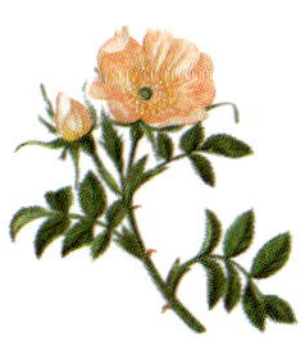

»Wahrheit ist schön,
Schönheit ist wahrhaftig –
das ist alles, was Du auf
Erden weißt, und alles,
was Du wissen mußt.«

JOHN KEATS

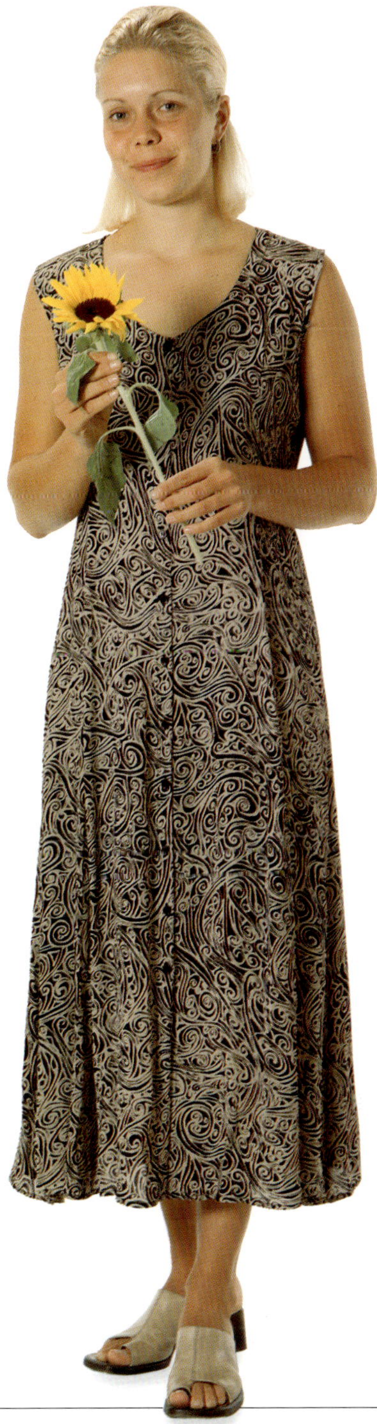

Blütenessenzen wirken positiv auf Körper und Geist. Sie verhelfen dem Menschen zu neuer Lebenskraft.

Blütenessenzen selbst zubereiten

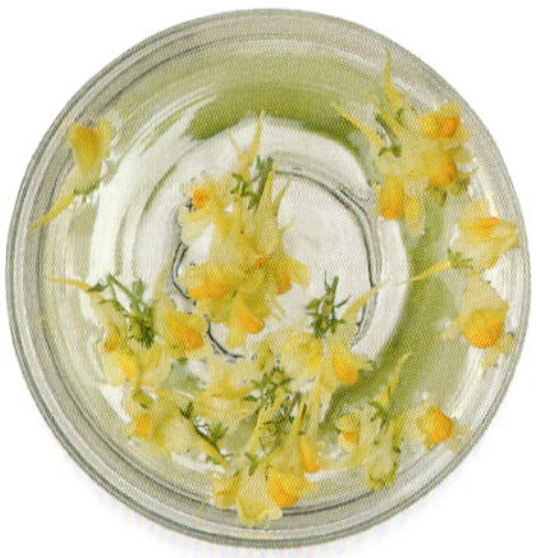

Für Essenzen sollten nur kräftig entwickelte Blüten verwendet werden.

Blütenessenz enthält die flüchtige Energie der Blüte, die ureigene Wesenheit der Pflanze, eingefangen mit den Elementen der Natur: Erde, Luft, Feuer und Wasser. Und es gibt noch ein fünftes, sehr wichtiges Element, den Geist. Auf dieses Element können Sie Einfluß nehmen und es kräftigen, indem Sie der Großzügigkeit der Natur mit Einfühlungsvermögen begegnen. Pflücken Sie Wildblumen nur dann, wenn es sie reichlich gibt.

Das Gedeihen der Pflanze ist abhängig vom Gleichgewicht der vier Elemente Erde, Luft, Feuer (Sonne) und Wasser. Die meisten Essenzen werden mit Hilfe der Sonnenenergie gewonnen. Wenn Sie die Blüten pflücken, muß die Sonne scheinen. Außerdem müssen Sie mit sich im reinen sein, um zu spüren, zu welcher Pflanze Sie sich hingezogen fühlen. Seien Sie feinfühlig und aufnahmebereit, um die Schwingungen der Natur empfangen zu können. Wählen Sie einen stillen, von Schadstoffen unbehelligten Ort, um die Essenzen zu extrahieren (ohne Starkstromleitungen, ohne chemische Düngemittel oder Pflanzenschutzmittel, ohne Autoabgase).

Vom Wasser für die Muttertinktur, in der Sie die Blütenessenzen lösen, brauchen Sie nur eine geringe Menge. Ein halber Liter Muttertinktur ergibt den Inhalt von 648 000 Dosierfläschchen. Seien Sie also bescheiden; es sei denn, Sie beabsichtigen die Muttertinktur als Badewasserzusatz zu verwenden.

DAS FÜNFTE ELEMENT

Der wichtigste Faktor bei der Zubereitung der Essenz ist Ihr persönliches Verhältnis zur Pflanze. Viele Hersteller von Blütenessenzen sagen, daß sie von der Pflanze selbst aufgefordert werden, die Tinktur herzustellen. Wenn Sie diese Einladung nicht empfangen, versuchen Sie zumindest, die Pflanze genauer kennenzulernen. Setzen Sie sich zu ihr, betrachten Sie sie in Ruhe. Informieren Sie sich mit Hilfe von botanischen Büchern über Eigenschaften, Herkunft und Verwendung der Pflanze. Sie bezeugen ihr damit Ihren Respekt.

Bereiten Sie jeweils nur eine Essenz zu. Ihr Einfühlungsvermögen wirkt wie reine Magie. Wenn Sie die Schritte nur mechanisch vollziehen, bleibt die Potenz der Tinktur gering. Stehen Sie früh auf, wenn es dämmert, und setzen Sie sich zur Pflanze, bis Sie das Gefühl haben, nun sei es an der Zeit, mit dem Pflücken zu beginnen. Bedanken Sie sich bei der Natur, daß sie Ihnen erlaubt, ihr diese Heilkräfte zu entnehmen.

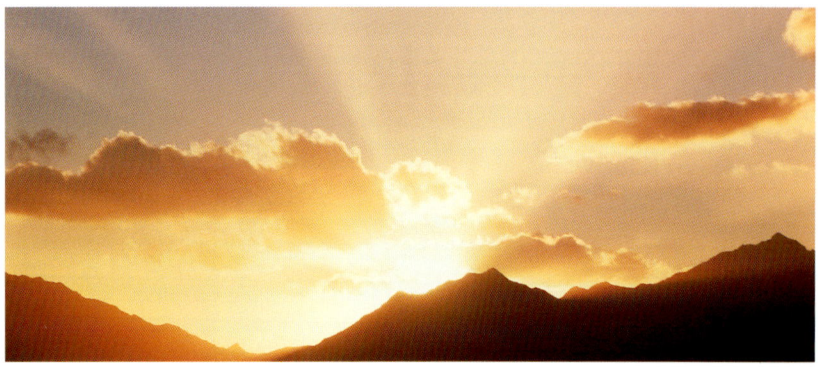

Die beste Zeit zum Pflücken der Blüten ist bei Sonnenaufgang, wenn die Natur frisch und unverbraucht ist.

AUSRÜSTUNG

Für die Zubereitung benötigen Sie folgende Hilfsmittel:

- Eine kleine, saubere Glasschüssel.
- Eine Flasche zum Vermischen von Weingeist und blütenenergiereichem Wasser.
- Frisches Wasser von guter Qualität. Wasser aus natürlicher Quelle wäre ideal. Man kann auch Regenwasser sammeln. Andernfalls verwendet man stilles Mineralwasser eines anerkannten Herstellers.
- Weingeist aus der Apotheke.
- Einen Trichter, um die Muttertinktur in die Vorratsflasche umzufüllen.

DIE SONNENMETHODE

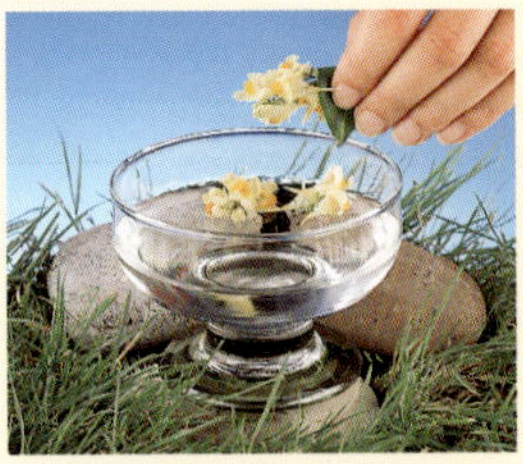

1 Von verschiedenen Pflanzen einige der frischesten und kräftigsten Blüten pflücken und in eine mit Quellwasser gut gefüllte Schüssel legen. Die Blüten nicht direkt mit den Fingern berühren, sondern ein Blatt verwenden.

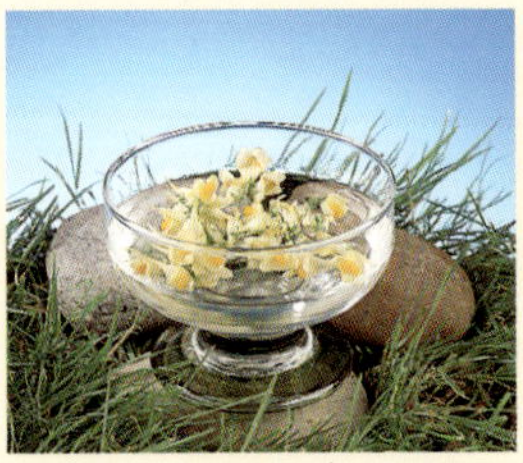

2 Die Wasseroberfläche vollständig mit Blüten bedecken. Die Schüssel etwa drei Stunden in die Sonne stellen, am besten neben andere Pflanzen, aber so, daß möglichst kein Schatten darauf fällt.

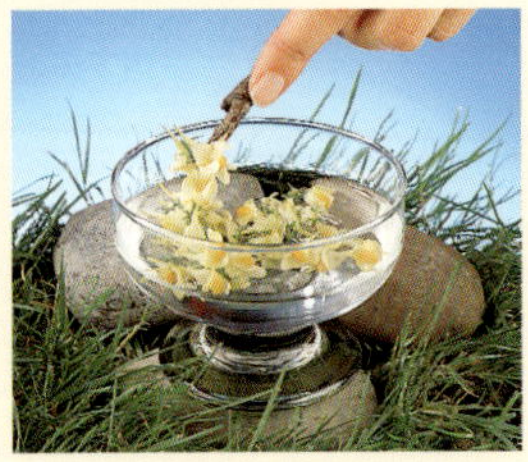

3 Von Zeit zu Zeit nachsehen, ob die Blüten welken. Wenn das der Fall ist, bedeutet das in der Regel, daß sie die Vitalenergie ans Wasser abgegeben haben. Wenn die Sonne nicht ununterbrochen scheint, müssen Sie die Extraktion gegebenenfalls abbrechen und an einem anderen Tag wiederholen. Die Blüten werden mit einem Zweig oder Blatt aus dem Wasser gehoben.

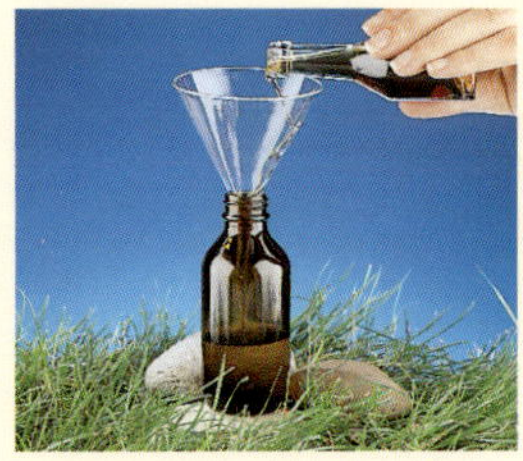

4 Füllen Sie die Essenz in eine saubere Flasche, und geben Sie die gleiche Menge Weingeist hinzu. Das ist die Basistinktur. Vergessen Sie nicht, die Flasche zu beschriften. Überschüssiges Wasser gießen Sie in die Erde unter der Pflanze und bedanken sich bei ihr.

DIE KOCHMETHODE

Viele Blüten von Bäumen erfordern zusätzlich die Energie des Feuers zur Zubereitung der Essenz, besonders bei schlechtem Wetter. In diesem Fall wendet man die Kochmethode an. Die Bach-Blüte *Walnut* (Walnuß) beispielsweise wird auf diese Weise hergestellt.

Zusätzliches Gerät

Zu den bereits genannten Geräten benötigen Sie einen emaillierten Topf oder einen aus Edelstahl. Keinesfalls einen aus Aluminium verwenden. Außerdem Filterpapier zum Absondern der Rückstände und eine Heizquelle.

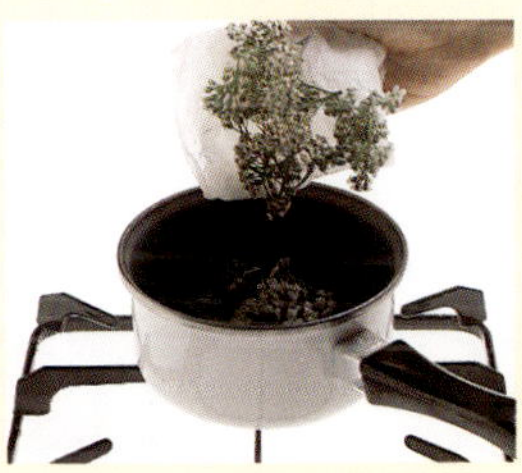

1 Statt nur die Blüten zu pflücken, auch einige Stiele dazugeben und auf den Boden des Topfes legen.

Andere Methoden

Dazu gehören die kalte Infusion von Judy Griffin und der Kristall-Extraktionsprozeß von Andreas Korte.

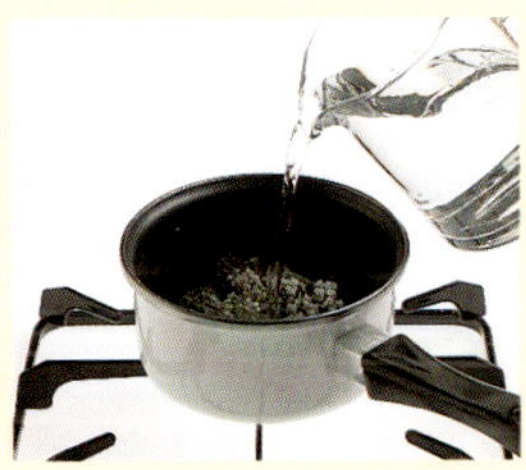

2 Quellwasser darübergießen und aufkochen. Falls dies an Ort und Stelle nicht möglich ist, Topf zudecken, nach Haus tragen und dort erhitzen. Nach dem Aufkochen 30 Minuten köcheln lassen. Blüten und Stiele mit einem Stöckchen unter Wasser drücken. Topf zum Auskühlen ins Freie stellen.

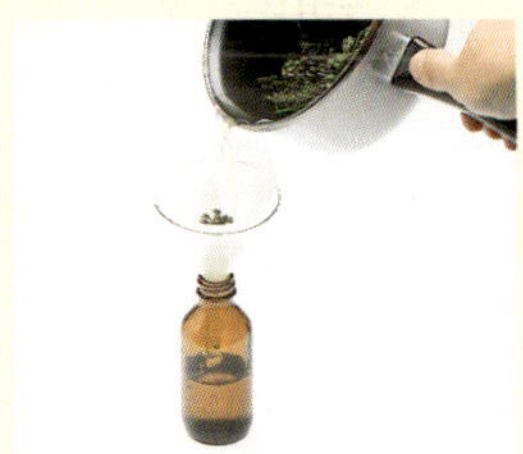

3 Blüten und Stiele mit dem Stöckchen herausfischen und die Essenz durch Filterpapier in eine saubere Flasche mit der gleichen Menge Weingeist gießen. Die Vorratsflasche mit der Muttertinktur beschriften.

Anwendung der Blütenessenzen

Blütentherapie ist ein einfacher Vorgang, der gleichzeitig mit vielen anderen Behandlungsmethoden erfolgen kann. Es werden keine Gegenindikationen zu oder Unverträglichkeiten mit vom Arzt verschriebenen Medikamenten auftreten. Deshalb ist die Blütentherapie eine wertvolle Ergänzung zur ärztlichen Betreuung. Anders als bei Homöopathika kann die Wirkungsweise von Blütenessenzen auch nicht durch andere Substanzen antidotiert, d. h. aufgehoben werden.

Die zur Anwendung bestimmte Lösung wird zubereitet, indem man in eine Arzneiflasche mit einem Fassungsvermögen von 30 ml, gefüllt mit Weingeist, zwei Tropfen Muttertinktur gibt.

Die Anwendung ist auf verschiedene Weise möglich:

- Man gibt die Topfen unmittelbar in ein Glas Wasser und trinkt es während des Tages nach und nach in kleinen Schlucken. Decken Sie das Glas zu, damit keine Verunreinigungen hineingelangen. Vor dem Trinken rührt man mit einem Stil von derselben Pflanze oder einem sauberen Holzstäbchen um.
- Man gibt etwa 20 Tropfen ins warme Wasser der Badewanne. Auf kosmetische Badezusätze braucht nicht verzichtet zu werden, aber man benutze sie in Maßen. Vermischen Sie die Lösung mit dem Badewasser wenigstens eine Minute lang durch Bewegungen in Form einer 8. Setzen Sie sich etwa 20 Minuten in die Wanne. Ziehen Sie anschließend den Bademantel an und gönnen Sie sich 20 Minuten Ruhe.
- Manche Essenzen entfalten ihre Wirkung unmittelbar auf der Haut, indem man sie gründlich einreibt. Man verwendet sie bei Massagen als Zusatz zum Massageöl, bei Akupunktur und Polaritytherapie (siehe die Erklärungen zu den einzelnen Blütenessenzen im Abschnitt »Materia Medica« auf Seite 22–119).

DOSIERFLÄSCHCHEN

Die kleinen Glasbehälter gibt es in Apotheken zu kaufen, die auch Blütenessenzen führen. Nehmen Sie Fläschchen mit 30 ml Fassungsvermögen und Pipette. Bei der Zubereitung gehen Sie wie folgt vor:

- Geben Sie ein Achtel bis zu einem Viertel des Gesamtinhalts Weingeist ins Fläschchen und füllen mit Wasser auf. Falls Sie Alkohol nicht vertragen, verwenden Sie Glycerin oder Apfelessig. Oder Sie stellen die normale Tinktur in den Kühlschrank. Nehmen Sie zum Auffüllen nur frisches Quellwasser oder stilles Tafelwasser.
- Geben Sie zwei bis vier Tropfen Essenz dazu.
- Vor dem Gebrauch schütteln oder gegen die Flasche klopfen, um die energetische Ladung des Wassers zu aktivieren.
- Mit der Pipette geben Sie vier Tropfen der Lösung unter die Zunge oder in eine geringe Menge Wasser. Die Pipette darf die Zunge nicht berühren, denn Mikroorganismen verderben die Essenz.

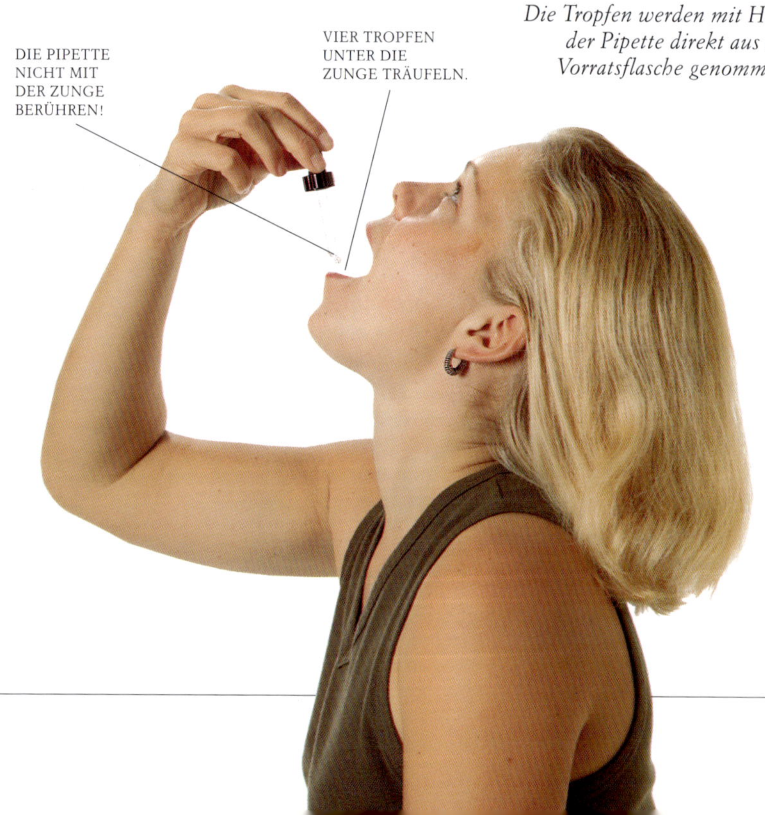
DIE PIPETTE
NICHT MIT
DER ZUNGE
BERÜHREN!
VIER TROPFEN
UNTER DIE
ZUNGE TRÄUFELN.

Die Tropfen werden mit Hilfe der Pipette direkt aus der Vorratsflasche genommen.

- Wenn Sie Fläschchen und Pipette wiederverwenden wollen, kochen Sie sie ab.
- Sie können einige Tropfen aus dem Dosierfläschchen in ein halb mit Wasser gefülltes Glas geben und umrühren, erst in die eine Richtung, dann in die entgegengesetzte, um die Essenz zu aktivieren. Trinken Sie langsam. Statt Wasser aus der Leitung kann man auch Fruchtsaft oder Mineralwasser verwenden. Normalerweise wird das Mittel viermal täglich angewendet, so daß der Inhalt eines Dosierfläschchens für etwa drei Wochen reicht.

Man muß wissen, daß die Potenz der Lösung durch Einnehmen größerer Mengen nicht gesteigert wird, sondern durch häufigere Anwendung bei Notfällen oder akuten Problemen. Sobald Sie die für Ihre Beschwerden richtige Essenz gefunden haben, wenden Sie sie mit Geduld und Regelmäßigkeit an. Während der Therapie kann eine Bewußtseinskrise auftreten, eine Störung des emotionalen Gleichgewichts. Das rührt von der ganzheitlichen Wirkung der Essenz her, die Gefühle weckt, die Sie bisher nicht wahrgenommen haben. Darunter leidet Ihr Allgemeinbefinden. Suchen Sie das Gespräch mit guten Freunden oder einem Therapeuten. Falls das nicht hilft, verringern Sie die Dosis oder wechseln Sie die Essenz. Kinder und feinfühlige Menschen müssen gegebenenfalls die Anwendungshäufigkeit reduzieren. Manchmal genügt eine Anwendung pro Woche.

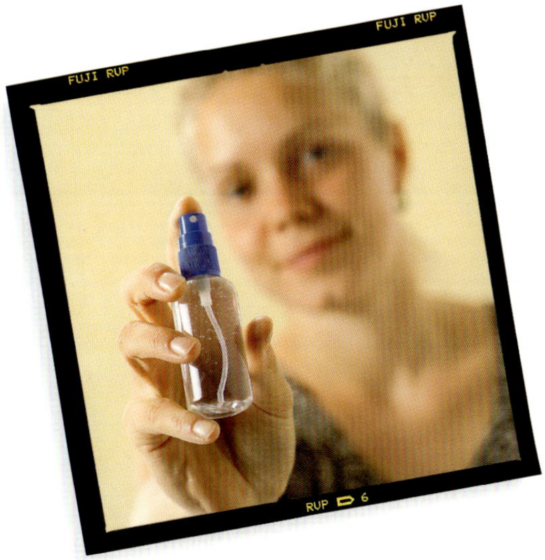

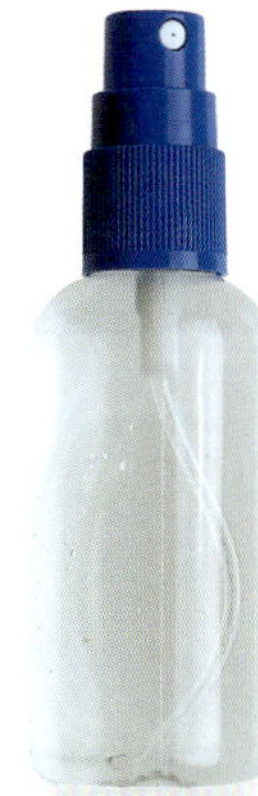

Zur Anreicherung der Atemluft mit heilenden Pflanzenstoffen die Essenz im Raum versprühen.

ZERSTÄUBER

Für Zerstäuber oder Sprühfläschchen gilt dasselbe wie für Dosierfläschchen. Sprühen Sie die Lösung auf den Körper oder in die Raumatmosphäre.

SALBEN, ÖLE UND LOTIONEN

Man gibt zwischen sechs und zehn Tropfen zu jeweils 30 mg Apothekengrundsalbe, Öl oder Lotion. Die äußerliche Anwendung kann ergänzend und zusätzlich zur inneren erfolgen oder an deren Stelle treten.

UMSCHLÄGE

Umschläge erweisen sich als sehr nützlich bei starken Schmerzen oder chronischen Beschwerden. Geben Sie zwei Tropfen Essenz in ein halbes Glas Wasser und weichen Sie ein Tuch damit ein. Legen Sie die Kompresse auf die betroffene Stelle des Körpers und lassen Sie das Mittel ungefähr zehn Minuten einwirken.

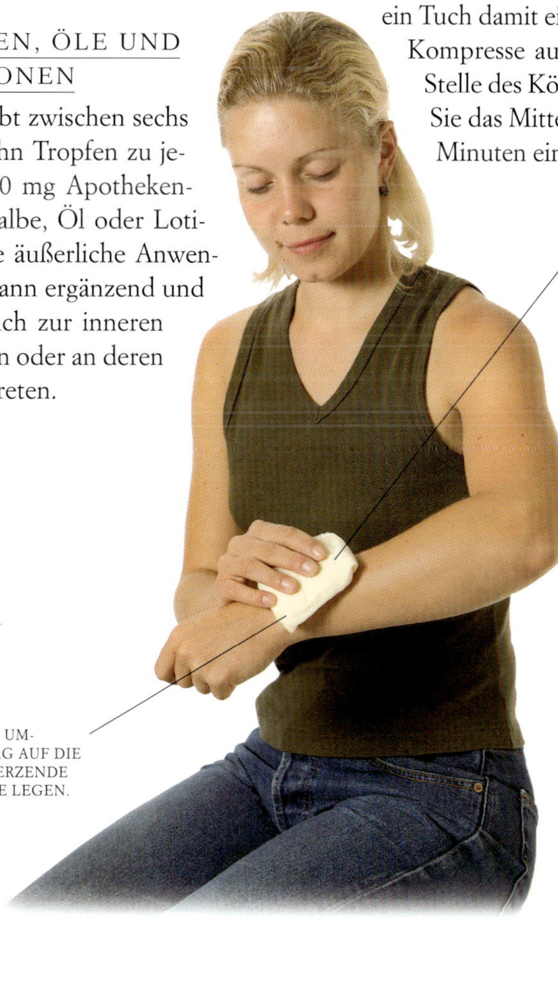

Bei heftigen Schmerzen legt man eine Kompresse unmittelbar auf die betroffene Körperstelle.

Die »Materia Medica«

Die in diesem Abschnitt beschriebenen 48 Pflanzen und ein Meereslebewesen werden zur Gewinnung von Blütenessenzen herangezogen, weil sie Energien zur Heilung von geistigen, emotionalen und seelischen Störungen enthalten. Ausschlaggebend war die Bandbreite der Anwendungsmöglichkeiten. Die Pflanzen kommen aus verschiedenen Gebieten der Erde. Einige von ihnen werden von Herstellern von Blütenessenzen vor allem deshalb verwendet, weil sie Wirkstoffe enthalten, die sich in der Volks- und Hausmedizin bewährt haben. Andere werden erst seit jüngerer Zeit für die Blütentherapie herangezogen.

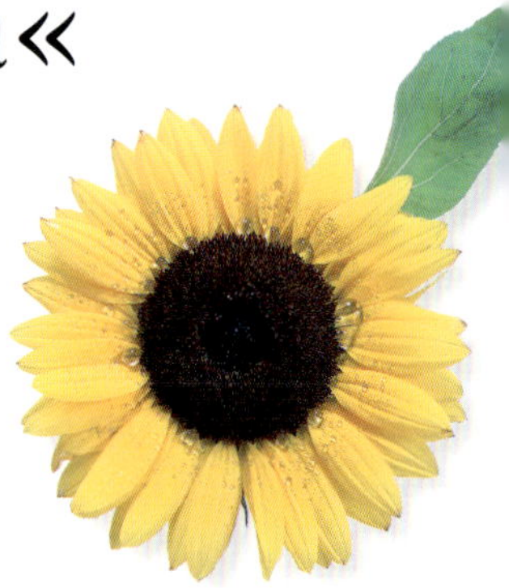

Blüten wie die majestätische Sonnenblume besitzen heilkräftige Wirkung und helfen bei vielen Beschwerden.

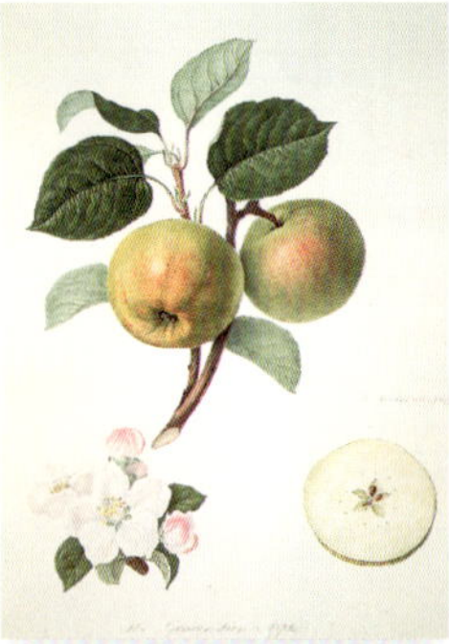

Viele Pflanzen, aus denen Essenzen gewonnen werden, wie hier der Apfel, sind schon aus der Pflanzenmedizin bekannt.

Trotz ihrer Wirksamkeit sind Blütenessenzen harmlos und führen nicht zur Abhängigkeit. Über die Dosierung können Sie die Wirkungsweise und Potenz selbst bestimmen und den jeweiligen Erfordernissen anpassen. Bei der Anwendung von Blütenessenzen sind keinerlei Vorschriften zu beachten. Selbst wenn Sie sich kerngesund fühlen, können Sie die Mittel einnehmen und sich danach noch viel besser fühlen. Sobald Sie es einmal versucht und die heilsame Wirkung am eigenen Körper festgestellt haben, werden Sie nicht mehr darauf verzichten wollen.

Sie können Blütenessenzen ohne Hilfe oder Rat von Dritten anwenden, um Ihre Probleme zu lösen und die in Ihnen vorhandenen Selbstheilungskräfte zu stärken. Dieser Abschnitt des Buches wird Sie dabei unterstützen oder Ihnen zumindest den Einstieg erleichtern. Aber verkriechen Sie sich nicht im Schneckenhaus. Vertrauen Sie sich Gleichgesinnten an, tauschen Sie Erfahrungen aus, wann immer sich die Gelegenheit bietet. Die Selbstfindung ist weniger mühsam und quälend, wenn man sich der Unterstützung durch Freunde, der Familie und einen Therapeuten sicher sein kann.

Mit Hilfe der »Materia Medica« sind Sie in der Lage, sich die Essenzen bei Bedarf selbst zu verordnen.

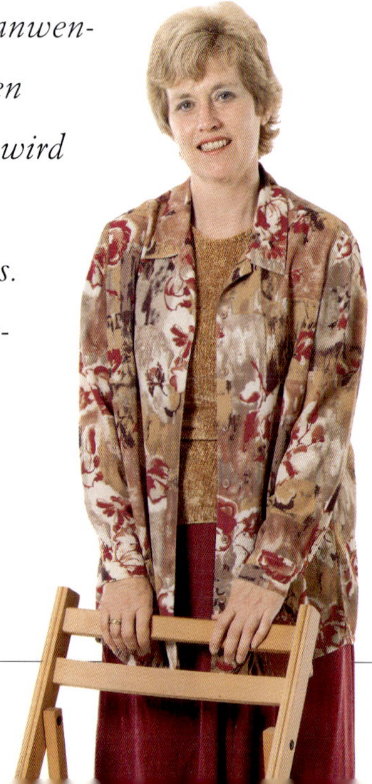

Benutzung der Materia Medica

Die Materia Medica stellt Ihnen ein Kompendium von Pflanzen vor, aus denen Blütenessenzen gewonnen werden. Sie sind in alphabetischer Reihenfolge der botanischen Bezeichnungen geordnet. Wenn Sie nur den umgangssprachlichen Namen kennen, finden Sie im Register den entsprechenden botanischen Namen. Die Informationen zu jeder Pflanze sind übersichtlich gegliedert. Auf eine allgemeine Einführung folgt die Rubrik »Merkmale« mit detaillierten Auskünften über Erscheinungsform, Herkunft, Standort und Wachstumseigenschaften der jeweiligen Pflanze sowie Angaben über ihre Verwendung in der Volksheilkunde. Unter der Überschrift »Hinweise« wird auf die therapeutische Wirkung, Herstellungsmethoden und die Verträglichkeit mit anderen Essenzen eingegangen. Zu jeder Pflanze gibt es eine Fallstudie mit Erfahrungen aus der Praxis.

Einführung
In einer Einführung wird jede Pflanze vorgestellt. Sie erfahren, zu welcher Familie und Gattung sie gehört und wo sie beheimatet ist.

Fallstudie
Eine Fallgeschichte zu jeder Essenz führt ihre Anwendung und Wirkung in der Praxis vor. Namen und Lebensumstände wurden geändert, aber die Vorgänge beruhen auf Tatsachen.

Hinweise
Diese Rubrik bietet eine Übersicht über die Heilmöglichkeiten, Herstellungsmethoden und Anwendungsbereiche jeder einzelnen Pflanze und ihrer Essenz.

Merkmale
Die Herkunft der botanischen Bezeichnung wird erläutert und alle umgangssprachlichen und volkstümlichen Namen werden aufgeführt. Außerdem erfahren Sie Wissenswertes über die Eigenschaften der Pflanze wie Farbe, Form, Wachstumsbedingungen und äußeres Erscheinungsbild sowie die Botschaft, die sie uns übermittelt.

Anwendung und Kombination
Hier finden Sie Empfehlungen, mit welchen anderen Essenzen oder Heilmitteln die Arznei angewendet werden kann.

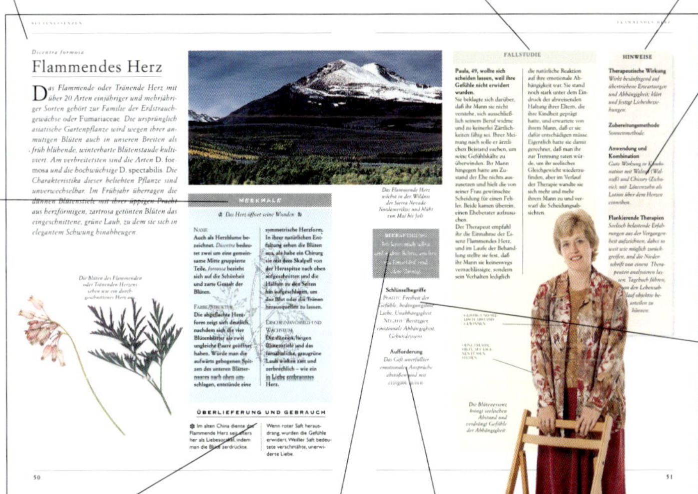

Schlüsselbegriffe
Versetzen Sie sich in die Lage, selbst festzustellen, bei welchen Störungen und Beschwerden die Pflanze Ihnen helfen kann. Es werden nur die wichtigsten Symptome aufgeführt. Einen umfassenden Überblick über die Heilwirkungen finden sie in der Rubrik »Merkmale«.

Überlieferung und Gebrauch
Diese Rubrik befaßt sich mit historischen Hintergründen und überliefertem Brauchtum.

Bekräftigung
Eine prägnante Aussage auf der Grundlage spezifischer Merkmale der Pflanze. Die Bekräftigung hilft uns, unsere Gedanken zu sammeln und die individuelle Heilwirkung der Pflanze zu unterstützen.

Aufforderung
Hilft Ihnen, Ihre Gedanken auf die heilenden Energien der Pflanze zu konzentrieren. Es ist eine Aufforderung zur Selbsthilfe, die auf Erfahrungen aus der Erprobung durch die Hersteller und bei der praktischen Anwendung der Essenz beruht.

Jede Blütenessenz wird unter ihrer international gebräuchlichen Bezeichnung auf einer Doppelseite vorgestellt und ausführlich beschrieben.

Achillea millefolium

Schafgarbe

Die als Wildpflanze weit verbreitete Schafgarbe ist mit über hundert Arten eine Gattung aus der Familie der Korbblütler, der auch Ringelblume und Aster angehören. Sie ist in den gemäßigten Bereichen Europas, Amerikas und Asiens heimisch. Die mehrjährige Staude gedeiht auf Äckern, Wiesen, Ödflächen sowie an Bächen und Gräben.

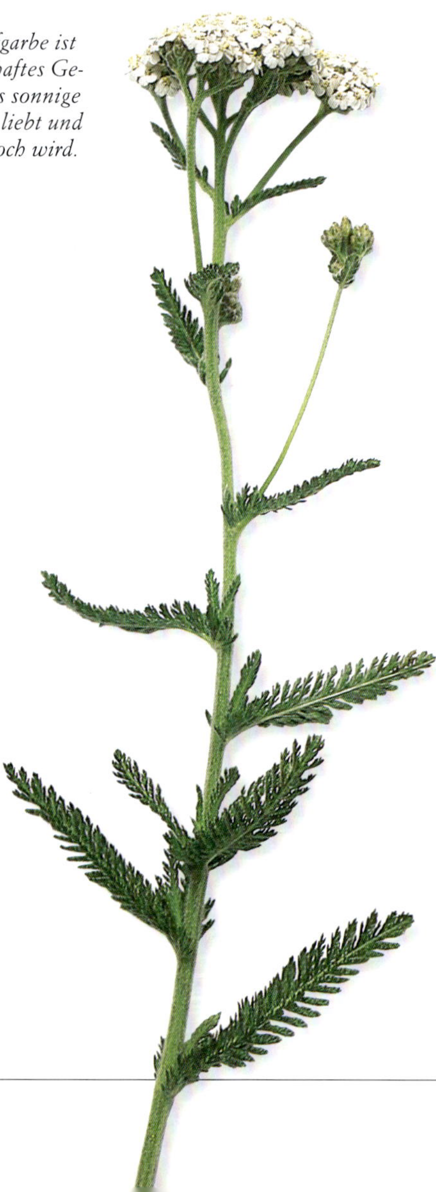

Die Schafgarbe ist ein dauerhaftes Gewächs, das sonnige Standorte liebt und bis 1 m hoch wird.

MERKMALE

Schutz und Schirm gegen schädliche Einflüsse

Name

Andere Bezeichnungen sind Weißer Dorant, Berufungskraut, Deutscher Bertram, Weißer Rainfarn und Sumpfgarbe. Die lateinische Bezeichnung ist von Achilles abgeleitet, der mit Schafgarbe die Wunde des Telephos geheilt haben soll. Der Zusatz *millefolium* (tausendblättrig) geht auf die gezahnten, fiederteiligen Blätter zurück. Früher galt Schafgarbe als Heilmittel für Wunden durch eiserne Waffen und auch als Symbol der Krieges. Später stand sie im Ruf, ein Mittel gegen Pest und Viehsterben zu sein.

Farbe/Struktur

Die kleinen, weißen Blütenköpfe sind meist in Doldentrauben angeordnet. Die Stengel sind fest, gerillt und fiedrig behaart und tragen weiße Scheibenblüten, die Ähnlichkeit mit einem Regenschirm haben. Die weißen Scheiben vermitteln den Eindruck, als könnten sie alles Schädliche und Krankmachende aus ihrer Umgebung herausfiltern. Besonders anmutig wirkt das Laub der Schafgarbe. Die Blätter haben eine lange Mittelachse, aus der die ungefähr tausend gefiederten Blättchen herauswachsen. Man kann darin eine Metapher dafür sehen, wie wir unsere Umgebung auf tausendfältige Weise wahrnehmen. Sensibilisierung für die Umwelt ist sehr wichtig, besonders wenn wir auf andere heilend einwirken wollen; aber zur Sensibilität gehört auch innere Stärke.

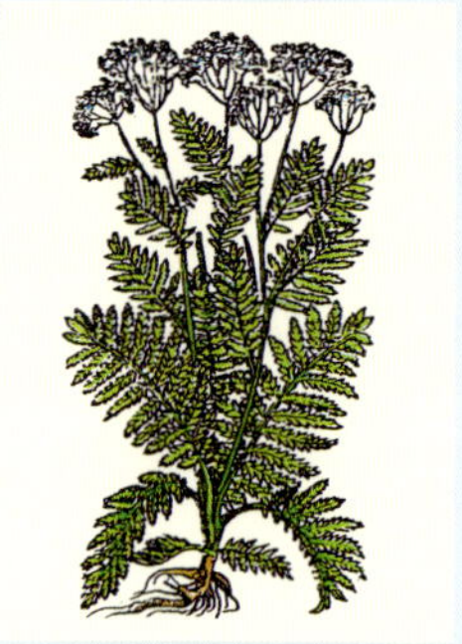

Achillea millefolium

Erscheinungsbild und Wachstum

Die Wurzeln der Schafgarbe dringen tief in den Boden ein, um Nährstoffe und Feuchtigkeit aufzunehmen. Sie ist also eine sehr widerstandsfähige Pflanze, ein natürliches Stehaufmännchen, das sich auch vom Rasenmäher nicht unterkriegen läßt. Nachdem man sie abgeschnitten hat, treibt sie gleich wieder Blüten, die so tief liegen, daß das Messer sie nicht erreicht. Auch Autoabgase machen ihr nichts aus, denn sie gedeiht prächtig an Straßenrändern. Die Schafgarbe hat einen starken Überlebenswillen, der uns dabei helfen kann, bedrohliche Situationen zu meistern.

BEKRÄFTIGUNG
Meine Aura ist ein leuchtender Schild der Liebe und des Lichts.

Schlüsselbegriffe
POSITIV: Festigung der Aura; angemessen empfindsam; Stärkung des Immunsystems. NEGATIV: Beeinträchtigung der Abwehrkräfte; anfällig für emotionale und psychische Störungen; überempfindliche Reaktion auf äußere Einflüsse.

Aufforderung
Schutz und Heilung erlangen, Verständnis für andere zeigen.

ÜBERLIEFERUNG UND GEBRAUCH

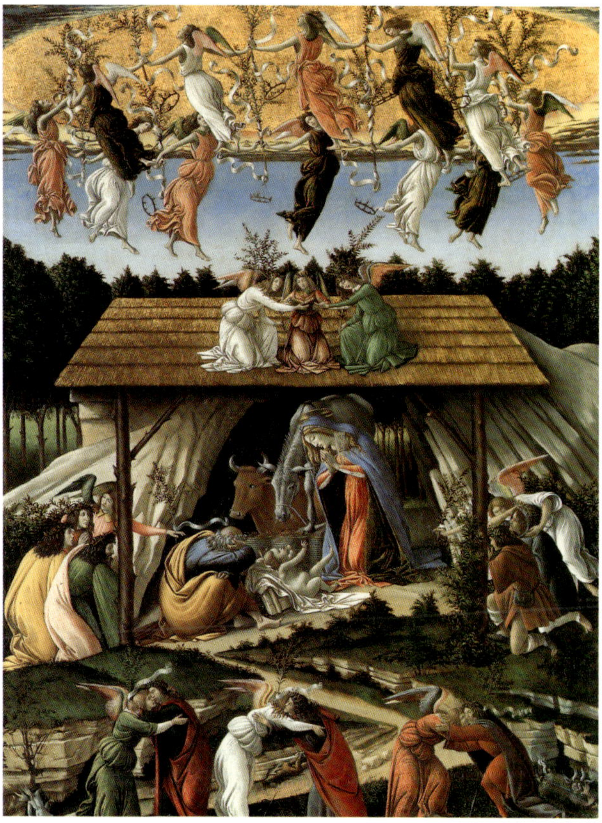

Der Überlieferung zufolge wurde dem Jesusknaben in der Krippe Schafgarbe überreicht.

❁ Nach der Überlieferung war Schafgarbe das erste Heilkraut, das dem Jesusknaben überreicht wurde, vermutlich als Symbol des Heilens und der Verwundbarkeit.

❁ Schafgarbe steht seit alters her in Beziehung zum Heilen von Wunden und Stillen von Blutungen.

❁ Äußerliche Anwendung bei langsam heilenden Wunden, Hautausschlägen, Ekzemen und Abschürfungen. Auch als schweißtreibendes Mittel.

❁ Die Haut ist die feste Hülle, die den Organismus zusammenhält. Sie schützt den Körper und eliminiert schädliche Eindringlinge. Dasselbe bewirkt die Schafgarbe bei der Aura.

HINWEISE

Therapeutische Wirkung
Schafgarbe verleiht der Aura Kohärenz und Kraft, die uns vor äußeren Einflüssen schützt und uns die Leiden anderer wahrnehmen läßt, ohne uns davon überwältigen zu lassen.

Zubereitungsmethode
Sonnenmethode. Nur Pflanzen verwenden, die in unberührter Natur wachsen, weit abseits von Umweltverschmutzung und Elektrosmog.

Anwendung und Kombination
Aus der Vorratsflasche mit Brunelle und Walnut oder Knoblauch. Als Spray zur Verbesserung der Raumatmosphäre. Einige Tropfen unverdünnte Lösung für Massagen der Aura durch kreisende Bewegungen der Hände über allen Bereichen des Körpers. Kombiniert mit der Yarrow Special Formula (siehe *S. 125*).

Unterstützende Therapien
Polaritytherapie, Aromatherapie

FALLSTUDIE

Petra, 30, von zartem Körperbau, ist überaus empfindsam und sensibel. Sie lebt bei ihren Eltern auf dem Land und arbeitet in einer Anwaltskanzlei in der nahen Großstadt. Das Großstadtleben bedrückte sie, sie fühlte sich ständig abgespannt und litt an einer chronischen Erkältung. Nach der Einnahme von Schafgarbe während ein bis zwei Tagen spürte Petra, daß sie sich nicht nur auf dem Lande, sondern auch in der lauten, verschmutzten Stadt zurechtfinden könne. Sie nahm weiterhin Schafgarbe ein, stellte fest, daß die Bedrückung, die ihr in der Stadt zu schaffen machte, nachließ. Sie begann sich im Kreis ihrer Kollegen wohl zu fühlen. Ihr innerer Widerstand gegen ein Leben in einem städtischen Umfeld ließ nach. Nun fühlt sie sich den Anforderungen emotional und körperlich gewachsen. Auch die chronische Erkältung belästigt sie nicht mehr.

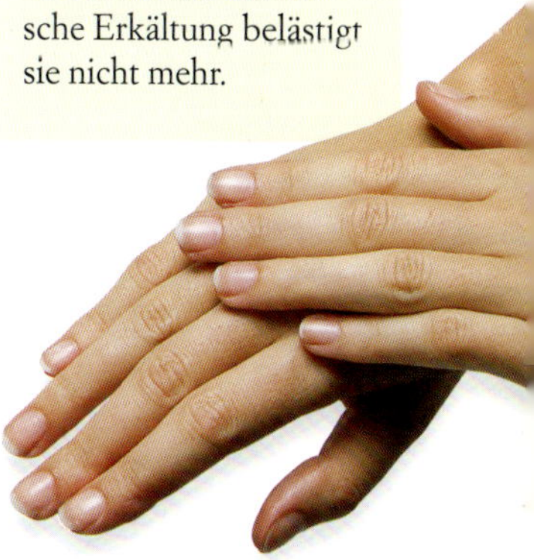

Schafgarbenessenz wird direkt auf die Haut aufgetragen und hilft bei Ekzemen und rissiger Haut.

Allium sativum

Knoblauch

Knoblauch stammt aus Indien oder Zentralasien und wurde schon in der Antike als Gewürz- und Heilpflanze verwendet. Die Römer führten ihn in Nordeuropa ein. Er gehört wie Schnittlauch, Porree und Zwiebeln zur Familie der Liliengewächse, genauer gesagt zur Unterfamilie Alloideae *und ist auf der gesamten Nordhalbkugel verbreitet. Auch Zierpflanzen wie Lilie, Tulpe und Hyazinthe, die in großem Umfang kultiviert werden, sind Arten dieser bedeutenden Gattung. Für Liliengewächse charakteristisch sind die verdickten Wurzeln oder Rhizome, die als Nährstoffspeicher dienen. Die Knolle des Knoblauchs enthält die feurigsten Würz- und Wirkstoffe.*

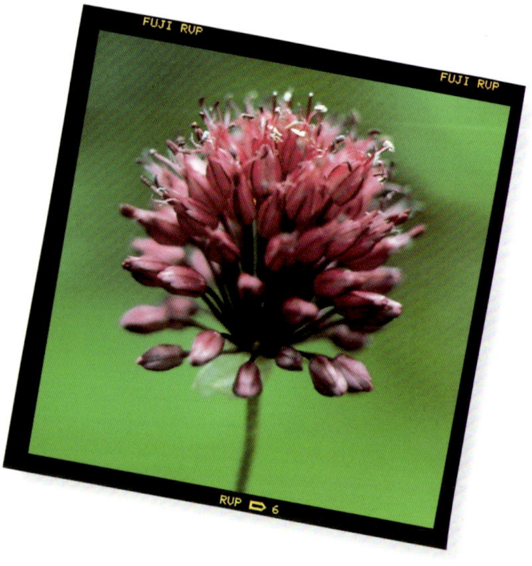

Knoblauch hat weißlich-purpurfarbene Blüten, die an der Spitze des langen Blütenstiels leuchtende Kugeln bilden.

MERKMALE

Feurige Kraft besiegt alle Ängste.

Name

In der Volksmedizin hat man Knoblauch unter anderem als Blutreinigungsmittel anstelle von Theriak, dem opiumhaltigen Allheilmittel des Mittelalters, verwendet und Theriak der armen Leute genannt. Andere Bezeichnungen für Knoblauch sind in der deutschen Sprache nicht bekannt.

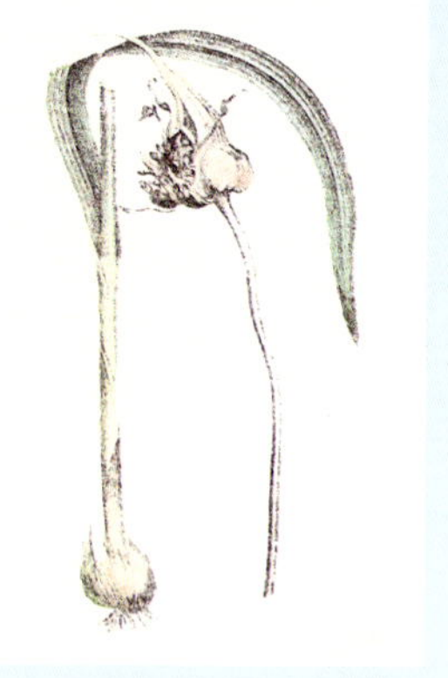

Allium sativum

Farbe/Struktur

Die purupurfarben angehauchten weißen Blüten sitzen an lockeren, kugeligen Blütenständen am Ende eines hohen Blütenstiels, der unmittelbar aus der Knolle herauswächst. Der Blütenstand wirkt wie eine Quelle weißen Lichts von ätherischer Kraft.

Die Knolle ist von einer purpur getönten Hülle umgeben, was darauf schließen läßt, daß einige ihrer Eigenschaften durch den Blütenstiel an die Blüte weitergeleitet werden.

Diese Fähigkeit, Wirkstoffe zu übertragen, befähigt Knoblauch, sich im Gewebe des menschlichen Körpers auszubreiten und Infektionsherde zu beseitigen. Desgleichen beeinflußt die Pflanze unsere Psyche, indem sie sie durchdringt und verborgene Ängste ausräumt, deren Eiterherde die Seele vergiften.

Erscheinungsbild und Wachstum

Geschnittene Knoblauchzehen haben einen stark aromatischen Geschmack. In der Erde hat die Knolle rotviolette Hüllblätter, die als Ausdruck geerdeter Energie gelten. Sie verfügt offensichtlich über enorme Kräfte, Schädlinge, insbesondere Insekten wie Blattläuse, abzuwehren, indem sie sich mit einem undurchdringlichen Schutzschirm umgibt.

FALLSTUDIE

Sylke, 40, mußte einen Vortrag vor ihren Bürokollegen halten.
Verständlicherweise war sie sehr aufgeregt. Zwar hatte sie drei Monate Zeit, aber schon der Gedanke daran machte ihr Angst. Sie hätte nicht sagen können, wovor sie sich fürchtete, aber ihr Solarplexus war so verspannt, daß sie kaum atmen konnte. Schon seit einiger Zeit litt sie unter Hautausschlag, dessen Symptome immer schlimmer und schmerzhafter wurden. Der Therapeut empfahl Sylke, zum Baden regelmäßig Knoblauchessenz zu verwenden, und innerhalb von zwei Wochen fühlte sie sich wesentlich wohler. Sie erinnerte sich an Erlebnisse aus der Kindheit, die von unbeschreiblicher Angst vor der Mutter und Minderwertigkeitsgefühlen geprägt waren. Sie setzte sich mit diesen Erinnerungen auseinander und kam zu einer realistischen Einschätzung ihrer gegenwärtigen Situation. Ihr wurde klar, daß dies eine ausgezeichnete Gelegenheit war, ihre beruflichen Fähigkeiten zu beweisen und sich für neue, wichtige Aufgaben zu qualifizieren.

ÜBERLIEFERUNG UND GEBRAUCH

❋ Knoblauch ist eines der ältesten natürlichen Heilmittel, das wir kennen. Nach der arabischen Überlieferung sprossen Knoblauch und Zwiebeln aus der Erde unter Satans Füßen, als er das Paradies verließ. Die spitz zulaufenden Zehen der Knolle wurden mit den Klauenhufen des Teufels verglichen. Berühmtheit erlangte Knoblauch auch deshalb, weil er als Schutz vor Vampiren galt.

❋ Der amerikanische Kräuterheiler Dr. Shook berichtet, daß er erlebt habe, wie mit Knoblauch unter anderem Tuberkulose, Asthma, Bronchitis sowie verschiedene Hauterkrankungen und Magengeschwüre geheilt wurden. Er selbst verwendete Knoblauch als Paste, die er auf die Fußsohlen strich. Die Wirkstoffe drangen in den Körper und reinigten ihn von eitrigen Geschwüren. Die Chinesen nutzten Knoblauch als Mittel gegen Lepra.

❋ Im Ersten Weltkrieg wurde Knoblauch zur Desinfektion von Verletzungen angewandt. Seit jüngerer Zeit gibt es wissenschaftlich fundierte Beweise, daß der hohe Schwefelgehalt die Verdauung anregt.

Die Araber glaubten, daß Knoblauch unter den Füßen Satans gewachsen sei, als er das Paradies verließ.

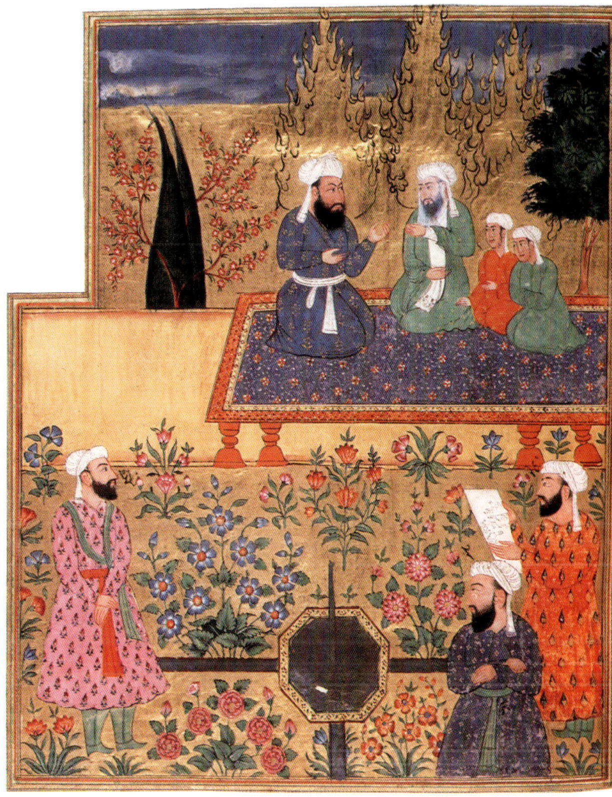

BEKRÄFTIGUNG
Mein inneres Feuer überwindet alle Hindernisse.

Schlüsselbegriffe
POSITIV: *Tapferkeit, Entschlossenheit, Widerstandskraft*
NEGATIV: *Angst, Schwäche, Infektionen*

Aufforderung
Das innere Feuer entfachen, um das Leben zu meistern.

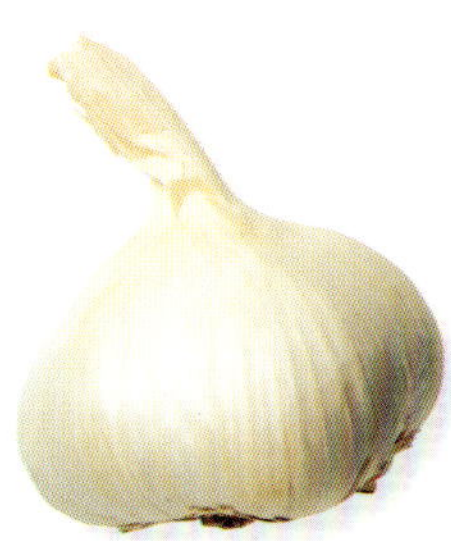

Knoblauch bietet vielseitige arzneiliche Anwendungsmöglichkeiten, zum Beispiel gegen zu hohen Blutdruck.

HINWEISE

Therapeutische Wirkung
Ein Antibiotikum für die Seele gegen abnorme Anfälligkeit für Krankheiten; löst tiefsitzende Unsicherheit und Ängste.

Zubereitungsmethode
Sonnenmethode

Anwendung und Kombination
Mit Brunelle und Larch.

Unterstützende Therapien
Festigung des Selbstvertrauens durch geeignete Trainingsmethoden.

Anthemis nobilis, Chamaemelum nobile

Römische Kamille

Die Kamille, genauer gesagt die Hundskamille, gehört wie die Aster zur Gattung der Korbblütler. Sie ist mit über 100 Arten über Europa, Kleinasien und Nordamerika verbreitet. Als Römische Kamille wird sie seit langem als Heil- und Zierpflanze kultiviert. Sie ist anspruchslos und wächst auf nahezu allen Böden. Verwildert begegnet sie uns auf Wiesen und Brachflächen, an Wegrändern und in Straßengräben. Kamillentee ist ein in vielen Ländern bekanntes Mittel zur Linderung von Streß und Angstgefühlen.

Die Blütenmitte der Kamille ist halbkugelförmig gewölbt, ein Hinweis auf die Beziehung zum menschlichen Bauch.

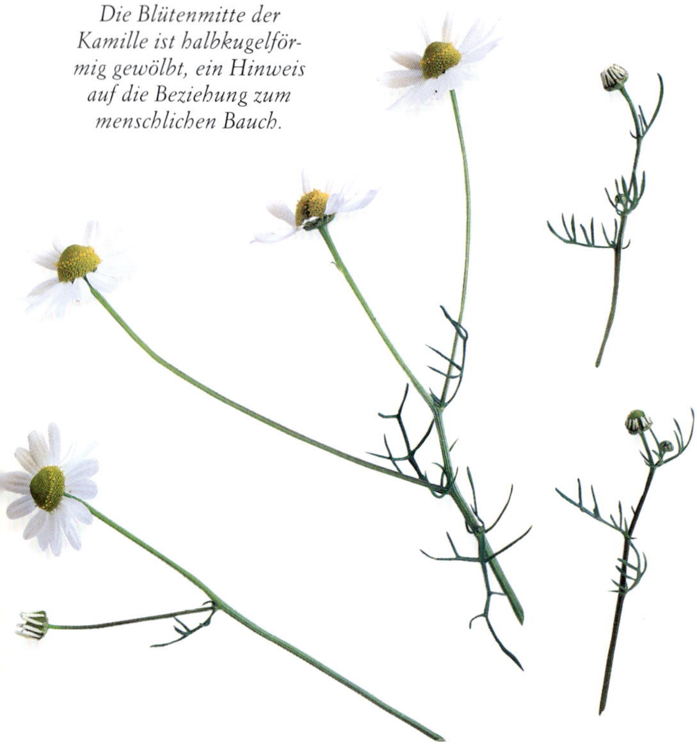

MERKMALE

Bringt sonnige Ruhe in die Mühsal des Alltags.

NAME

Der Name weist darauf hin, daß die Pflanze bereits den Römern bekannt war. Anthemis ist griechischen Ursprungs und bedeutet soviel wie das Reich der Blüten. In Kräuter- und Gartenbüchern findet man meistens die Bezeichnung *Anthemis nobilis*, **aber in der botanischen Literatur wird der Begriff** *Chamaemelum nobile* **verwendet.** *Chamoemelum* **ist das griechische Wort für Erdapfel und bezieht sich auf den feinen Geruch der Römischen Kamille. Botaniker haben Mühe bei der Klassifizierung der vielen Mitglieder dieser Familie. Einige Merkmale dieser Pflanzengattung stehen in Beziehung zu Aufregung über Kleinigkeiten. Die Natur ist unerschöpflich in ihrer Vielfalt und, wie schon Goethe sagte, es ist wichtig, auf die Verwandtschaften unter den Pflanzen zu achten, um ihre Bedeutung zu ergründen, statt sie lediglich zu klassifizieren. In der Symbolsprache der Blumen hatte die Kamille die Bedeutung von »Standhaftigkeit bei Trübsal«, und der belgische Dramatiker Maeterlinck nannte sie »die gute Schwester mit dem tausendfältigen Lächeln«.**

FARBE/STRUKTUR

Im Sommer entfaltet die wildwachsende Kamille kleine, sternförmige Blüten, die einzeln auf langen Stielen sitzen. 18 weiße Strahlen gehen von einer kugeligen, gelben Mitte aus und symbolisieren die Reinheit der sich ausbreitenden Energie. Bei zunehmender Reife hängen die Blütenblätter schlaff herab. Die Frucht ist klein und trocken. Während sie sich entwickelt, wird die runde Mitte der Blüte zusehends kegelförmig. Man wird an ältere Menschen erinnert, deren Bauchmuskeln erschlaffen. Die Blütenstiele wiegen sich sanft im Wind, und die Blätter sind fiederspaltig und fein zerteilt, was an die Verästelung des Nervensystems erinnert. Der Gesamteindruck der Pflanze hinterläßt eine angenehme, beruhigende Wirkung.

ERSCHEINUNGSBILD UND WACHSTUM

Die Kamille hat weit verzweigtes Wurzelwerk und angenehm duftendes Laub. Es ist ein wunderbares Gefühl, über Kamillen zu gehen, eingehüllt in den Duft der Blätter und Blüten. Selbst wenn die Kamille am Boden liegt, wächst sie weiter.

BEKRÄFTIGUNG
Ich bin anpassungsfähig, gelassen und fröhlich.

Schlüsselbegriffe
POSITIV:
Elastizität, sonnige Disposition, stille Gelassenheit
NEGATIV:
Niedergeschlagenheit, Trübsal, Gereiztheit

Aufforderung
Sich täglich erneuern wie die aufgehende Sonne, mit Heilung und Ruhe für das eigene Selbst und andere.

HINWEISE

Therapeutische Wirkung
Beruhigt und schont die Nerven; hilft Spannungen, Ängste und Beklemmungen abzubauen; unterstützt tiefreichende innere Entspannung; erleichtert das Sichfügen ins Unvermeidbare, um Frustrationen vorzubeugen.

Zubereitungsmethode
Sonnenmethode

Anwendung und Kombination
Für den inneren Gebrauch aus der Vorratsflasche oder äußerlich für Bauchmassagen bei Nacht; Zubereitung von Kamillentee mit einigen Tropfen der folgenden Essenzen: Braunelle, Zichorie, Baldrian, Crowea oder Knoblauch.

Unterstützende Therapien
Tägliche körperliche Entspannung im Freien, möglichst in der Sonne.

Kamillentee wird bei Menstruationsbeschwerden und als Einschlafmittel empfohlen.

ÜBERLIEFERUNG UND GEBRAUCH

❋ Die alten Ägypter weihten die Kamille dem Sonnengott Ra und pflanzten sie auf Gräber als Symbol der Wiedergeburt nach dem Tod, da auch die Sonne jeden Tag von neuem aufgeht.

❋ 900 v. Chr. empfahl der berühmte griechische Arzt Asciepiades die regelmäßige Anwendung der Kamille. Im antiken Rom wurde sie als Bitterstoff-Tonikum und zum Blutreinigen verwendet.

❋ Kamillentee ist ein altes Hausrezept für Menstruationskrämpfe. In Frankreich trank man ihn zur besseren Verdauung nach der Mahlzeit und um Schmerzen zu lindern. Die moderne Kräutermedizin empfiehlt Kamillentee bei Nervosität bei Frauen, nervösem Magen und sogar zum Auflösen von Gallensteinen.

❋ Die Deutsche Kamille oder Edelkamille *Matricaria chamomilla* wird ebenfalls für Heilzwecke genutzt. Der Unterschied besteht darin, daß mit Römischer Kamille vor allem Störungen des Nervensystems behandelt werden. Die Blätter der Edelkamille sind kleinteiliger als die der Römischen und wachsen aus dem unteren Teil des Stengels.

❋ Kamille wird auch »Heiler der Pflanzen« genannt, weil sie dahinkümmernde Pflanzen wiederbelebt, wenn man sie neben sie setzt.

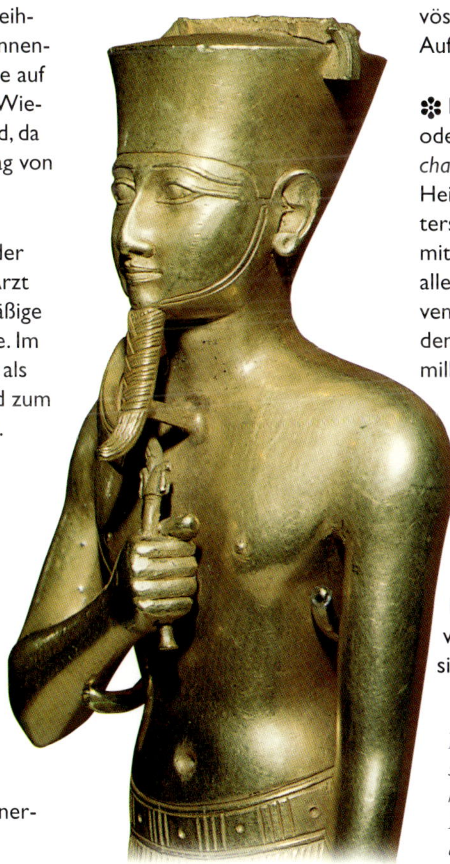

Die alten Ägypter schätzten die Kamille höher als alle anderen Kräuter und weihten sie dem Sonnengott Ra.

FALLSTUDIE

Melanie, 40, von Beruf Schauspielerin, leidet an Eßstörungen.
Zwar hatte sie Erfolg im Beruf, aber ihr Appetit nahm immer mehr ab, und sie hatte Schwierigkeiten beim Einschlafen. Nichtigkeiten regten sie auf, und vor jedem Auftritt steigerte sich ihre Nervosität. Schließlich erhielt sie sechsmal täglich Kamille zum Einnehmen. Nach der Einnahme am Abend schlief Melanie sofort ein, und es gelang ihr, sich auch tagsüber zu entspannen. Die nervösen Spannungen vor den Auftritten schwächten sich ab, und nach einer sechsmonatigen Kur verlor sie ihre Ängste völlig und sie begann wieder, normal zu essen.

Anthopleura elegantissima

Seeanemone

Die Seeanemone ist ein Meereslebewesen aus der Familie der Nesseltiere. Alle Nesseltiere haben Nesselkapseln, die zum Teil starke Gifte enthalten. Die Fortbewegung im Wasser erfolgt mit Hilfe von Ringmuskeln, mit deren Zusammenziehen und Entspannen ein Rückstoß ausgeführt wird. Seeanemonen sehen in ihrem Element wie prächtige Blumen aus, an Land gespült sind es formlose, gallertige Klumpen. Dr. Bach nahm Quellwasser in die Liste seiner 38 Blütenessenzen auf, damit es jene sanfter stimmen möge, die mit sich selbst zu hart ins Gericht gehen. Die Seeanemone spricht den gleichen Persönlichkeitstyp an, hat aber darüber hinaus den Vorteil, bei körperlichen Schmerzen sofortige Wirkung zu zeigen.

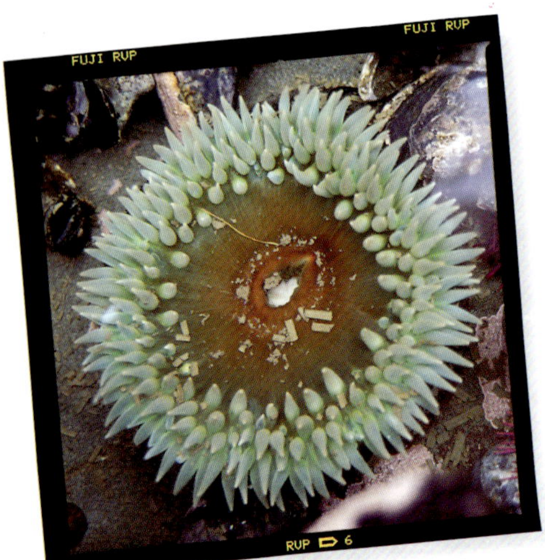

Die Nesselkapseln der Seeanemone enthalten ein Gift, mit dem sie ihre Beute betäubt und das auch Menschen gefährlich werden kann.

MERKMALE

Lindert Schmerzen durch Öffnung und Hingabe.

NAME

***Antho* ist die griechische Bezeichnung für Blume, und *anthopleura* bedeutet soviel wie »das Erblühen der Lunge«. *Elegantissima* ist die Steigerung von elegant.**
Wenn es möglich wäre, die Lunge von innen nach außen zu stülpen, würde sie wie eine Blume aussehen, wobei die Wandpleura, das Brustfell, die Samenfäden darstellt. Die lateinische Bezeichnung der Seeanemone gibt zu verstehen, daß sie sich in ihrer verletzlichen Schönheit der Welt öffnet wie eine umgestülpte Lunge.

FARBE/STRUKTUR

Die Seeanemone ist im Zentrum rosa, im äußeren Bereich der Glocke grün – zwei Farben, an denen sich das Herz erfreut. Von oben sieht sie aus wie ein von großen, dicken Wimpern umgebenes Auge. Sie hilft uns, damit wir sehen, was in unserer Umgebung geschieht.

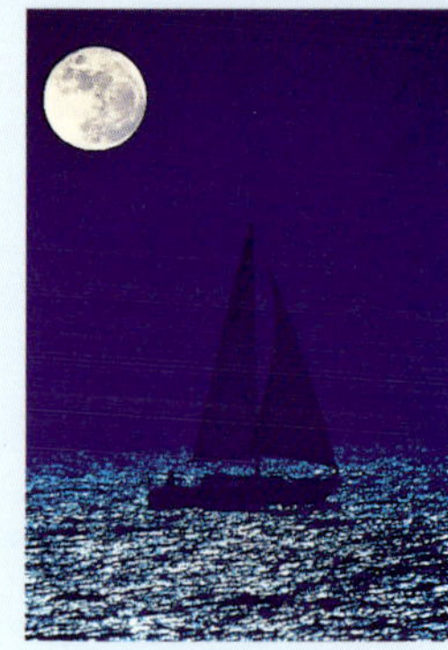

Die Seeanemone lebt im Einklang mit den Kräften der Gezeiten.

ERSCHEINUNGSBILD UND WACHSTUM

Die Seeanemone hat eine schlauchförmige Gestalt mit Fußscheibe, die auf einem Stein oder einer Muschel sitzt. Mit den giftigen Tentakeln zwischen Rumpf und Mundscheibe fängt sie kleine Meeresorganismen ein. Sie steht in enger Beziehung zu Schmerzen. Ihre Bewegungen im Wasser entsprechen dem Ein- und Ausatmen der Säugetiere. Nähert sich ihr ein anderes Lebewesen, zieht sie sich zu ihrem Schutz zusammen.

ÜBERLIEFERUNG UND GEBRAUCH

Die Gezeiten des Meeres werden von den Mondphasen ausgelöst, und auch die Meerestiere werden von diesem natürlichen Zyklus beeinflußt. Das Meer symbolisiert den kosmischen Ozean, aus dem alles Leben hervorging und in den es zurückkehren wird. Unser Organismus besteht zu 80 Prozent aus Wasser und steht ebenfalls unter dem Einfluß der Mondphasen. Folglich hilft uns die Seeanemone, uns weitreichenden Vorgängen unterzuordnen, die sich jenseits unseres geistigen und physischen Wahrnehmungsvermögens vollziehen.

FALLSTUDIE

Marion, 25, Journalistin, litt unter Schlaflosigkeit, Müdigkeit der Augen, Nacken- und Rückenschmerzen sowie Verspannungen des Solarplexus. Sie war sehr ungehalten, weil sie glaubte, ihr Körper lasse sie im Stich. Aber allen außer ihr selbst war klar, daß es umgekehrt war, daß sie bei der Verfolgung ihrer ehrgeizigen Ziele von ihrem Körper zuviel forderte. In der Redaktion leistete sie Schwerstarbeit und nahm häufig Arbeit mit nach Hause, mit dem Ergebnis, daß sie bis tief in die Nacht nicht zur Ruhe kam und ihr Biorhythmus durcheinander geriet. Sie erhielt als Verordnung Seeanemone. Nachdem sie sie eine Woche lang eingenommen hatte, begann sich Marion an Momente ihrer Kindheit zu erinnern. Ihre Mutter hatte ihr vorgehalten, faul und zu nichts nutze zu sein. Marion hatte sich nur deshalb so hartnäckig in die Arbeit gestürzt, um ihrer Mutter zu beweisen, daß sie unrecht hatte. Bis zur Einnahme der Essenz war ihr das nicht bewußt geworden. Nun freute sie sich auf den Schlaf und fühlte sich auch tagsüber wesentlich entspannter und lockerer. Es kam ihr vor, als würde sie von Meereswellen getragen, deren Bewegungen sie sich hingab und die ihren Atemrhythmus bestimmten. Die Vorstellung, ausgeliefert zu sein, machte ihr Angst. Dann bekam sie eine schlimme Erkältung. Zumindest schien es so.

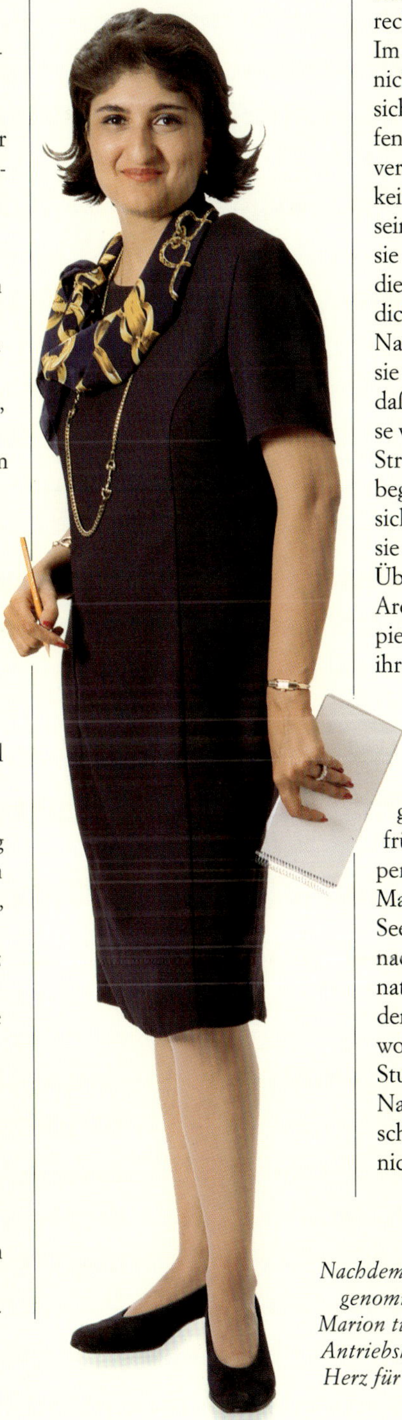

Während sie dagegen ankämpfte, erkannte sie, daß sie unter dem Eindruck stand, fast jeden Atemzug, jede Handlung rechtfertigen zu müssen. Im Grunde wollte sie nichts anderes tun, als sich hinlegen und schlafen. Sie fühlte sich sehr verwundbar, weil sie zu keiner Tat mehr fähig zu sein schien. Da vernahm sie eine innere Stimme, die sie aufforderte: »Liebe dich, dann wird alles gut.« Nach und nach befolgte sie den Rat und sagte sich, daß sie sich auf diese Weise von einem lebenslangen Streßzustand zu erholen beginne. Nachdem sie sich erholt hatte, unterzog sie sich – zu ihrer eigenen Überraschung – einer Aroma-Massage-Therapie. Nun fühlte sie, daß ihr Körper die Kontrolle übernommen hatte und eine »andere innere Stimme« ihr sagte, was zu tun war, ganz im Gegensatz zu früher, als sie ihrem Körper Vorschriften machte. Marion nahm weiterhin Seeanemonenessenz, und nach einem weiteren Monat hatte sie einen gesunden Schlaf, fühlte sich wohlauf und arbeitete 40 Stunden die Woche. Die Nacken- und Rückenschmerzen stellten sich nicht mehr ein.

Nachdem sie Seeanemone eingenommen hatte, gewann Marion tiefere Einsicht in ihre Antriebskräfte. Sie öffnete ihr Herz für ein sanfteres Wesen.

BEKRÄFTIGUNG
Ich reagiere mit Vertrauen und Offenheit auf jeden Moment des Seins.

Schlüsselbegriffe
POSITIV: Sich fügen, befähigt sein
NEGATIV: Übereifrig, arbeitswütig, Schmerz, Muskelkrämpfe

Aufforderung
Die Bevormundung des Lebensablaufs unterlassen, damit sich der Körper dem Heilungsprozeß unterziehen kann.

HINWEISE

Therapeutische Wirkung
Ein nützliches Mittel gegen Körperschmerzen; unterstützt das Gehenlassen im Schmerz, statt sich ihm zu widersetzen (schon das allein kann schmerzlindernd wirken); hilft bei Sehstörungen; schärft das Verständnis für die Eigenverantwortung für Person und Leben.

Zubereitungsmethode
Sonnenmethode

Anwendung und Kombination
Am besten als alleinige Remedur; zum Einreiben der betroffenen Stellen des Körpers.

Unterstützende Therapien
Auf sich selbst besinnen.

Banksia menziesii

Menzies Banksia

Wir kennen an die 70 Gattungen mit über 1000 Arten der Proteaceae *oder Silberbaumgewächse aus der Familie der* Proteales. *Dabei handelt es sich um vor allem in Südamerika, Südafrika und Australien verbreitete Hartlaubgehölze. Auch die Gattung* Grevillea, *die in Tasmanien und Australien heimisch ist, gehört dazu. Viele Arten gedeihen in ausgesprochenen Trockengebieten, einige wachsen auch in Regenwäldern. Die* Banksia-*Arten sind immergrüne Gehölze und Sträucher, die mildes bis tropisches Klima vertragen und hauptsächlich in Australien vorkommen. Sie werden dort wegen ihres dekorativen Laubs und der schönen Blüten kultiviert. Viele Arten blühen gelb, die* Menzies Banksia *aber hat rote Blüten und unregelmäßig gezahnte Blätter. Dadurch wirkt sie etwas weniger attraktiv als die anderen Arten, aber ihre Stärke ist die Lebenskraft.*

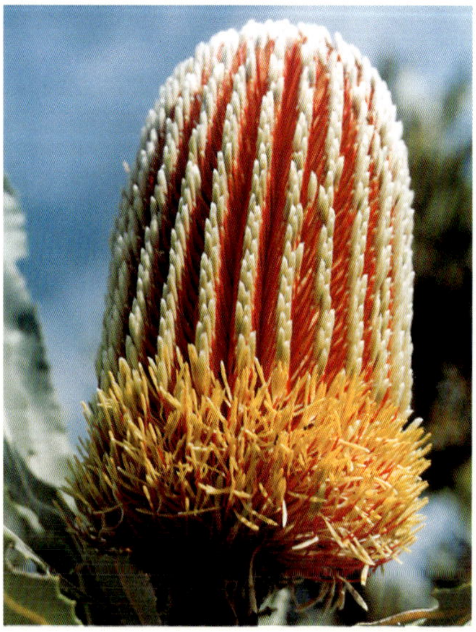

Der Blütenkopf der Menzies Banksia *besteht aus ungefähr 1000 rötlichen Einzelblüten.*

MERKMALE

Sieg über Gefahr bringt Erneuerung der Energie.

NAME

Auch als Feuerholz-Banksia bekannt. Die Pflanzengattung ist nach dem englischen Botaniker Joseph Banks benannt. *Menziesii* **verweist auf den australischen Sammler Menzies.**

FARBE/STRUKTUR

Jeder Blütenkopf setzt sich aus 1000 kleinen Einzelblüten zusammen. Die kegelförmigen Gebilde sehen aus wie eine Bürste. Im übertragenen Sinne sind es Besen, mit denen die Scherben schmerzhafter Erfahrungen in der Vergangenheit zusammengekehrt werden. Verglichen mit anderen *Banksia*-**Arten ist die** *Menziesii* **eher unscheinbar. Im Herbst öffnen sich die kleinen roten Einzelblüten wie Trichter, aber nicht alle auf einmal, sondern nach und nach, Reihe für Reihe, bis hinauf zur Spitze. Dann sehen die Blütenkegel aus wie strahlende Christbaumkerzen. Auch der Mensch entwickelt mit der Zeit sein Energiepotential, unbeschadet der Rückschläge, die er hinnehmen muß.**

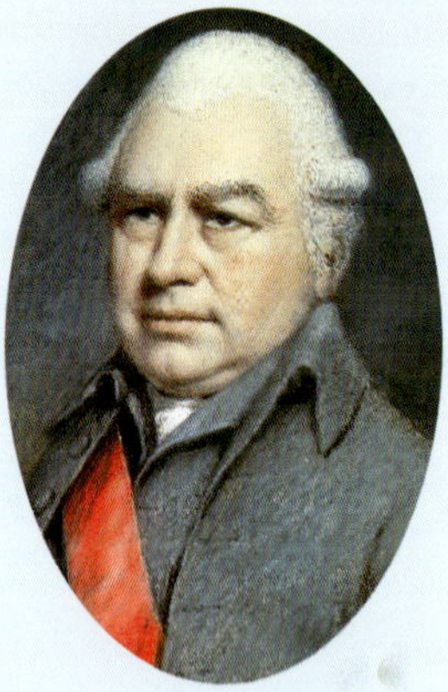

Die Gattung Menzies banksia *ist nach dem englischen Naturforscher Sir Joseph Banks (1743–1820) benannt.*

ERSCHEINUNGSBILD UND WACHSTUM

Eine der größten Naturkatastrophen, von denen Australien heimgesucht wird, sind Buschfeuer und Waldbrände, deren Rauchschwaden die Sonne verdecken. Die Natur hat diese Pflanzen so ausgestattet, daß sie Feuersbrünste überstehen. Die Samenkapseln bleiben fest geschlossen, bis die Hitze des Feuers sie platzen läßt. Dann schleudern sie die Samen in die Asche, wo sie auf den nächsten Regen warten. Deshalb ist die *Menzies Banksia* **eine Pflanze, die vorübergehendes Unheil übersteht.**

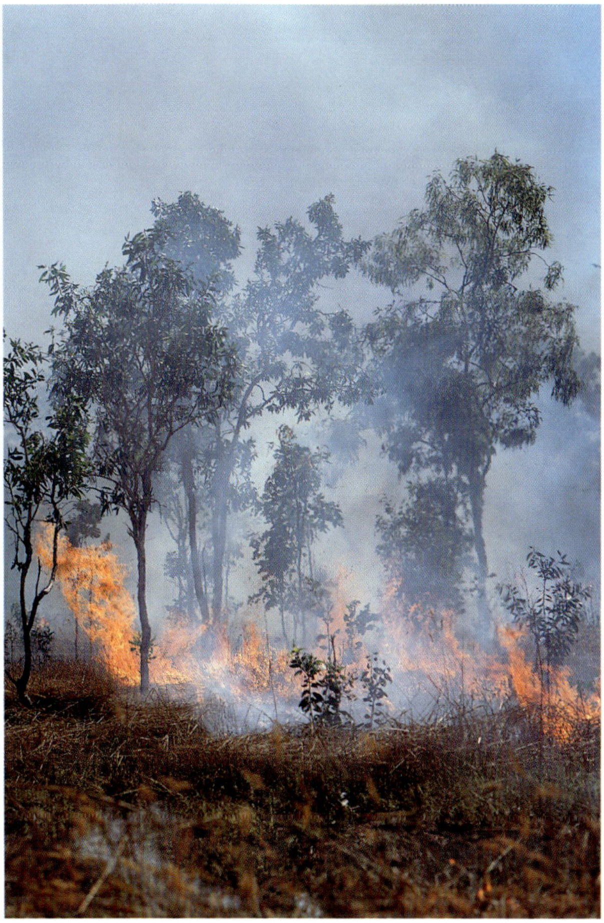

BEKRÄFTIGUNG
Ich bin von vergangenen Schmerzen befreit und stelle mich meiner Zukunft.

Schlüsselbegriffe
POSITIV: Mut, Schmerzen zu ertragen und unbeirrt voranzuschreiten.
NEGATIV: Schmerzhafte Enttäuschung, tiefsitzende Verspannungen, Furcht vor wiederkehrenden unangenehmen Erfahrungen.

Aufforderung
Spannungen abbauen, die Körper und Seele blockieren.

Die Samenkapseln der Menzies Banksia *bleiben geschlossen, bis die Hitze des Feuers sie sprengt.*

FALLSTUDIE

Corinna, 40, hat eine überaus schmerzhafte Trennung hinter sich. Sie erkrankte an einem chronischen Erschöpfungssyndrom. Alle Muskeln taten ihr weh, und sie fühlte sich elend. Sie vertraute keinem mehr und sprach mit niemandem, nicht einmal mit ihrer besten Freundin. Sie fühlte sich in ihrem Schmerz gefangen und war fest davon überzeugt, daß man ihr jegliche Art von Zuneigung gleich darauf wieder entziehen würde.

Ihr Therapeut gab ihr *Menzies-Banksia*-Essenz. Nachdem sie die Tropfen einige Zeit angewendet hatte, fühlte sich Corinna stark genug, über ihre Enttäuschung in der Liebe und ihre körperliche Verfassung zu sprechen und sich Freunden anzuvertrauen. Allmählich gelang es ihr auch, sich körperlich zu betätigen und durch Übungen die Verspannung der Muskeln ein wenig zu lokkern. Die äußerliche Anwendung der Essenz erwies sich dabei als sehr heilsam. Mit Hilfe von Akupunktur und Beratung durch ihren Therapeuten kam sie schrittweise aus dem emotionalen Tief heraus und begann eine neue Beziehung. Nach kurzer Zeit befand sie sich auf dem besten Weg zur vollständigen Genesung.

HINWEISE

Therapeutische Wirkung
Hilft uns im Bemühen, verletzte Gefühle bei zwischenmenschlichen Beziehungen zu überwinden und den Glauben an die Zukunft wiederherzustellen; bringt vorübergehende Linderung bei starken Schmerzen der Muskeln und des Gewebes; wirkt entspannend, wenn schmerzhafte Erinnerungen geweckt werden; gegen Rückenschmerzen Tinktur mit Wattestäbchen auf das Außenohr streichen.

Zubereitungsmethode
Sonnenmethode

Anwendung und Kombination
Aus der Vorratsflasche abends und morgens unmittelbar auf die betroffenen Stellen auftragen; als Badezusatz zur Linderung von Muskelschmerzen.

Unterstützende Therapien
Körpertraining, um festzustellen, was die Muskeln lähmt; Polaritytherapie; Reiki; Biodynamik.

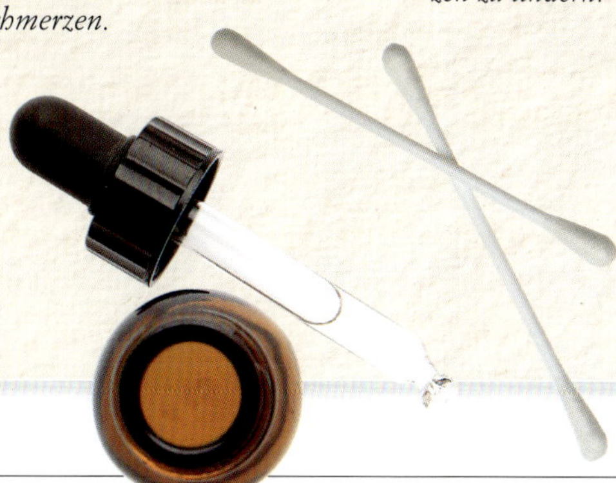

Essenz der Menzies Banksia *mit Wattestäbchen auftragen, um Rückenschmerzen zu lindern.*

Borago officinalis

Borretsch

Borretsch ist eine Gattung der Rauhblattgewächse, zu denen auch Beinwell, Mönchskraut und das Vergißmeinnicht gehören. Die Pflanzen wachsen im gesamten Mittelmeerraum, im übrigen Europa und in Nordamerika auf zumeist steinigem Boden. Borago officinalis *stammt ursprünglich aus Italien und wird seit langem auch in anderen Ländern für medizinische Zwecke und wegen seiner Bedeutung für die Honiggewinnung kultiviert.*

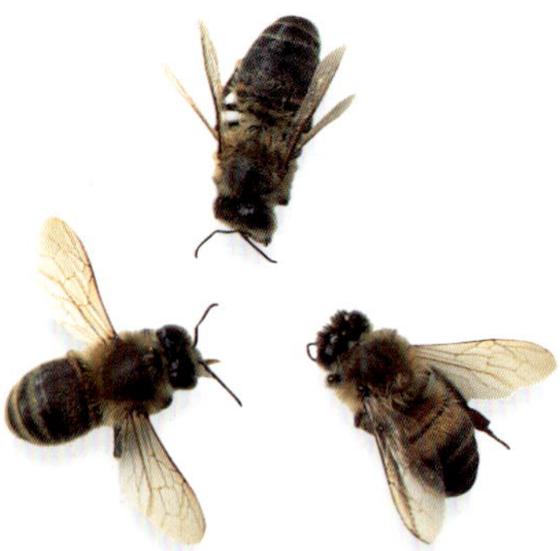

Die nektarreichen Blüten des Borretsch locken Bienen und Insekten an.

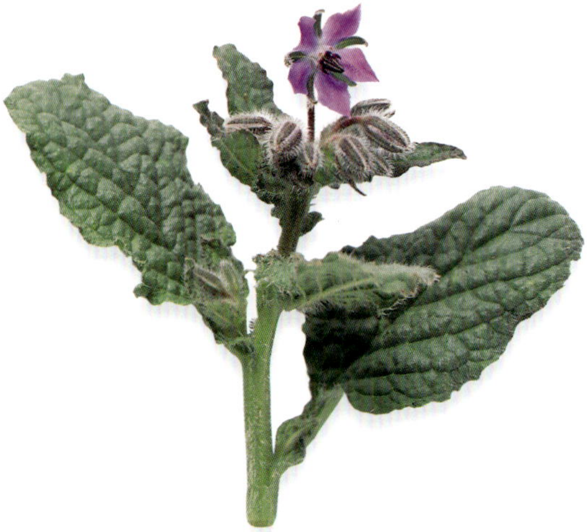

Die anmutigen Blütenstände des Borretsch bestehen aus fünfzähligen Blüten, die um die Stäubblätter angeordnet sind.

MERKMALE

Unverzagt und mutig das Ziel verfolgen.

NAME

Die Bezeichnung Borretsch ist arabischen Ursprungs und bedeutet Vater des Schweißes. Andere Quellen sprechen von keltischer Herkunft, denn bei den Kelten war »*barrach*« ein Mann des Mutes.

FARBE/STRUKTUR

Die Blüten des Borretsch mit leuchtend himmelblauen, manchmal ins Rotviolette spielenden Kronen bestehen aus fünf verwachsenen Kronblättern mit flach ausgebreiteten Zipfeln. Die wechselständigen Blätter sind von elliptischer Form und beidseitig behaart. Das leuchtende Blau der Blüten bildet einen starken Kontrast zum dunklen Grün des Laubes. Die Blüte wirkt wie ein fünfsprossiges Rad, dessen Nabe die Staubgefäße bilden.

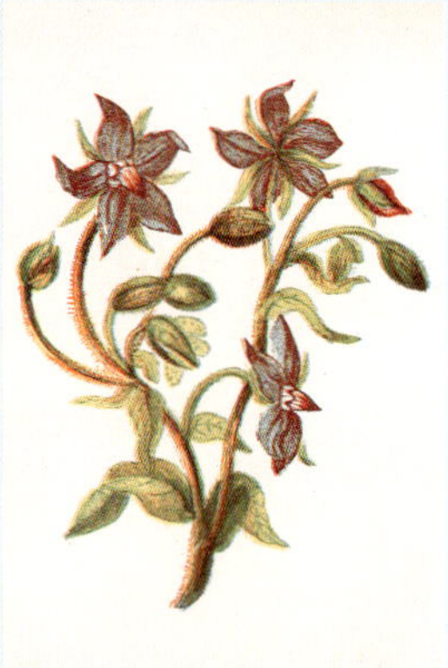

Borago officinalis

ERSCHEINUNGSBILD UND WACHSTUM

Borretsch ist eine sehr robuste Pflanze, die auch trockene Standorte verträgt. Selbst kalte Sommer machen ihr nichts aus. Sie vermehrt sich durch Selbstaussaat und wird bis 60 cm hoch.

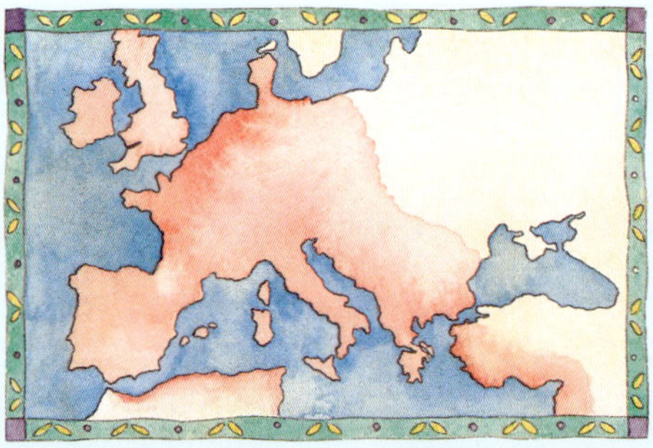

Borretsch war ursprünglich in Italien heimisch und wächst inzwischen im gesamten Mittelmeergebiet und in ganz Europa.

BEKRÄFTIGUNG
Ich verfüge über Mut und Stärke, mich meines Lebens zu erfreuen und ohne Zaudern voranzuschreiten, was immer auch kommen mag.

Schlüsselbegriffe
POSITIV:
Mut und Zuversicht
NEGATIV:
Mutlos, gebrochen, pessimistisch

Aufforderung
In allen Situationen Kraft und Mut beweisen.

FALLSTUDIE

Marten hatte sich selbständig gemacht, ohne vorauszusehen, wie schwierig das sein würde. Er war es gewöhnt, im Team zu arbeiten und die Probleme der täglichen Aufgaben mit anderen zu teilen. Schon nach kurzer Zeit der Selbständigkeit verließ ihn der Mut, und er erkrankte an Bronchitis. Nach drei Monaten war er nahe daran, die Flinte ins Korn zu werfen, aber er wußte nicht, wie es weitergehen sollte. Er bekam Massagen verordnet und die Einnahme von Borretschessenz. Innerhalb von zwei Wochen hatte er sich gefangen und sah der Zukunft mit Selbstvertrauen und großem Optimismus entgegen.

HINWEISE

Therapeutische Wirkung
Bekämpft Mutlosigkeit; ermuntert dazu, die Anforderungen des Lebens zu meistern; hilfreich bei hartnäckigen Krankheiten und anderen sich lange hinziehenden Belastungen.

Zubereitungsmethode
Sonnenmethode

Anwendung und Kombination
Aus der Vorratsflasche als Badezusatz; Kombination mit allen anderen Blütenessenzen möglich.

Unterstützende Therapien
Aussprache mit Freunden; Atemübungen mit oder ohne Körperübungen; auf gute körperliche Verfassung achten; auch die Nährstoffe der Pflanze nutzen. Wenn Borretsch im Garten wächst, bereiten Sie die Blätter als Gemüse zu und geben Sie die Blüten zu Salaten. Gegebenenfalls bitten Sie Ihren Gemüsehändler, Ihnen Borretsch zu besorgen.

UNTEN *Borretsch ist ein Heilmittel für die endokrinen Organe und hilft bei Störungen des Hormonhaushalts.*

OBEN RECHTS *Der römische Naturgelehrte Plinius schrieb in seiner* Historia naturalis, *daß Borretsch Mut mache.*

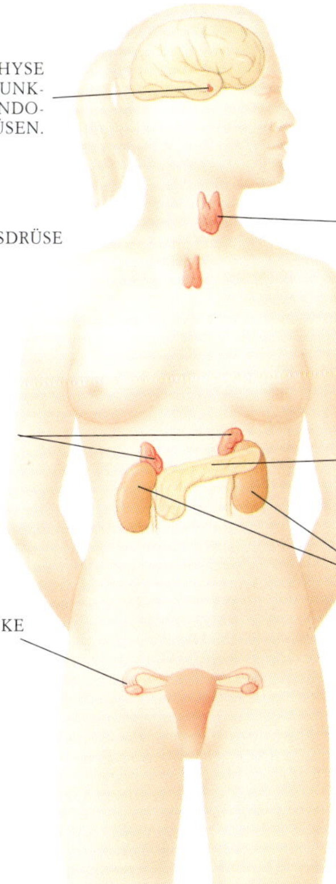

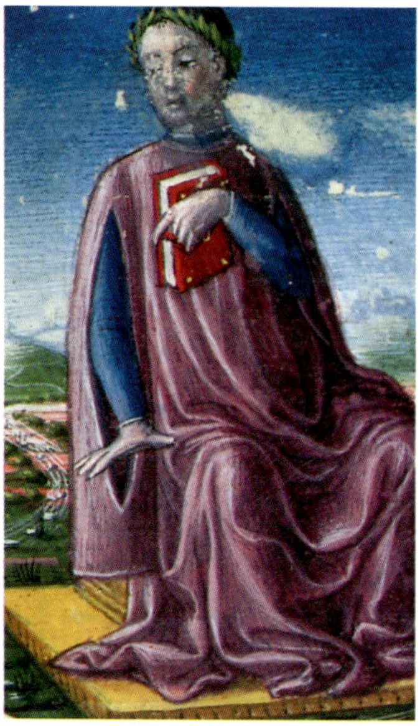

ÜBERLIEFERUNG UND GEBRAUCH

- Schon Plinius erwähnte Borretsch als ein Kraut, das Mut macht. Im 17. Jahrhundert schrieb der Engländer John Evelyn: »Zweiglein des Borretsch stehen im Rufe, eingebildeten Kranken auf die Beine zu helfen und mühsames Studieren zu erleichtern.« Er empfahl auch die kandierten blauen Blüten, »weil sie das Herz trösten und Sorgen vertreiben«.

- Borretsch wirkt auf die Nebennieren und trägt zur Ermutigung bei.

- Borretsch enthält ätherische Öle, die auf die Hormonausschüttung einwirken und auf diese Weise unsere Stimmungen beeinflussen.

- Frische junge Borretschblätter sind reich an Vitamin C. Zur Stärkung des Nervensystems gibt man sie fein gehackt zu Salaten. Sie riechen und schmecken nach Gurke und können als »Kräutereis« in Erfrischungsgetränken gereicht werden.

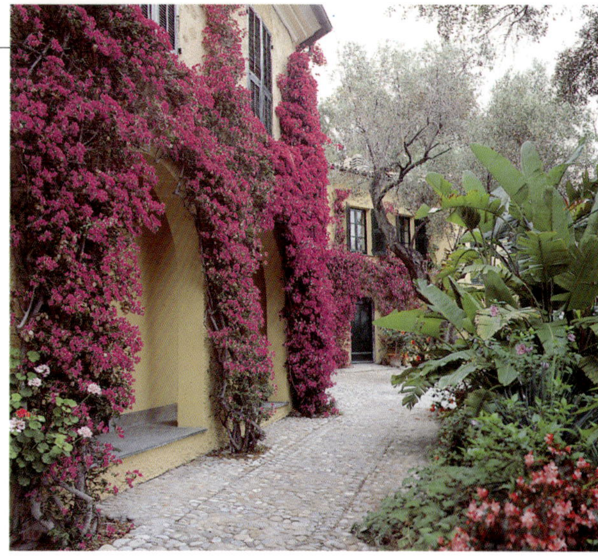

Bougainvillea spectabilis

Bougainvillea

Die Bougainvillea *mit 18 Arten ist eine Gattung der Wunderblumengewächse aus der Familie der Nelkenartigen. Sie ist in Südamerika heimisch, wächst aber auch in freier Natur im Mittelmeerraum, unter anderem in Mittelitalien und Südfrankreich. In unseren Breiten wird die stark frostempfindliche Zierpflanze in Töpfen gezüchtet und im Wintergarten überwintert. Charakteristisch für die Gattung sind die Blütenstände aus je drei von leuchtendroten bis rotvioletten Hochblättern umgebenen fahlgelben Blüten. Zur Gattung gehört unter anderem auch die Wunderblume* Mirabilis *und der als Gemüse kultivierte Kohlbaum* Pisonia.

OBEN RECHTS *Die rankende* Bougainvillea *ist eine prächtige Zierde von Haus und Garten.*

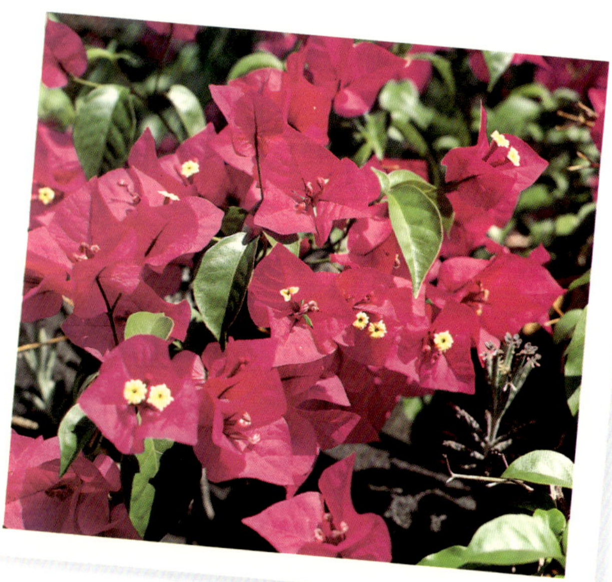

Die Bougainvillea *ist eine reich und ausdauernd blühende Zierpflanze, die vor allem in milden Klimazonen üppig gedeiht.*

MERKMALE

Aufopfernde Liebe zerstreut Gefühle der Schuld.

NAME

Die Pflanze ist nach dem französischen Weltumsegler Louis Antoine de Bougainville (1729–1811) benannt. Eine deutsche Bezeichnung ist Drillingsblume.

FARBE/STRUKTUR

Die drei unscheinbaren, fahlgelben Röhrenblüten sehen aus wie weiße Sterne, umgeben von drei leuchtendroten Hochblättern. Alle fruchtbaren Teile der Pflanze sind in diesen drei grundständigen Röhrenblüten vereint. Sie ist deshalb ein Symbol der in sich ruhenden Kraft, die sich ins unscheinbare Weiß der Bescheidenheit hüllt. Diese nach innen gerichteten Qualitäten stehen in starkem Kontrast zu den drei leuchtenden Hüllblättern, welche die zarten Blüten außen umgeben und schützen. Die Drei gilt seit alters her als magische Zahl und Symbol der Einheit von Körper, Geist und Seele. Im Christentum verkörpert sie die Dreifaltigkeit. Das Rotviolett der Hüllblätter steht in Beziehung zum Scheitel-Chakra, dessen entsprechende Energieebene das den Geist belebende Göttliche und Universale ist. Göttliche Energie strömt herab, um uns zu vereinen, zu schützen und Demut zu lehren. Demut ist etwas anderes als Schuld, aber in depressiven Stimmungen kommt es leicht zur Verwechslung.

ERSCHEINUNGSBILD UND WACHSTUM

Die *Bougainvillea* ist eine robuste, rankende Pflanze, oft mit Dornen bewehrt, die in mildem Klima üppig gedeiht. Die reichen blühenden Zweige klettern an Mauern, Gartenzäunen, Bäumen und Sträuchern empor.

Schlüsselbegriffe
POSITIV: *Wahrnehmung spiritueller Liebe und Geborgenheit, Selbstvergebung.*
NEGATIV: *Leben in Angst, Perfektionismus, Schuld.*

Aufforderung
Sich der unermeßlichen Liebe erfreuen, die aus der Schöpfung kommt.

BEKRÄFTIGUNG
Ich bin erfüllt von der Magie und Schönheit des Lebens.

FALLSTUDIE

Jörg litt unter schmerzhaft verspannten Nacken- und Schultermuskeln. Die tiefen Furchen zwischen seinen Augenbrauen waren eine Folge der nicht nachlassen wollenden Schmerzen. Nachdem er *Bougainvillea* eingenommen hatte, konnte er seine Krankheitsgeschichte erzählen.

Jörg lebte in ständiger Angst, für jeden unrechten Gedanken oder Fehlgriff zur Rechenschaft gezogen zu werden. Seine Schuldgefühle waren so überwältigend, daß er sich über seinen beruflichen Erfolg nicht freuen konnte. Er hatte es sich zur Gewohnheit gemacht, seine Handlungen mit guten und schlechten Punkten zu bewerten, aber die schlechten überwogen. Nach zwei Monaten Therapie sah Jörg das Leben mit anderen Augen. Die Zweifel an seinen Fähigkeiten und der Effizienz seiner Arbeitsweise waren verflogen. Nun half ihm auch der Zuspruch seiner Frau, er hielt sich gern im Garten auf, ohne das Gefühl zu haben, ständig darin arbeiten zu müssen. Spaziergänge trugen zur Hebung seiner Stimmung bei, und eines Tages waren auch die tiefen Furchen auf der Stirn verschwunden.

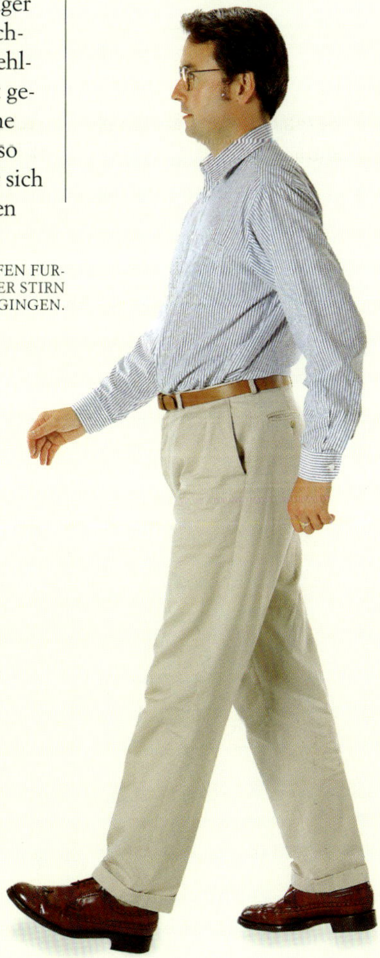

DIE TIEFEN FURCHEN AUF DER STIRN VERGINGEN.

DIE GEISTIGE LÄHMUNG WICH NACH KURZER ZEIT.

DIE SCHULTER- UND NACKENSCHMERZEN HÖRTEN AUF.

JÖRG KONNTE WIEDER SELBSTBEWUSST GEHEN.

Nachdem Jörg einige Monate lang Bougainvillea-*Essenz eingenommen hatte, hellte sich sein Gemüt auf, und Spaziergänge in der Natur brachten weitere Erholung.*

HINWEISE

Therapeutische Wirkung
Bringt Gefühle mit dem Geist in Einklang; räumt mit Hilfe der Liebe die Angst vor Bestrafung aus; läßt uns die angenehmen Seiten des Lebens wahrnehmen; erhöht unsere Hilfsbereitschaft gegenüber anderen; läßt uns tiefer atmen und bestärkt das Gefühl von Frieden und Entspannung; lindert schmerzhafte Verspannungen einschließlich chronischer Beschwerden; beseitigt hartnäckige Erschöpfungszustände.

Zubereitungsmethode
Sonnenmethode

Anwendung und Kombination
Ausgezeichnetes Mittel in Kombination mit Impatiens *(Springkraut) oder Löwenzahn gegen Schmerzen und Krämpfe. Als Lotion zum Einreiben aller Körperteile, insbesondere des Brust- und Unterleibsbereichs. Bei örtlicher Anwendung zwei Tropfen unverdünnt auf die gesunde Haut.*

Unterstützende Therapien
Sich dazu erziehen, mit freudiger Erwartung an die Dinge heranzugehen. Regelmäßiges Meditieren.

Bromus ramosus

Wild Oat/Waldtrespe

Die Trespe ist eine Gattung der Süßgräser aus der Unterfamilie Pooideae. *Es gibt über 1000 Arten, die über die Welt verteilt sind. Kulturpflanzen wie Weizen, Hafer, Roggen, Gerste und Hirse sind wichtige Nahrungsmittel. Die Wurzeln der dauerhaften Gräser halten die Erdkrume zusammen und verhindern Bodenerosionen; in Gärten und Parks bilden sie den Zierrasen. Die Waldtrespe ist in großen Teilen Europas, Nordafrikas, Nordamerikas und Asiens beheimatet. Sie wächst auf Fluren und in Wäldern und wird in der Landwirtschaft als Viehfutter kultiviert.*

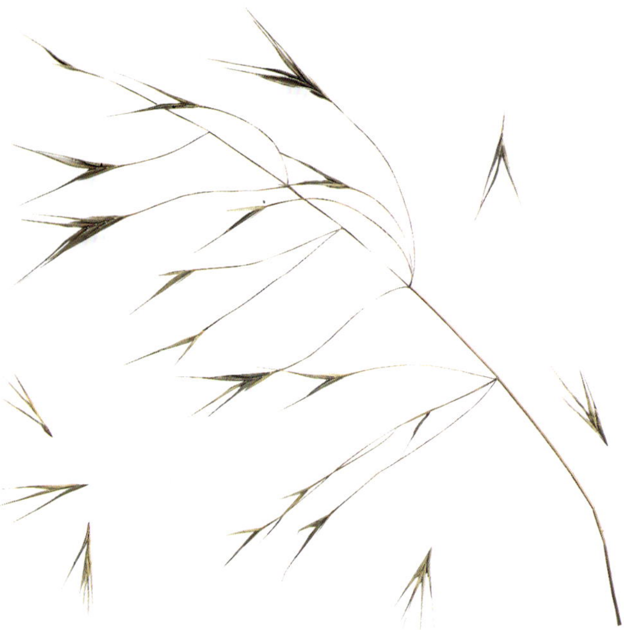

Für die Bach-Blütenarznei Wild Oat *werden die heilenden Kräfte der Waldtrespe genutzt.*

MERKMALE

Hilfsbereitschaft räumt Hindernisse vom Lebenspfad.

NAME
Bromus ist die lateinische Übersetzung des griechischen Wortes für Hafer. _Ramosus_ bedeutet verzweigt, womit auf die großen, überhängenden Rispenäste hingewiesen wird, an denen die Ährchen sitzen. _Wild Oat_ ist die Bezeichnung für die Bachblüte.

FARBE/STRUKTUR
Weil die Pollen der Waldtrespe durch den Wind verbreitet werden, braucht sie keine leuchtenden Blüten, um Insekten anzulocken. Wenn sie blüht, fallen die kleinen, unscheinbaren Blüten kaum auf. Die für die Entwicklung auffallender Blüten notwendige Energie wird statt dessen in den Samen gespeichert und kommt dem Wachstum zugute.

ERSCHEINUNGSBILD UND WACHSTUM
Süßgräser sind außerordentlich nützliche Pflanzen für die Menschheit. Die Körner werden zu Lebensmitteln verarbeitet, und die Wurzeln festigen den Boden, damit er von starken Regengüssen nicht ausgewaschen wird. Allerdings läßt sich die Waldtrespe nicht nutzbringend kultivieren.

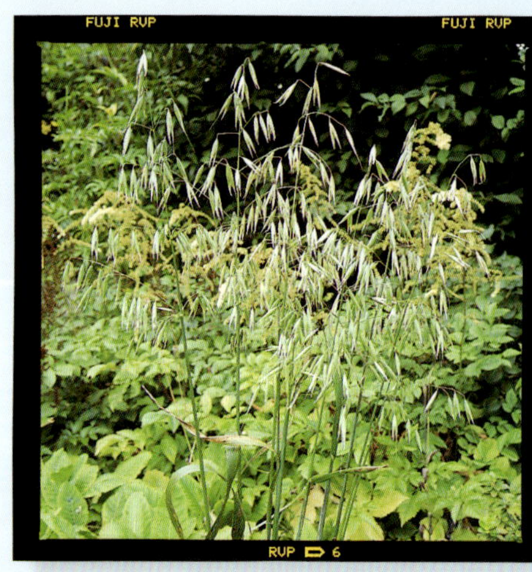

Die Waldtrespe gehört zur Familie der Süßgräser und wird bis über 1 m hoch.

ÜBERLIEFERUNG UND GEBRAUCH

Die im englischen Sprachraum verbreitete Redewendung »wilden Hafer aussäen« deutet an, daß jemand hier und da seine Spuren hinterläßt, vor allem Junggesellen.

BEKRÄFTIGUNG

Ich schaffe mir die Gelegenheiten, die ich brauche, um mein Lebenswerk zu erfüllen.

Schlüsselbegriffe

POSITIV: Eindeutige Zielsetzung; Konzentration auf das Wesentliche

NEGATIV: Orientierungslosigkeit; andauernde Unzufriedenheit

Aufforderung

Sich dazu aufraffen, die zur Verfügung stehende Zeit sinnvoll und zur eigenen Zufriedenheit zu nutzen.

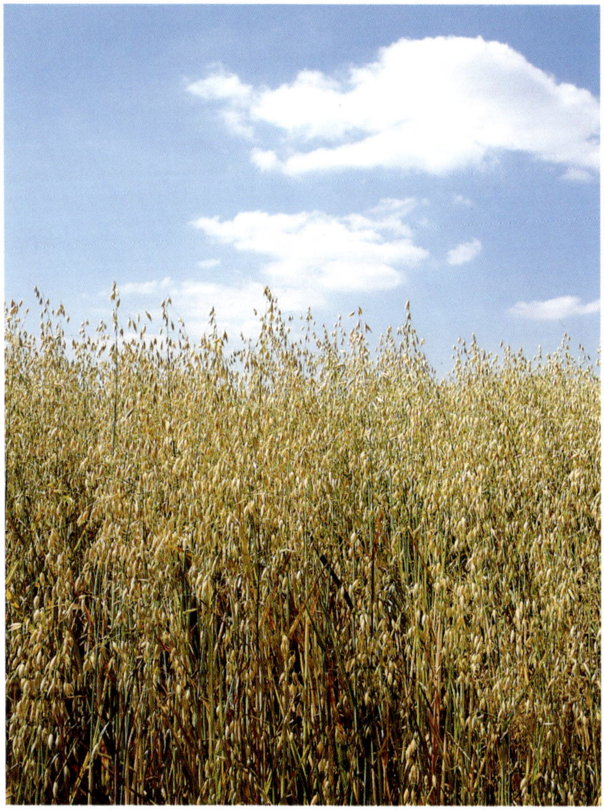

Alle für die Ernährung wichtigen Getreidearten gehören zur selben Familie wie die Trespe.

FALLSTUDIE

Jonathan, 40, ist intelligent, aber von Rastlosigkeit getrieben. Er hat bereits verschiedene Berufe ausgeübt, aber keiner konnte ihm wirkliche Befriedigung verschaffen.
Seine Fähigkeiten stammten großteils daher, daß er sich intensiv mit Gesundheitsfragen beschäftigte und seinen Bekannten und Freunden über deren Probleme Auskunft geben und sie beraten konnte, wie sie sich verhalten sollten. Seit einigen Jahren arbeitete er als Taxifahrer, um seinen Lebensunterhalt zu verdienen. Daneben ließ er sich als Heilpraktiker ausbilden. Er schloß die Ausbildung erfolgreich ab, hatte dann aber Schwierigkeiten, Patienten zu finden. Getreu seiner Veranlagung begann er darüber nachzudenken, ob er nicht noch einen weiteren Berufszweig im Gesundheitswesen erlernen sollte, um sein Wissen zu vervollständigen.
Ein Therapeut empfahl Jonathan eine Therapie mit der Bach-Blüte *Wild Oat*. Schon bald erkannte er, daß es sich nicht lohne, weiter zu studieren, sondern daß es sinnvoller sei, das bereits Erlernte praktisch umzusetzen. Obwohl nicht zu erwarten war, daß die Praxis auf Anhieb laufen würde, mietete er ein kleines Büro in einem neu erbauten Ärztehaus. Innerhalb von zwei Wochen hatte er sieben Patienten, und ein Jahr später war er in seinem Beruf gut etabliert und hatte große Freude an der Arbeit.

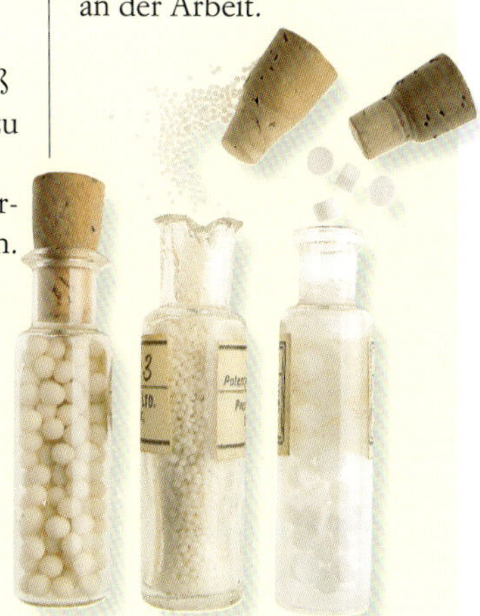

Mit Hilfe der Bach-Blüten-Arznei Wild Oat *gelang Jonathan der Übergang zur Selbständigkeit.*

HINWEISE

Therapeutische Wirkung

Unterstützt die Konzentration auf unsere wahren Fähigkeiten, anderen hilfreich zu sein; ein wirksames Mittel für Menschen, die ratlos mit ihrem Leben sind, weil sie ihre Lebensaufgabe nicht finden.

Zubereitungsmethode

Sonnenmethode. Die Blüten von verschiedenen Pflanzen einsammeln, sobald sie sich öffnen.

Anwendung und Kombination

Wild Oat *ist von großem Nutzen, wenn man das Gefühl hat, es mit mehr als acht Essenzen versuchen zu müssen, und es schwerfällt, sich auf wenige zu beschränken.* Wild Oat *hilft, sich darauf zu besinnen, was wirklich gut für einen ist.*

Unterstützende Therapien

Energien auf die bestmöglichst nutzen. Ergänzen Sie die Aussage: »Wenn mir nur noch ein Jahr zu leben vergönnt wäre, würde ich …«. Nehmen Sie sich Dinge vor, die Sie begonnen und noch nicht zu Ende geführt haben. Schaffen Sie Klarheit, welche Beschäftigungen Sie beruflich nutzen wollen und welche der Freizeit vorbehalten bleiben sollen. Klären Sie, welche Beschäftigungen Ihnen auf Dauer die größere Befriedigung verschaffen.

Calliandra eriophylla

Fairy Duster

Fairy Duster *gehört zur Familie der Hülsenfrüchtler, genauer gesagt zur Unterfamilie* Mimosoideae *oder Mimosengewächse. Eine Besonderheit dieser Pflanzenfamilie ist die Fähigkeit, Stickstoff aus der Atmosphäre im Boden zu speichern. Sie ist die drittgrößte Familie der Höheren Pflanzen und umfaßt etwa 700 Gattungen mit rund 17 000 Arten, darunter Erbsen und Bohnen, Akazien, Glyzinien und Ginster. Sie sind über die gesamte Welt verteilt. Die zarte* Fairy Duster *ist überaus anspruchslos und gedeiht unter anderem in den Wüsten Südkaliforniens und im Südwesten und Nordwesten von New Mexico.*

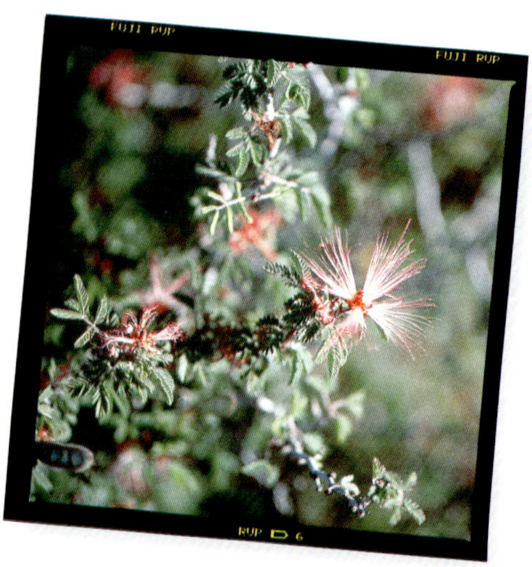

Staubwedel der Feen, wie diese Pflanze auch genannt wird, bezieht sich auf die langen, fiedrigen Staubblätter inmitten der rosaroten Blüten.

MERKMALE

Einflüsse auf die Sinne werden gemäßigt und zentriert.

NAME

Staubwedel der Feen und Engelsköpfchen sind die deutschen Entsprechungen der englischen Bezeichnungen. *Calliandra* **ist vom lateinischen** *calliendrum* **abgeleitet; so hieß ein perückenartiger Kopfputz römischer Frauen.** *Eriphorus* **bedeutet soviel wie fein behaart oder samtig und beschreibt die prächtigen Staubfäden und samtig überzogenen kleinen Blätter der Pflanze.**

FARBE/STRUKTUR

Die Blüten sind knapp 5 cm groß und haben rosa bis rote Blütenblätter. Die langen, blaßrosa Staubfäden bilden fiedrige Bällchen mit einer weißen Mitte, die nach außen hin in Rosa übergeht. Schon der leiseste Windhauch bewegt die Staubfäden wie von Zauberhand. Rot ist die Farbe der Lebenskraft, Weiß die der Klarheit und Reinheit. Die Bezeichnung Engelsköpfchen ist ein Hinweis darauf, daß die Turbulenzen (Rot) des Lebens, die uns aus der Bahn werfen können, durch das Weiß gemildert werden und uns – wie durch eine engelhafte Kraft – Ruhe und Ausgleich bringen.

ERSCHEINUNGSBILD UND WACHSTUM

Wüstenpflanzen müssen Energie speichern können, um extremen Anforderungen der Natur gewachsen zu sein, langanhaltender Trockenheit ebenso wie sintflutartigen Regengüssen und starken Temperaturschwankungen. Die meiste Zeit des Jahres wirkt das Engelsköpfchen unscheinbar und sammelt die Kraft, um beim ersten Auftreten von Feuchtigkeit wie aus dem Nichts heraus seine Schönheit zu entfalten.

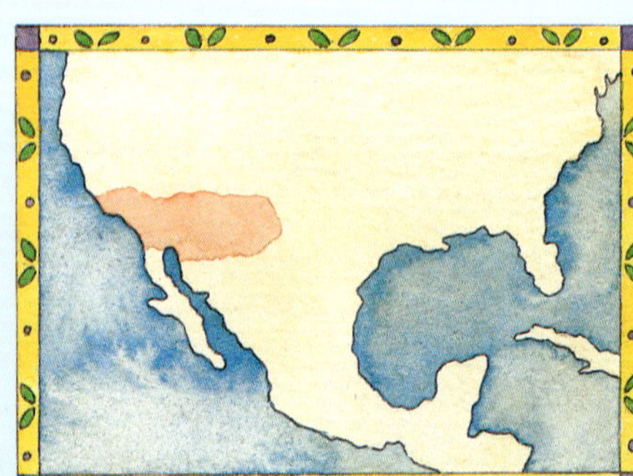

Fairy Duster *ist in den Wüsten Kaliforniens, Arizonas and New Mexicos verbreitet.*

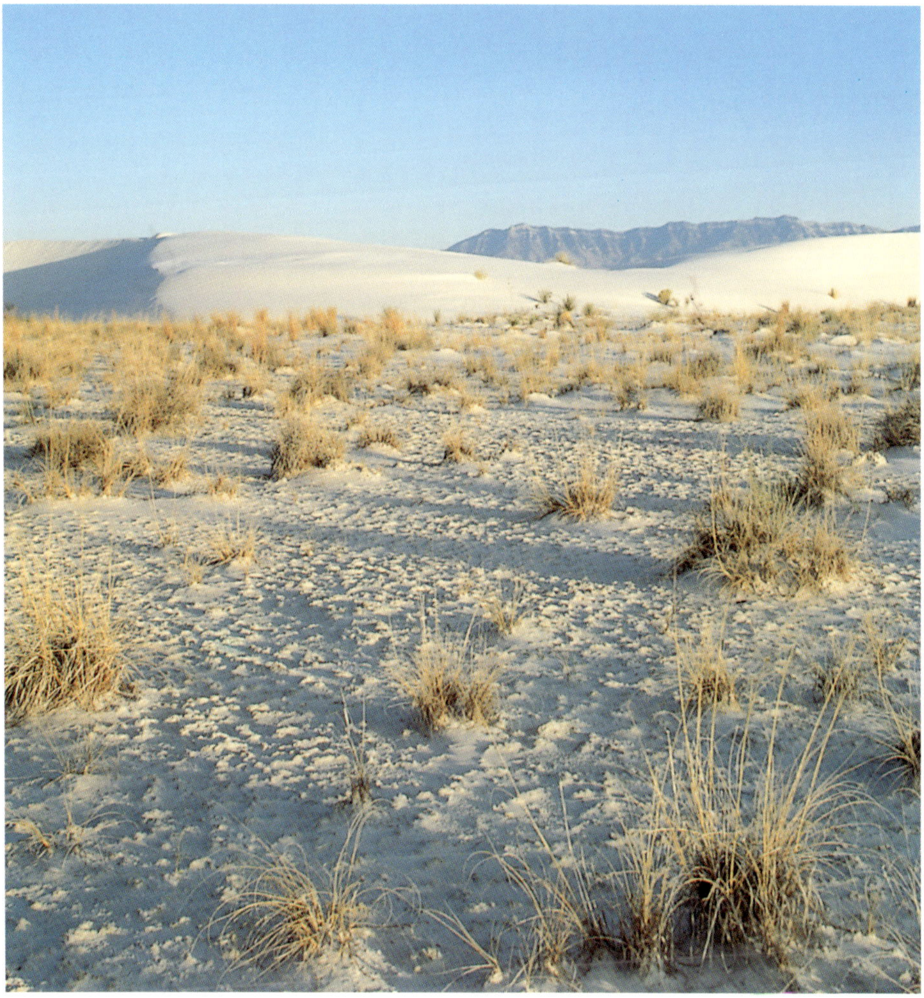

Fairy Duster *ist eine robuste Wüstenpflanze, deren Blüten sich beim ersten Anzeichen von Feuchtigkeit öffnen.*

BEKRÄFTIGUNG

Im Sturm der Gefühle bleibe ich ausgeglichen und konzentriert.

Schlüsselbegriffe

POSITIV: *Stabilität, neue Erfahrungen ins vorhandene Wissen integrieren, Friede*
NEGATIV: *Übererregbarkeit; Überempfindlichkeit; Störungen des Nervensystems*

Aufforderung

Bei emotionaler Überreizung ausgeglichen und gefaßt bleiben und sich aufs Wesentliche konzentrieren.

HINWEISE

Therapeutische Wirkung
Fairy Duster *beruhigt diejenigen, die durch geistige Anregung überwältigt werden. Es hilft, Erlebnisse zu verdauen, wenn die Einflüsse überwältigend sind; es sorgt für Ausgleich bei übermäßiger oder zu wenig Aktivität; es hilft die Wahrnehmungsfähigkeit zu bewahren; ein gutes Mittel bei vielen Störungen des Nervensystems.*

Zubereitungsmethode
Sonnenmethode

Anwendung und Kombination
Drei bis fünf Tropfen innerlich je nach Bedarf; als Zusatz zum Badewasser; einige Tropfen zum Wasser im Zerstäuber geben und die Raumatmosphäre anfeuchten; einige Tropfen unverdünnt in die Haut einreiben, insbesondere über den Chakren.

Unterstützende Therapien
Während der Einnahme der Essenz siebenmal tief ein- und ausatmen. Bewußtes Atmen ist ein bewährtes Mittel, um in bestimmten Situationen Streß abzubauen.

FALLSTUDIE

Nadine arbeitete zu Hause und stand unter ständigem beruflichem wie familiärem Druck. Sie hatte das Gefühl, den Anforderungen nicht gewachsen zu sein, unter Reizüberflutung zu leiden und keine Luft mehr zu bekommen. Sie nahm zwei Tage lang zweimal täglich drei Tropfen *Fairy Duster* aus dem Vorratsfläschchen. Die Hektik ließ nach, und sie fand Zeit, ihre Lebensumstände zu ordnen. Eine Woche später fühlte sie, daß sie sich so weit beruhigt hatte, daß sie ihren Tagesablauf kreativer gestalten konnte. Sie hatte mehr Zeit für ihre persönlichen Bedürfnisse und um sich im Freien zu erholen.

Casuarina glauca

She Oak/Kasuarine

Die Kasuarinengewächse mit etwa 65 Arten, darunter koniferenartige Bäume und Sträucher, sind die einzige Familie der Casuarinales *und stehen den Zaubernußgewächsen nahe. Sie sind in Australien, Malaysia, Neukaledonien, auf den Fidschi- und Mascarene-Inseln beheimatet. In Australien werden die Bäume auch als Australische Kiefer bezeichnet. Dank der kleinen Rutenzweige und ihrer in Längsfurchen eingesenkten Spaltöffnungen können Kasuarinengewächse die Feuchtigkeit lange speichern. Viele Arten liefern ein sehr hartes „Eisenholz", das für den Möbelbau verwendet wird. Die Essenz der* Casuarina glauca *ist ein Heilmittel für das Hormonsystem.*

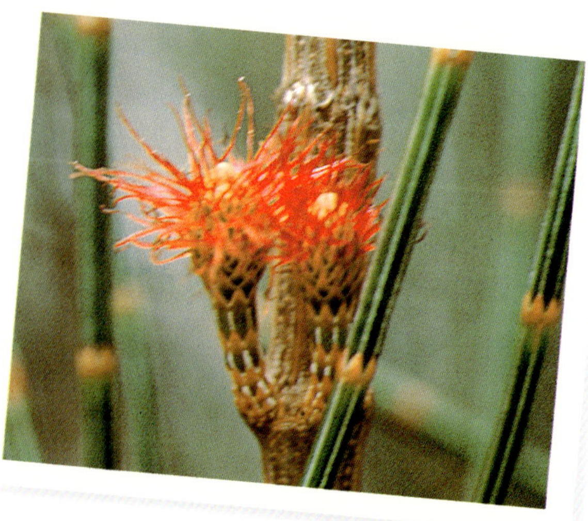

Bei der Kasuarine sind die männlichen und weiblichen Blüten auf einer Pflanze vereint.

MERKMALE

Vertrauen in die dauerhafte Fähigkeit zur Fortpflanzung.

NAME

Der Name dieser Pflanzenfamilie ist von den Kasuarvögeln abgeleitet, deren Federn wie strähniges Haar vom Körper herabhängen und Ähnlichkeit mit den Rutenzweigen der Pflanze haben. *Glauca* **bedeutet soviel wie ein dünner Überzug aus feinem, weißem Pulver. Die englische Bezeichnung** *She Oak*, **weibliche Eiche, gibt uns einen deutlichen Hinweis auf die der Pflanze innewohnenden Energien.**

FARBE/STRUKTUR

Die weiblichen Blüten bilden seitenständige Köpfchen, aus deren Fruchtblättern jeweils zwei Stigmen heraushängen, deren schleimig-klebriges Areal die Pollenkörner aufnimmt. Es besteht eine gewisse Ähnlichkeit mit den weiblichen Eileitern, die auf die Aufnahme der Eier warten, die von den Eierstöcken ausgestoßen werden. Die winzigen männlichen Blüten ohne Blätter bilden endständige Ähren.

ERSCHEINUNGSBILD UND WACHSTUM

Die Kasuarine wächst vorzugsweise an Flußufern und in Feuchtgebieten, paßt sich aber auch lebensfeindlichen Bedingungen und Dürreperioden an, die in Gebieten mit hohen Temperaturen und äußerst geringen Niederschlagsmengen die meiste Zeit des Jahres vorherrschen. Die Photosynthese erfolgt hauptsächlich über die Stiele, denn die Blätter sind sehr klein und sehen aus wie kleine Schuppen oder Zähne, die ringförmig um die Stiele angeordnet sind, um die Verdunstung von lebenserhaltender Feuchtigkeit so gering wie möglich zu halten. Die männlichen und weiblichen Blüten wachsen an unterschiedlichen Teilen derselben Pflanze, die Bestäubung erfolgt durch den Wind.

ÜBERLIEFERUNG UND GEBRAUCH

Früher vertraten Biologen die Meinung, daß die Kasuarinengewächse eine eigenständige, sehr primitive Pflanzenfamilie bildeten und keine Beziehungen zu den übrigen Familien blühender Pflanzen bestünden. Inzwischen neigt man mehr der Ansicht zu, daß die besonderen Eigenschaften dieser Familie das Ergebnis einer Anpassung an gegebene Wachstumsbedingungen sind.

FALLSTUDIE

Margarete begann, sich für Blütenessenzen zu interessieren, weil sie sich ständig erschöpft und abgespannt fühlte. Sie befand sich in den Wechseljahren und reagierte aggressiv und schlecht gelaunt. Schon seit geraumer Zeit übte sich ihr Mann in sexueller Enthaltsamkeit, was ihr großen Kummer bereitete. Zu Beginn der Wechseljahre war es noch zu Geschlechtsverkehr gekommen, aber er hatte beide nicht befriedigt und schließlich zur völligen Abstinenz geführt. Außerdem hatte sie Hemmungen, ihrem Mann Avancen zu machen, denn wenn er aus dem Büro nach Hause kam, war er meistens müde und abgespannt. Nachdem Margarete zwei Wochen lang Kasuarine eingenommen hatte, fühlte sie sich wesentlich besser. Sie verspürte wieder sexuelle Regungen, die schlechte Laune verflog, die Haut fühlte sich zarter an, und sie spürte ein Verlangen nach Zärtlichkeit. Sie kleidete sich wieder femininer. Margarete erkannte, daß drei unvorhergesehene Schwangerschaften der Grund waren, daß sie sich vor einer möglichen vierten gefürchtet hatte. Nachdem sie wußte, daß dies nun nicht mehr eintreten würde, waren diese Befürchtungen gegenstandslos geworden.

HINWEISE

Therapeutische Wirkung
Hilfreich bei Disharmonien im weiblichen Körper, deshalb eine sinnvolle Alternative zu anderen Hormontherapien, wenn die Anwendung unter ärztlicher Aufsicht erfolgt; beseitigt Störungen der Testosteronproduktion bei Männern; lindert Streß als Folge von Unfruchtbarkeit und sexuellen Problemen.

Zubereitungsmethode
Sonnenmethode.

Anwendung und Kombination
Bei Unfruchtbarkeit sieben Tropfen aus dem Essenzfläschchen vier Wochen lang abends und morgens. Eine Woche absetzen, dann Therapie viermal wiederholen. Falls nach sechs Monaten keine Schwangerschaft eintritt, zusätzlich Flannel Flower anwenden (siehe *S. 139 unter Bezugsquellen).*

Unterstützende Therapien
Analyse seelisch belastender Kindheitserlebnisse wie Äußerungen der Eltern, daß sie das Kind eigentlich nicht wollten.

Schlüsselbegriffe
POSITIV: Fortpflanzung, Empfängnis
NEGATIV: Hormonstörungen bei Frauen, Unfruchtbarkeit, Probleme beim Geschlechtsverkehr

Aufforderung
Empfängnisverhindernde Blockaden, die bewußt oder unbewußt wahrgenommen werden, erkennen und überwinden.

BEKRÄFTIGUNG
Mit Zuversicht neues Leben schaffen.

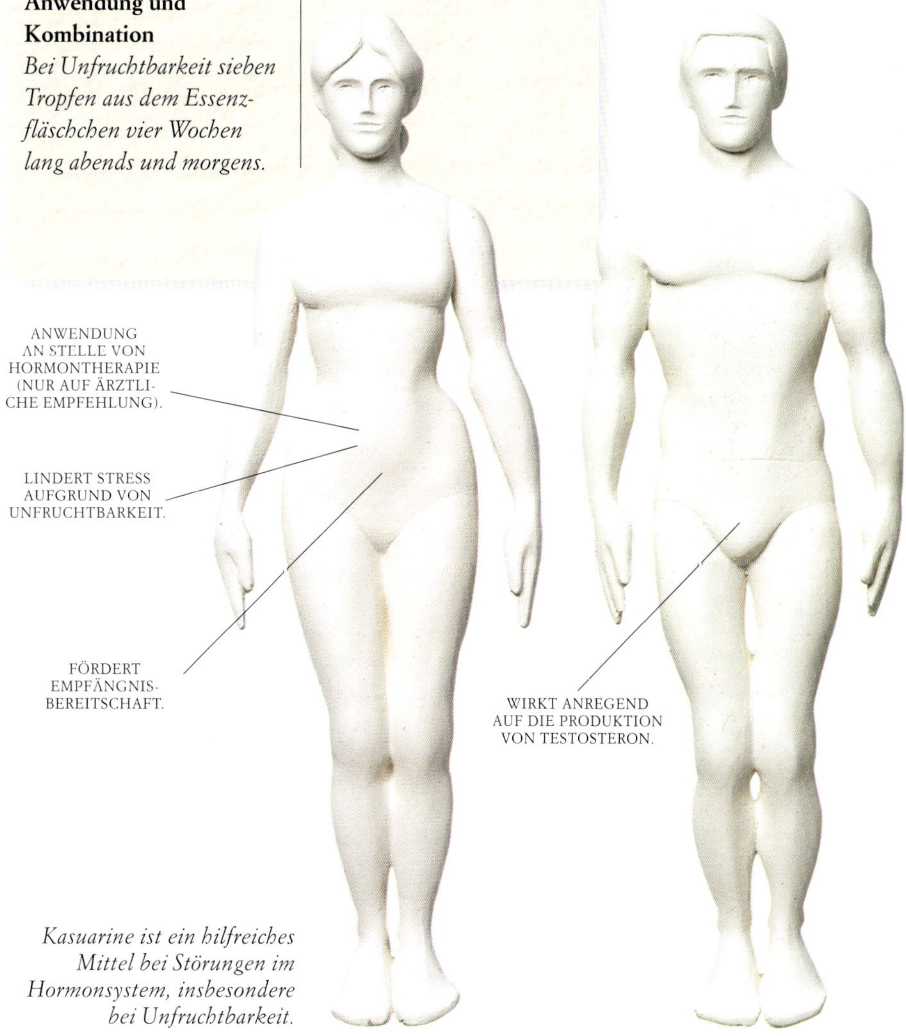

Kasuarine ist ein hilfreiches Mittel bei Störungen im Hormonsystem, insbesondere bei Unfruchtbarkeit.

Cichorium intybus

Chicory/Zichorie

Die Zichorie oder Wegwarte ist eine Gattung der Korbblütler mit neun Arten, die in Europa, Vorderasien und Nordafrika beheimatet sind. Auch in Nordamerika, Südafrika und auf Neuseeland ist die Zichorie eingebürgert. Sie wächst vereinzelt oder in Gruppen an Wegrändern, auf Schuttstellen und Mauern. Die Sorte C. intybus var. foliosum *wird im Gemüseanbau als Chicorée kultiviert. Zur selben Gattung gehört* C. endivia*, die Endivie.*

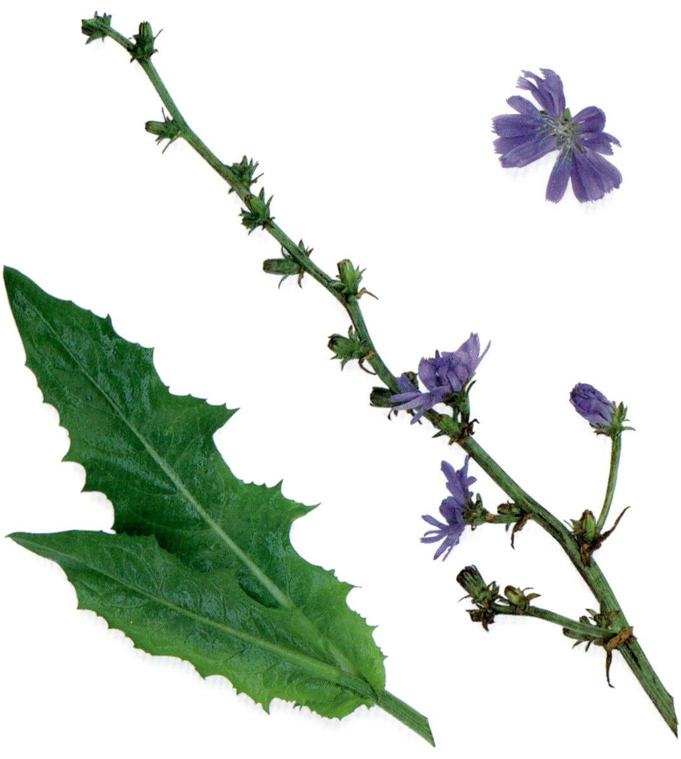

Blaue Blüten sind ein Merkmal der Zichorie, aus der die Bach-Blütenarznei Chicory *gewonnen wird.*

MERKMALE

Behutsame Zuwendung durch universale Liebe

NAME

Cichorium ist vom lateinischen _succurere_ abgeleitet, was sich auf die tief ins Erdreich eindringenden Wurzeln bezieht.

FARBE/STRUKTUR

Die Zichorie ist eine hochwüchsige, ausdauernde, krautige Pflanze mit hellblauen Blüten, die etwa 4 cm groß werden. Das Blau der Zichorie ist sehr eindrucksvoll und verweist eindeutig auf die Heilkräfte dieser Pflanze. Blau ist die Farbe des Himmels und des Meeres, der größten Räume unseres Planeten und des Universums. Dementsprechend symbolisiert auch die Zichorie Großzügigkeit gegenüber anderen. Darüber hinaus versteht man sie als Zeichen spiritueller Liebe, die alles wahrnimmt und alles vergibt. Die Bevorzugung von Blau gegenüber allen anderen Farben gilt als Ausdruck des Wunsches nach Frieden und Harmonie.

Die Blüten sitzen kurzgestielt am Stengel und sehen aus wie Sterne, die man darangesteckt hat. Die zungenförmigen Blütenblätter wirken etwas zerfleddert, aber die blaß indigofarbenen Fruchtblätter stehen aufrecht. Dank dieser Gegensätzlichkeit im Äußeren repräsentiert die Zichorie Nachgiebigkeit gepaart mit Stärke. Ein doppelter Kranz aus Kelchblättern sorgt für Schutz. Zwar welken die Blüten schon kurze Zeit nach dem Pflücken, aber sie sorgen für reichliche Vermehrung der Art. Unter günstigen Umständen blüht die Zichorie vier Monate lang.

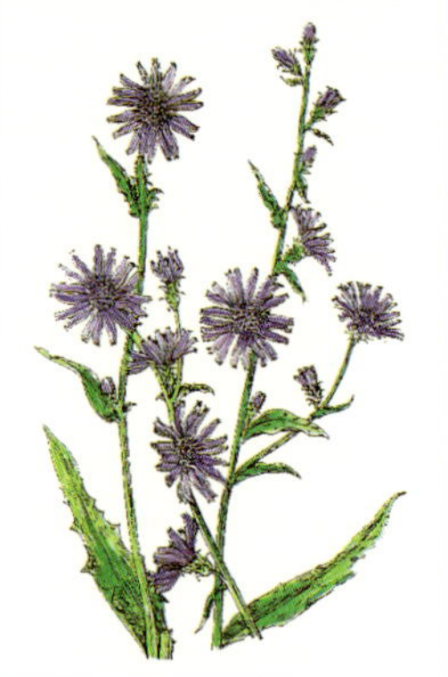

Cichorium intybus

ERSCHEINUNGSBILD UND WACHSTUM

Die langen Pfahlwurzeln sind stark verzweigt und erreichen eine noch größere Ausdehnung als der über der Erde wachsende Teil der Pflanze. Diese im Verborgenen existierende Kraft verleiht ihr Standfestigkeit und ermöglicht die reiche Blüte. Die länglichen Laubblätter wachsen rosettenförmig an den harten Stengeln und scheinen sich mit aller Macht daran festzuhalten, so wie wir uns an etwas klammern, das wir lieben.

BEKRÄFTIGUNG
Ich habe Verbindung zu meinem inneren Kind und behandle es fürsorglich. In meiner Liebe bin ich großzügig und aufrichtig.

Schlüsselbegriffe
POSITIV: *Großzügigkeit in der Liebe, Klarheit der Gefühle, Achtung gegenüber dem Freiheitsbedürfnis anderer*
NEGATIV: *Emotionale Verarmung, Bedürftigkeit, Vereinnahmung, Unsicherheit, Manipulation*

Aufforderung
Die Quelle universaler Liebe in uns erkennen; aufopferungsvolle Liebe für andere.

FALLSTUDIE

Karolin, 50, stürzte auf der Treppe und verletzte sich an der Wirbelsäule. Nachdem Sie *Chicory* eingenommen hatte, wurde ihr bewußt, daß der schwere Sturz die Folge ihres unbewußten Bemühens war, die Aufmerksamkeit ihres zwanzigjährigen Sohns zu erlangen, der Anstalten machte, seiner eigenen Wege zu gehen. Das Verhältnis zwischen Mutter und Sohn besserte sich zusehends und mündete in gegenseitiger Rücksichtnahme und Verständnis für die Bedürfnisse des anderen.

ÜBERLIEFERUNG UND GEBRAUCH

Um die Zichorie ranken sich viele Legenden. Es gibt die Geschichte von einem Mädchen, daß den Tod ihres Geliebten betrauerte und vom vielen Weinen so geschwächt war, daß es auf die Erde niedersank. Kurze Zeit später erblühte an dieser Stelle eine Zichorie. Einer anderen Überlieferung zufolge sollen Zichorienblüten die Tränen einer Frau mit wunderschönen blauen Augen sein, deren Geliebter in die Ferne zog und nie mehr zurückkam. Diese und ähnliche Erzählungen führten dazu, daß man die Zichorie für Liebestränke verwendete oder als Heilmittel gegen Trennungsschmerz einnahm.

Die Blüten der Zichorie öffnen und schließen sich zu bestimmten Tageszeiten, gegen 7 Uhr morgens und 12 Uhr mittags. In einer Legende verwandelt sich ein Edelfräulein namens Florilor in eine Zichorie, nachdem sie den Sonnengott zurückgewiesen hat. Sie verspottet ihn, indem sie ihm bis Mittag das Gesicht zuwendet, dann aber die Blüten schließt und ihn ignoriert.

In der Volksmedizin wurde die Zichorie als Mittel zur Reinigung des Blutes, als Abführmittel und Tonikum sowie als Mittel gegen Gelbsucht und Leberbeschwerden verabreicht. Wenn man Zichorienblätter zu Salaten gibt, regen die Bitterstoffe die Verdauung an.

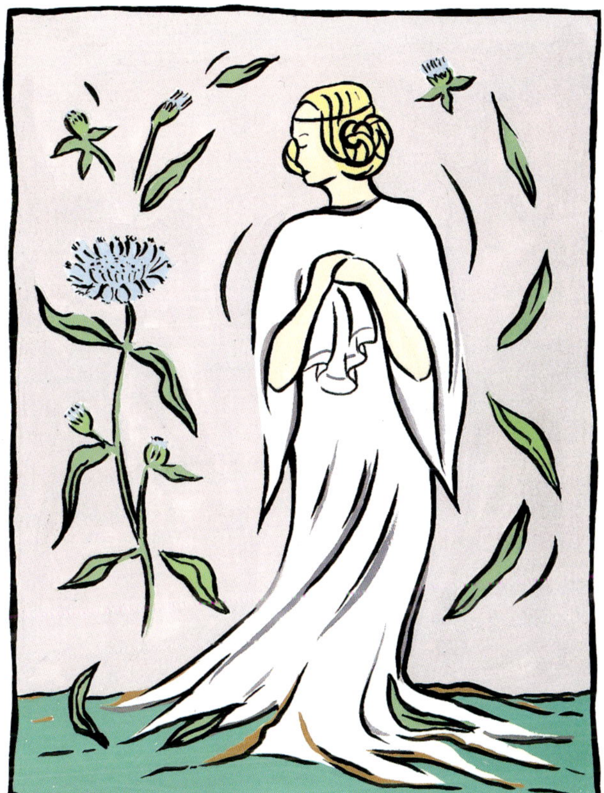

Märchen und Sagen berichten von der Zichorie als Blume der Liebe.

HINWEISE

Therapeutische Wirkung
Festigt und formiert Empfindungen; hilft bei der Überwindung von Gefühlen der Unzulänglichkeit und Bedürftigkeit, deshalb nützlich bei ungeordneten Eßgewohnheiten; ausgezeichnetes Mittel für unselbständige, übermäßig anspruchsvolle, herumkommandierende Kinder und Erwachsene.

Zubereitungsmethode
Sonnenmethode. Nur die tiefblauen Blüten wildwachsender Pflanzen sammeln. Die Farbe verblaßt sehr rasch, so daß meistens nur Zeit bleibt, zwei bis drei Blüten einzusammeln.

Anwendung und Kombination
Besonders wirksam mit Tränendem Herz.

Unterstützende Therapien
Aussöhnung mit dem Kind in uns, damit wir besser verstehen und aus uns selbst heraus begreifen.

Clematis vitalba

Clematis/Waldrebe

Die Waldrebe gehört wie Anemone, Nieswurz und Rittersporn zur Gattung der Hahnenfußgewächse. Etwa 300 Arten der Gattung Clematis *sind bekannt. Sie zählt zu den beliebtesten blühenden Kletterpflanzen. Die hauptsächlichen Verbreitungsgebiete liegen in Europa, im Himalaja, in China, Australien sowie Nord- und Mittelamerika. Zwei Gruppen werden unterschieden: die kleinblütigen Wildarten und die großblumigen Hybridformen mit purpurfarbenen, gelben, weißen und rosa Blüten. Manche Arten wie die* C. montana *werden bis zu 8 m hoch.*

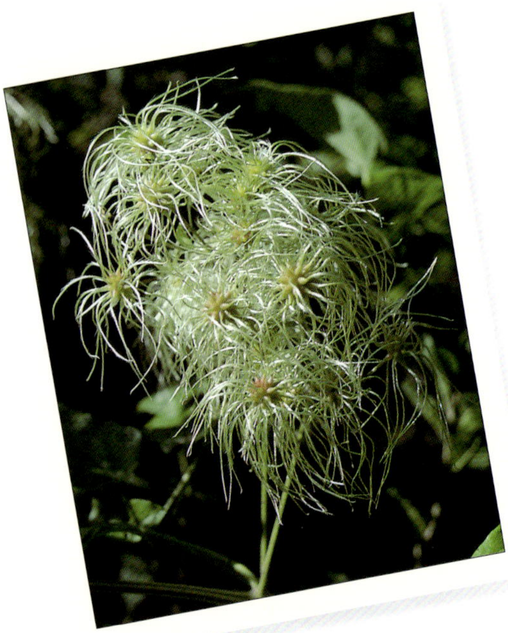

Aus den Blüten der Waldrebe wird die Bach-Blütenarznei Clematis *gewonnen.*

MERKMALE

Klammere dich mit aller Kraft an die Gegenwart, um deine Träume zu verwirklichen.

NAME

Clematis bedeutet soviel wie Ranke, _vitalba_ setzt sich aus _vita_ = Leben und _alba_ = weiß zusammen. In früheren Zeiten nannte man sie in England, wo sie an den Hecken der Wegränder wucherte, des Wandersmannes Augenfreude. Eine andere Bezeichnung, Großvaters Bart, bezieht sich auf die fiedrig behaarten, langen Fruchtgriffel, die wie Flaum durch die Luft schweben.

FARBE/STRUKTUR

Die grünlich-weißen Blüten der _C. vitalba_ wachsen in achselständigen Rispen an verholzten Stengeln. Sie haben keine Blütenblätter, sondern vier bis sechs zungenförmige Kelchblätter, die beidseits behaart sind, und cremefarbene Staubfäden. Die blaßgrünen, behaarten Fruchtgriffel bilden kleine Büschel aus dünnen Fäden.

ERSCHEINUNGSBILD UND WACHSTUM

Mit Hilfe der Blattstiele ist die Waldrebe in der Lage, mehrere Meter hoch zu ranken. Mit den hellen Büscheln der Fruchtgriffel dicht besetzt, bildet sie silbriggrau leuchtende, wolkige Gebilde. Mit dem Kopf über den Wolken scheint die Pflanze kein vorgegebenes Ziel, keine bestimmte Richtung zu kennen. Aber sie windet sich um andere Gewächse, umschließt sie mit ihren Blattstielen und Stengeln mit festem Griff und hält sich daran fest, bis tief in den Herbst hinein. Damit beweist sie ihre wahre Stärke: unbeirrt festhalten können, wo und wann immer es erforderlich ist. Mit zunehmendem Alter winden sich die Stengel umeinander und bilden starke Kabel, ein deutliches Zeichen der Kraft, das Leben meistern zu können. Interessanterweise wächst die Waldrebe auf kalkhaltigen Böden – Calcium ist für die Gehirnfunktionen sehr wichtig. Außerdem duftet sie nach Mandeln, die ein ausgezeichnetes Stärkungsmittel fürs Gehirn sind.

ÜBERLIEFERUNG UND GEBRAUCH

❁ Früher im Englischen verwendete Bezeichnungen wie *smokewood* beziehen sich auf die Verwendung der trockenen Stengel als Tabakersatz.

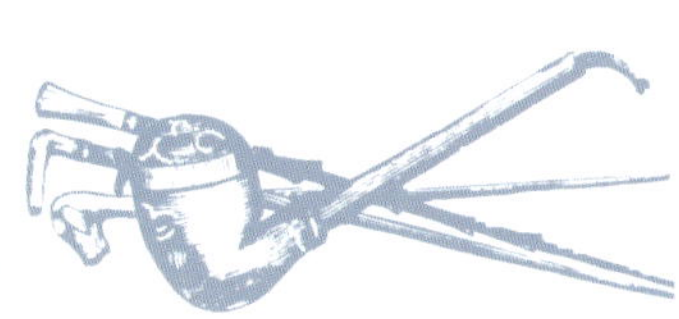

Die trockenen Stengel wurden wie Tabak in der Pfeife geraucht.

BEKRÄFTIGUNG
Indem ich jetzt sinnvolle Schritte einleite, kann ich meine Visionen verwirklichen.

Schlüsselbegriffe
POSITIV: Die Wirklichkeit wahrnehmen, Visionen richtig deuten.
NEGATIV: Tagträumer, haltlos, unpraktisch

Aufforderung
Aus Träumen und Visionen die Wirklichkeit gestalten.

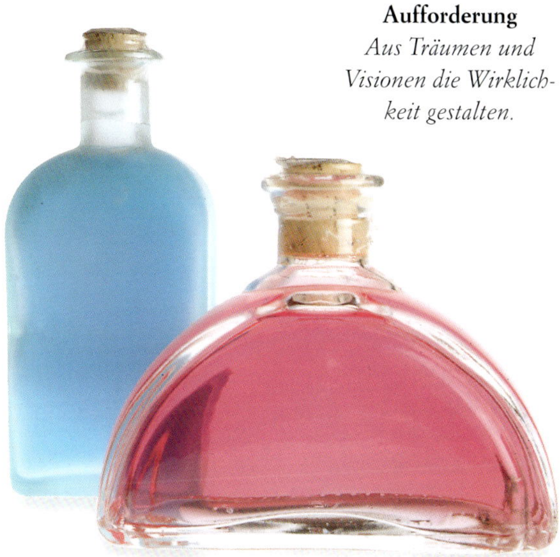

Clematis *als Badezusatz ist eine der angenehmsten Methoden, ihre Heilkräfte zu nutzen.*

HINWEISE

Therapeutische Wirkung
Ermöglicht die Umsetzung von Träumen in praktisches Handeln. Verbindet alle Aspekte einer Person, einschließlich der Gedanken, Gefühle und Empfindungen, mit der Wirklichkeit und ermöglicht dadurch bessere zwischenmenschliche Beziehungen. Hilft bei der Bewältigung von Weltfremdheit und Ausstiegsmentalität, verhindert die Gewöhnung an Aufputschmittel. Wehrt Störungen des Organismus ab, die als Folge von Realitätsverlust auftreten.

Zubereitungsmethode
Sonnenmethode

Anwendung und Kombination
Für den inneren Gebrauch aus der Vorratsflasche; äußerlich als Salbe und Badezusatz.

Unterstützende Therapien
Spazierengehen und laufen, um den Körper zu kräftigen und ins Bewußtsein zu bringen. Sich vornehmen, Unerledigtes zu Ende zu bringen. Atem- und Bewußtseinstraining.

FALLSTUDIE

Sabine erkrankte häufig an Mandelentzündung. Sie war eine Idealistin und steckte voller Ideen, wie sie ihr Leben besser gestalten könne. Hunderterlei Aufgaben hatte sie sich vorgenommen: Sie wollte abnehmen, die Wände neu streichen, die Küche umräumen. Aber aus unerklärlichen Gründen blieb es immer bei der Absicht. Sie nahm nicht ab und kam nicht voran. Nachdem sie zwei Wochen lang *Clematis* eingenommen hatte, vergaß sie alle Pläne, mit denen sie ihr Leben verändern wollte, sondern verlegte sich aufs Handeln. Sie räumte die Garage aus und stieß auf Büchsen mit Farbe, mit denen sie zu streichen begann. Anstatt ihre Halsbeschwerden mit Pharmazeutika zu behandeln, trank sie nur noch Fruchtsäfte und ernährte sich von Rohkost. Diese Diät hielt sie drei Monate durch. Sie nahm zwei Jahre lang regelmäßig *Clematis* und erkannte allmählich, daß sie sich noch viele andere Träume erfüllen konnte, zum Beispiel die Beschäftigung in ihrem Garten, die ihr Freude bereitete. Von der chronischen Mandelentzündung war sie fortan geheilt.

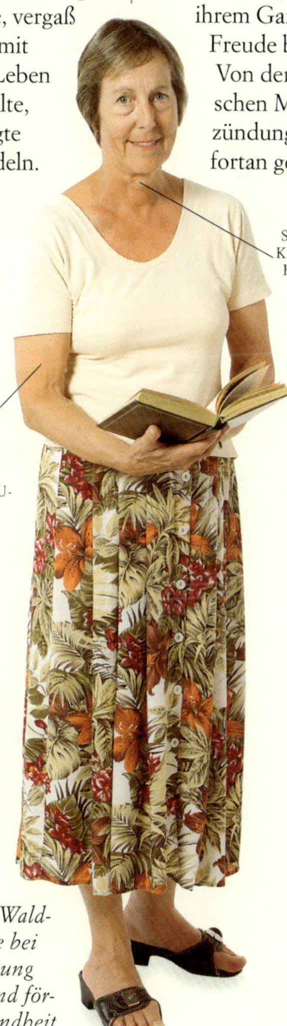

SABINE BEKAM KEINE MANDELENTZÜNDUNG MEHR.

ALLMÄHLICH BEGANN SIE ABZUNEHMEN.

Die Essenz der Waldrebe half Sabine bei der Verwirklichung ihrer Träume und förderte ihre Gesundheit.

Crowea saligna

Crowea

Crowea saligna *gehört zur Familie der Rautengewächse. Sie ist in den Tropen, Subtropen und warmgemäßigten Gebieten der Erde verbreitet. Es ist eine von drei Arten immergrüner Sträucher und Holzgewächse, die man in den lichten Wäldern von New South Wales in Australien findet. Die Gattung* Citrus *wird vor allem wegen ihrer Früchte – Zitronen, Limetten, Apfelsinen, Grapefruit – in Plantagen kultiviert. Die aus Zitrusfrüchten gewonnenen ätherischen Öle sind wichtige Bestandteile der Aromatherapie.* Ruta graveolens *ist ein homöopathisches Präparat zur Behandlung von Verstauchungen und Schädigung der Knochenhaut und hilft, emotionale Symptome wie Streitsucht und Verzweiflung zu lindern.*

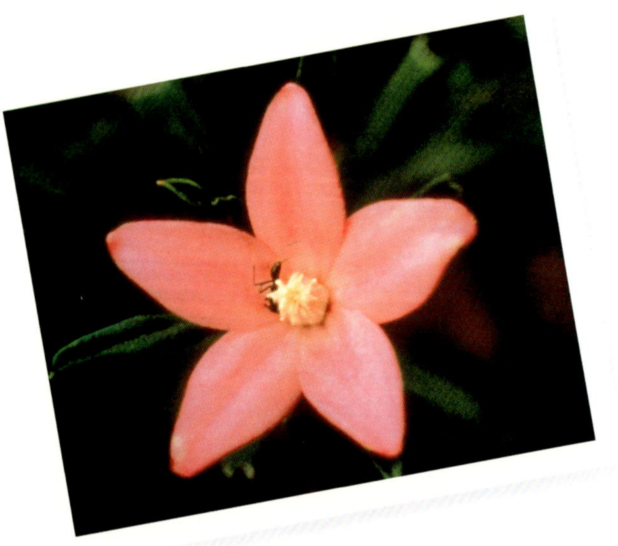

Die Crowea *hat fünf sternförmige Blüten und steht in Beziehung zu den fünf Sinnen des Menschen.*

MERKMALE

Das von Unruhe gequälte Herz findet Harmonie

NAME

Andere Bezeichnungen sind Gartenraute, Weinraute. ***Crowea*** **steht mit James Crowe in Beziehung, einem englischen Botaniker, der im 18. Jahrhundert wirkte und sich auf Weidengehölze spezialisiert hatte.** ***Salignus*** **heißt: aus Weidenholz gemacht.**

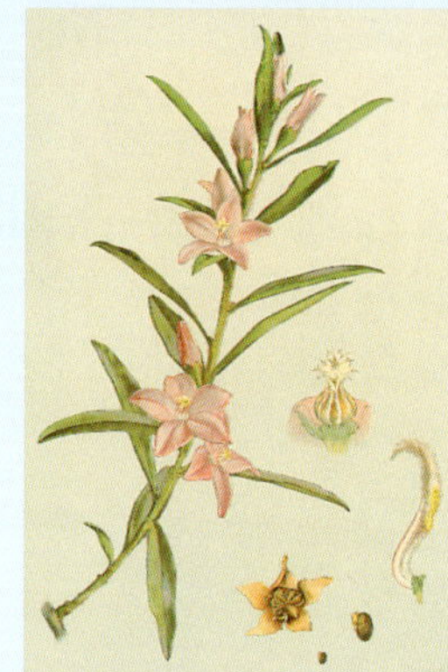

Crowea saligna

FARBE/STRUKTUR

Die hellmagentafarbenen, sternförmigen Blüten der Crowea haben fünf weit geöffnete Blütenblätter. Fünf ist die Zahl der Sinne, und Rosa ist die Farbe zur Stärkung des Herzens. Manchmal sind die Blüten auf der Unterseite grünlich angehaucht. Jede Blüte besitzt zehn Staubfäden mit haarigen Staubbeuteln, welche die vitalisierende Wirkung des Erscheinungsbildes noch verstärken. Die Zahl Zehn symbolisiert Vollständigkeit und Bodenhaftung. Die Blütenblätter sind mit einem wachsartigen Überzug versehen, der vor der Sonnenhitze und dem Verlust von Feuchtigkeit schützt. Auf ähnliche Weise hilft uns Crowea, kühlen Mut zu bewahren.

ERSCHEINUNGSBILD UND WACHSTUM

Die ***Crowea*** **gedeiht an den Küsten und im Flachland von New South Wales. Aus jeder Blattachsel am Stengel wächst eine einzelne Blüte.**

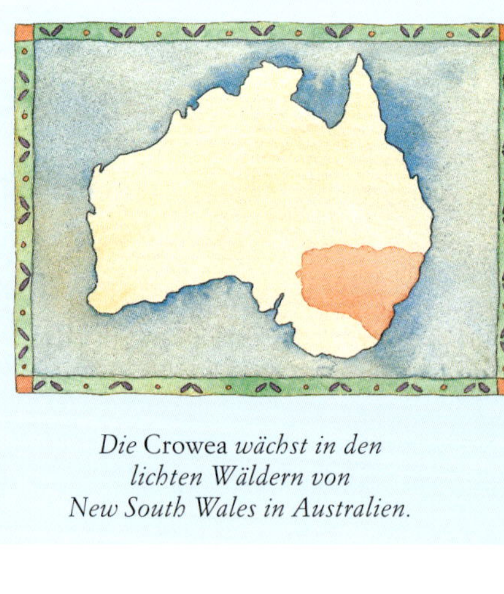

Die Crowea *wächst in den lichten Wäldern von New South Wales in Australien.*

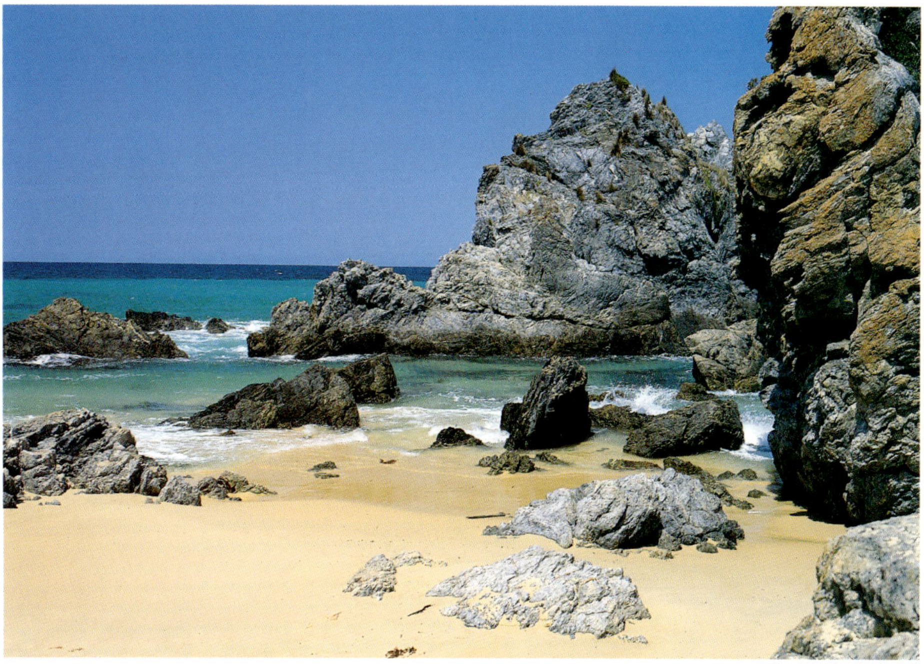

Schlüsselbegriffe
POSITIV: Friede, Ruhe
NEGATIV: Sorgen, Ängste

Aufforderung
Für körperliches Wohlbefinden sorgen, um Kraft und Energie für bevorstehende Aufgaben zu schöpfen.

BEKRÄFTIGUNG
Ich bin sanftmütig und handle in vollem Bewußtsein meiner Sinne.

Die Crowea ist an den Küsten von New South Wales verbreitet und liefert die gleichnamige australische Busch-Blütenessenz.

FALLSTUDIE

Viktoria, eine berufstätige Frau in mittleren Jahren, fand es in ihrer gehobenen Position zunehmend schwieriger, sich den Anforderungen der Geschäftswelt gewachsen zu zeigen. Ständig quälte sie die Sorge, daß sie etwas falsch machen könnte. Seit geraumer Zeit mußte sie häufig aufstoßen, was ihr sehr unangenehm war. Nachdem sie mehrere Tage hintereinander *Crowea* eingenommen hatte, gewann Viktoria frische Energie und konnte sich auf die vor ihr liegenden Aufgaben konzentrieren. Immer seltener brauchte sie zu Mitteln zu greifen, um sich auf den Beinen zu halten, und die Magenverstimmungen begannen abzuklingen.

HINWEISE

Therapeutische Wirkung
Crowea *kräftigt und harmonisiert die Funktion aller Meridiane, Organe und Muskeln; indem sie physische und psychische Entspannung bewirkt, bremst sie die Sekretion überschüssiger Magensäure und die dadurch verursachten Beschwerden im Verdauungstrakt und Nervensystem.*

Zubereitungsmethode
Sonnenmethode

Anwendung und Kombination
Sieben Tropfen aus der Vorratsflasche unter die Zunge stärken das Energiesystem des Körpers und ermöglichen seine uneingeschränkte Funktionstüchtigkeit. Innere Anwendung zweimal täglich, regelmäßig frühmorgens und vor dem Zubettgehen. Bestandteil der Notfall-, Reise-, Dynamis- und Strahlungsessenz. Zu Kombinationen und Kombinationsmöglichkeiten siehe *S. 124–125.* *Mit* Silver Princess *bei fehlender Motivation.*

Unterstützende Therapien
Sich selbst erkennen, um den Sorgen und Beschwerden auf den Grund gehen zu können. Tägliches Körpertraining in Gemeinschaft mit anderen, zum Beispiel Aerobic-Übungen.

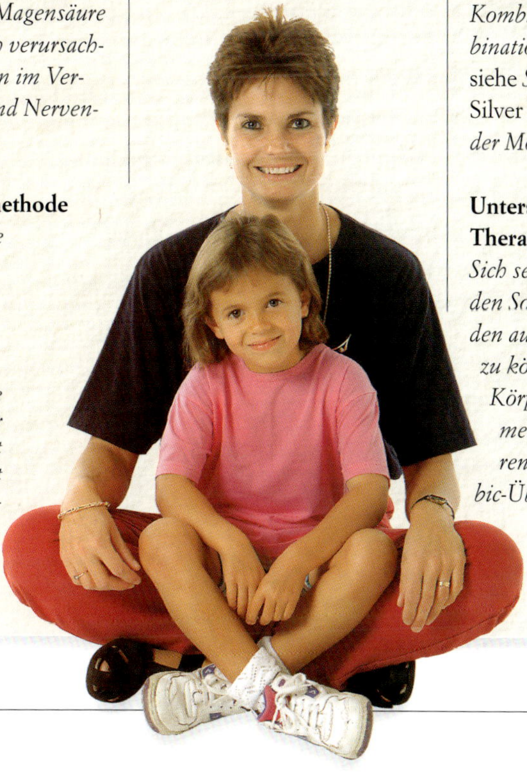

Die heilende Essenz der Crowea *weckt die Bereitschaft zu hingebungsvoller Liebe.*

Dampiera linearis

Dampiera

Die Goodeniaceae, *benannt nach dem englischen Botaniker S. Goodenough, bilden eine den Glockenblumengewächsen nahestehende Pflanzenfamilie mit über 300 Arten. Die Kräuter und Sträucher, darunter auch immergrüne, sind fast ausschließlich in Australien verbreitet. Neben* Dampiera *zählen* Brunonia, Scaevola, Goodenia *und* Leschenaultia *zu den wichtigsten Gattungen, die in unseren Breiten in Gewächshäusern als Zierpflanzen kultiviert werden.*

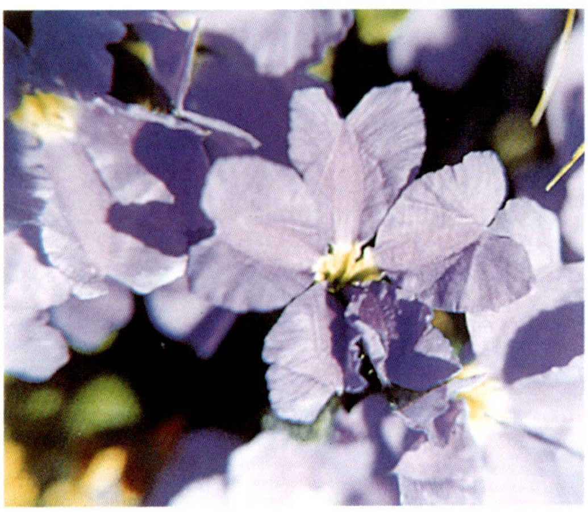

Die fünfblättrigen Blüten der Dampiera erstrahlen in kühlem Blau mit gelbem Fleck in der Mitte.

MERKMALE

Besinnung zügelt das Streben nach Perfektion.

NAME
Dampier war ein englischer Naturforscher, der 1688 an der Westküste Australiens an Land ging. *Lineáris* **bedeutet schmal; mit fast parallelen Seiten ist die Form nahezu geometrisch exakt.**

FARBE/STRUKTUR
Die blauen Blüten der Dampiera bestehen aus fünf Blütenblättern und werden nur 1,5 cm breit. Im Sommer erreichen die Scheindolden eine Länge von bis zu 5 cm. Die Zahl Fünf steht in Beziehung zu den Sinnen; Blau ist die Farbe der Kühle und Besinnung. Folglich hilft uns die Dampiera, die Besorgnis über schädliche Einflüsse auf unsere Sinne zu überwinden.

ERSCHEINUNGSBILD UND WACHSTUM
Die Fruchtkapseln der Dampiera sind nußähnlich, öffnen sich aber selbst im Reifezustand nicht, was als Hinweis auf die Zurückhaltung zu deuten ist, sich dem Leben zu erschließen. Aber im Frühjahr sprießt die reich blühende Pflanze mit frischer Lebenskraft aus kleinen Erdspalten. Die Vermehrung erfolgt über Seitentriebe und Samen. Auch außerhalb ihrer natürlichen Umgebung ist die Pflanze gegen Schädlinge und Krankheiten gefeit.

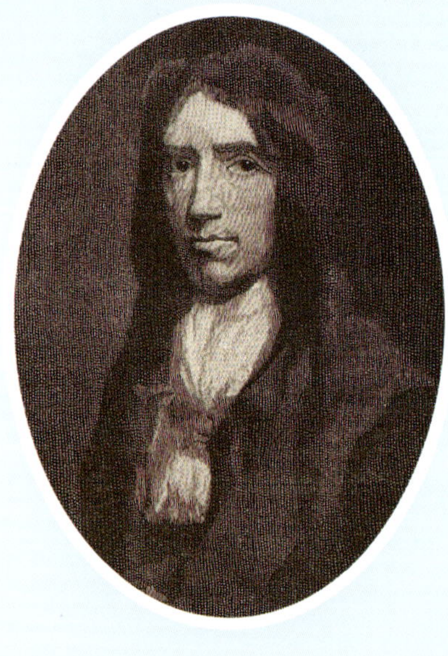

Die Gattung Dampiera *ist nach dem englischen Naturforscher William Dampier benannt, der im 17. Jahrhundert lebte.*

BEKRÄFTIGUNG
Ich mäßige mein Streben nach Perfektion und erfreue mich meines gegenwärtigen Lebens.

Schlüsselbegriffe
Positiv: Perspektive, ausgewogen, entspannt
Negativ: Überspannt, nervös, unverbindlich

Aufforderung
Sich dem Fluß des physischen und psychischen Seins nicht widersetzen.

FALLSTUDIE

Christa konnte nur mit ihrem Mann schlafen, wenn die Atmosphäre stimmte und nichts sie ablenkte.
Sie brauchte Musik, die richtige Beleuchtung, und ihr Mann mußte die richtigen Worte finden. Sie steigerte sich so sehr in diesen Zustand hinein, daß ihr Mann schließlich gar nicht mehr wußte, wie er es ihr rechtmachen sollte. Nachdem Christa zwei Monate lang *Dampiera* eingenommen hatte, begann ihr die Liebe unter normalen Verhältnissen wieder Spaß zu machen. So hatte auch ihr Mann keine Hemmungen mehr, mit seiner Frau ins Bett zu gehen.

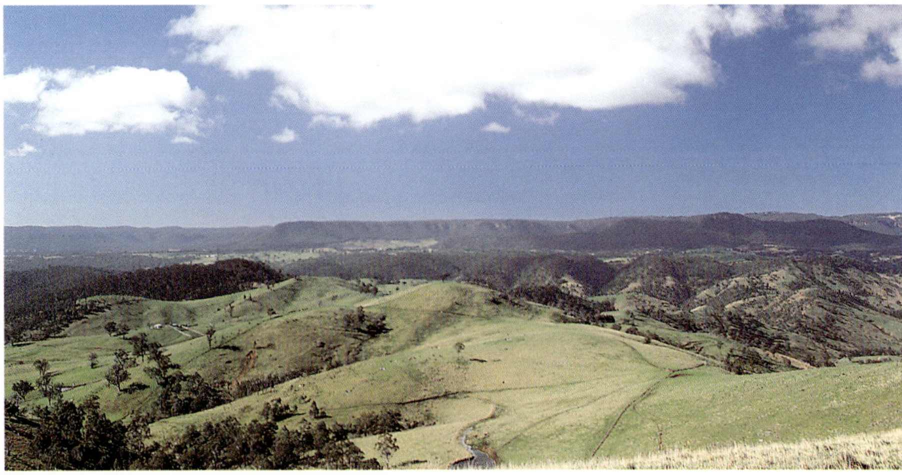

Die Heimat der Pflanzenfamilie der Goodeniaceae *mit Kräutern und Sträuchern ist das von lichten Wäldern spärlich bewachsene australische Hochland.*

HINWEISE

Therapeutische Wirkung
Loslassen auf allen Ebenen; hilfreich bei der Überwindung von Sorgen wegen Kleinigkeiten und bei der Anpassung an veränderte Lebensumstände; ermöglicht die Abkehr von überholten Vorstellungen, die neuen Sichtweisen im Wege stehen; ausgezeichnetes Mittel für verspannte und überanstrengte Muskeln sowie Erschöpfungszustände.

Zubereitungsmethode
Sonnenmethode

Anwendung und Kombination
Aus der Vorratsflasche mit Wattestäbchen auf die verspannten Muskeln streichen; in Kombination mit Dandelion-*Essenz.*

Unterstützende Therapien
Jegliche Art von Tanzen. Immer daran denken, wie kurz das Leben ist.

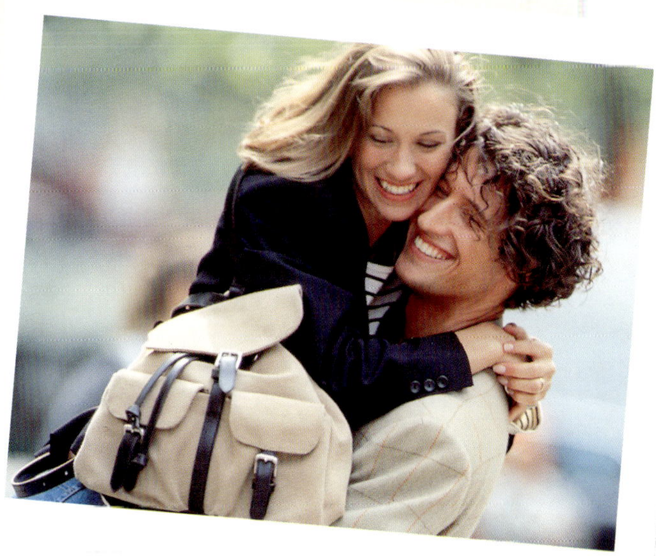

Dampiera-*Blütenessenz hilft uns entspannen und begünstigt das gegenseitige Verstehen.*

Dicentra formosa

Flammendes Herz

Das Flammende oder Tränende Herz mit über 20 Arten einjähriger und mehrjähriger Sorten gehört zur Familie der Erdstrauchgewächse oder Fumariaceae. *Die ursprünglich asiatische Gartenpflanze wird wegen ihrer anmutigen Blüten auch in unseren Breiten als früh blühende, winterharte Blütenstaude kultiviert. Am verbreitetsten sind die Arten* D. formosa *und die hochwüchsige* D. spectabilis. *Die Charakteristika dieser beliebten Pflanze sind unverwechselbar. Im Frühjahr überragen die dünnen Blütenstiele mit ihrer üppigen Pracht aus herzförmigen, zartrosa getönten Blüten das eingeschnittene, grüne Laub, zu dem sie sich in elegantem Schwung hinabbeugen.*

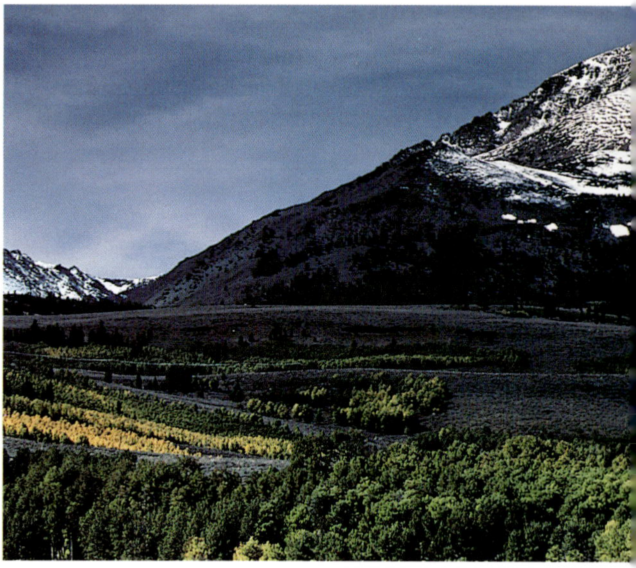

Die Blüten des Flammenden oder Tränenden Herzens sehen wie ein durchgeschnittenes Herz aus.

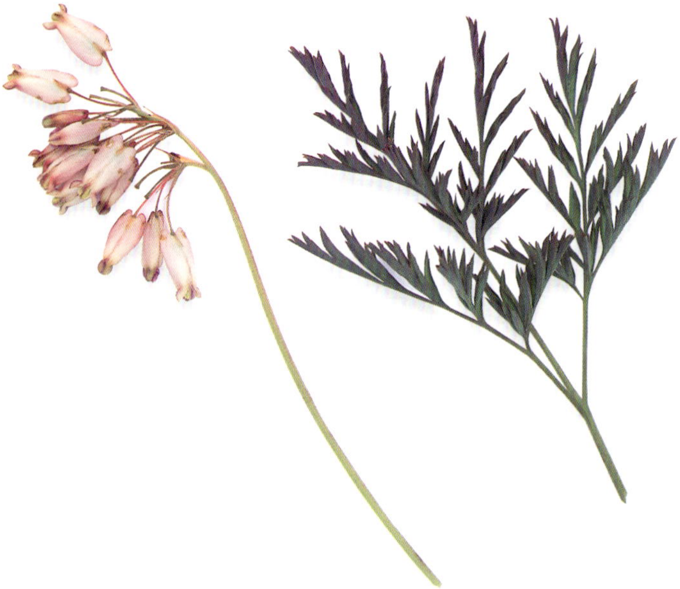

MERKMALE

Das Herz öffnet seine Wunden.

NAME
Auch als Herzblume bezeichnet. *Dicentra* bedeutet zwei um eine gemeinsame Mitte gruppierte Teile, *formosa* bezieht sich auf die Schönheit und zarte Gestalt der Blüten.

FARBE/STRUKTUR
Die abgeflachte Herzform zeigt sich deutlich, nachdem sich die vier Blütenblätter als zwei ungleiche Paare geöffnet haben. Würde man die aufwärts gebogenen Spitzen des unteren Blätterpaares nach oben umschlagen, entstünde eine symmetrische Herzform. In ihrer natürlichen Entfaltung sehen die Blüten aus, als habe ein Chirurg sie mit dem Skalpell von der Herzspitze nach oben aufgeschnitten und die Hälften zu den Seiten hin aufgeschlagen, um das Blut oder die Tränen herausquellen zu lassen.

ERSCHEINUNGSBILD UND WACHSTUM
Die dünnen, langen Blütenstiele und das farnähnliche, graugrüne Laub wirken zart und zerbrechlich – wie ein in Liebe entbranntes Herz.

ÜBERLIEFERUNG UND GEBRAUCH

Im alten China diente das Flammende Herz seit alters her als Liebesorakel, indem man die Blüte zerdrückte. Wenn roter Saft herausdrang, wurden die Gefühle erwidert. Weißer Saft bedeutete unerwiderte Liebe.

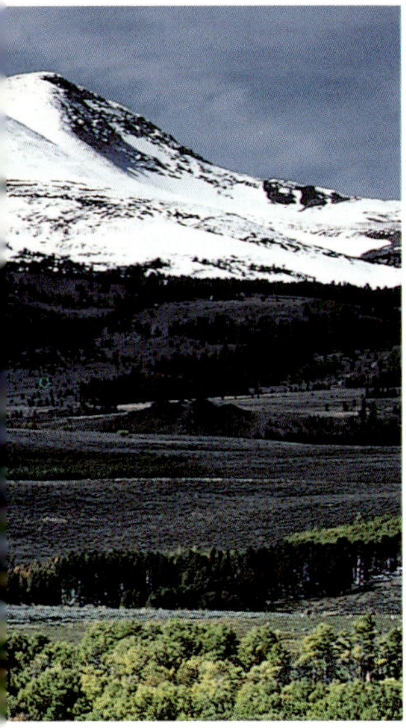

Das Flammende Herz wächst in der Wildnis der Sierra Nevada Nordamerikas und blüht von Mai bis Juli.

BEKRÄFTIGUNG
Ich lerne mich selbst und andere lieben, aus freiem Entschluß und ohne Zwang.

Schlüsselbegriffe
POSITIV: Freiheit der Gefühle, bedingungslose Liebe, Unabhängigkeit
NEGATIV: Besitzgier, emotionale Abhängigkeit, Gebundensein

Aufforderung
Das Gift unerfüllter emotionaler Ansprüche abstoßen und mit Hingabe lieben.

FALLSTUDIE

Paula, 49, wollte sich scheiden lassen, weil ihr Mann ihre Gefühle nicht erwiderte. Sie beklagte sich darüber, daß ihr Mann sie nicht verstehe, sich ausschließlich seinem Beruf widme und zu keinerlei Zärtlichkeit fähig sei. Ihrer Meinung nach solle er ärztlichen Beistand suchen, um seine Gefühlskälte zu überwinden. Ihr Mann hingegen hatte am Zustand der Ehe nichts auszusetzen und hielt die von seiner Frau gewünschte Scheidung für einen Fehler. Beide kamen überein, einen Eheberater aufzusuchen. Der Therapeut empfahl ihr die Einnahme der Essenz *Flammendes Herz*, und im Laufe der Behandlung stellte sie fest, daß ihr Mann sie keineswegs vernachlässigte, sondern sein Verhalten lediglich die natürliche Reaktion auf ihre emotionale Abhängigkeit war. Sie stand noch stark unter dem Eindruck der abweisenden Haltung ihrer Eltern, die ihre Kindheit geprägt hatte, und erwartete von ihrem Mann, daß er sie dafür entschädigen müsse. Sie hatte damit gerechnet, daß man ihr zur Trennung raten würde, um ihr seelisches Gleichgewicht wiederzufinden. Aber im Verlauf der Therapie wandte sie sich wieder ihrem Mann zu und verwarf die Scheidungsabsichten.

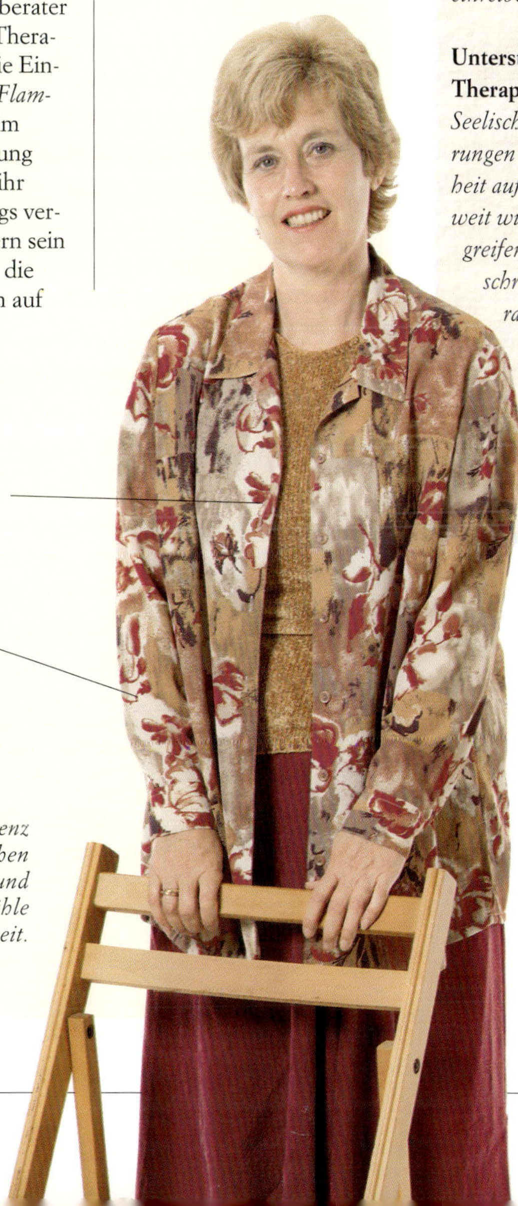
GEISTIG UND SEELISCH ABSTAND GEWINNEN.
OHNE FREMDE HILFE AUF EIGENEN FÜSSEN STEHEN.

Die Blütenessenz bringt seelischen Abstand und verdrängt Gefühle der Abhängigkeit.

HINWEISE

Therapeutische Wirkung
Wirkt besänftigend auf übertriebene Erwartungen und Abhängigkeit; klärt und festigt Liebesbeziehungen.

Zubereitungsmethode
Sonnenmethode

Anwendung und Kombination
Gute Wirkung in Kombination mit Walnut *(Walnuß) und* Chicory *(Zichorie); mit Löwenzahn als Lotion über dem Herzen einreiben.*

Unterstützende Therapien
Seelisch belastende Erfahrungen aus der Vergangenheit aufzeichnen, dabei so weit wie möglich zurückgreifen, und die Niederschrift von einem Therapeuten analysieren lassen. Tagebuch führen, um den Lebensablauf objektiv beurteilen zu können.

Epilobium angustifolium

Fireweed/Feuerkraut

Eine von 18 Gattungen der Familie der Nachtkerzengewächse oder Onagraceae, *zu der als wichtige Gattungen unter anderem die Fuchsie und die prächtige Nachtkerze gehören. Weit verbreitet und überaus artenreich sind die Nachtkerzengewächse in Nordamerika. Die bei uns am häufigsten vorkommende Art,* E. angustifolium *stammt aus der Zeit, bevor die Landverbindung zwischen Sibirien und Alaska vom Ozean überflutet wurde. In Rußland werden die Blätter als Ersatz für chinesischen Tee benutzt.*

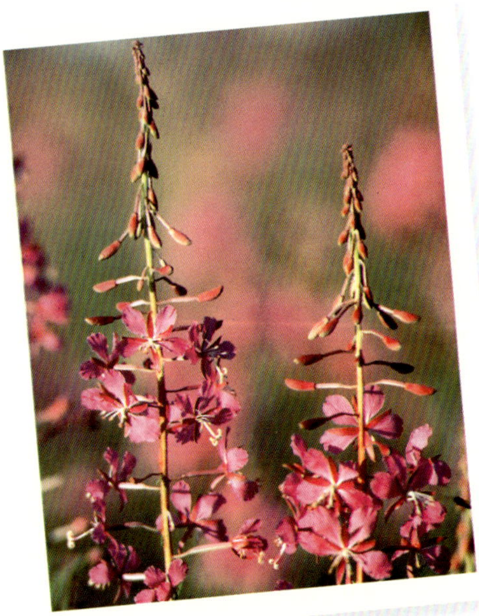

Die Vermehrung des ausdauernden Feuerkrauts erfolgt durch Selbstaussaat und Wurzeltriebe. Es ist eine der wenigen Wildblumenarten, die sich durch die Urbanisierung des Landes nicht haben vertreiben lassen.

MERKMALE

Mutige Erneuerung des Lebens nach totaler Verwüstung

NAME

Andere Bezeichnungen sind Weidenröschen, St. Antoniuskraut und Chamaenerium. *Epilobium* ist aus dem Präfix *epi* = oberhalb und *lobos* = Hülse zusammengesetzt und wird auch als kleine Schote bezeichnet. *Angustifolium* heißt schmalblättrig.

FARBE/STRUKTUR

Die purpurroten oder weißen, kurzgestielten, etwa 2 cm breiten Blüten stehen einzeln in aufrechten Trauben und wirken wie die Turmspitzen einer gotischen Kathedrale. Jede Blüte besteht aus vier Blütenblättern. Purpurrot ist die Farbe der heilkräftigsten Energie, die vom Scheitel-Chakra ausgeht. Vier ist die Zahl der Energie, die uns an die materielle Welt bindet. Feuerkraut verhilft der wirksamsten Heilkraft zur Entfaltung im physischen Sein. Zuerst öffnen sich die an den Blütenstielen ganz unten sitzenden Blüten und nach und nach auch die darüberliegenden, bis der ganze Stengel wie in hellem Feuer zu brennen scheint – ein Abbild zielgerichteter Energie, die uns befähigen soll, das Zerstörerische in der Welt zu erkennen, uns ihm zu stellen und es schließlich zu überwinden. Nach der Blüte bilden sich längliche Hülsen, die zur Reifezeit aufplatzen und daunenweiche Samenwolle ausstoßen.

ERSCHEINUNGSBILD UND WACHSTUM

Feuerkraut wächst gern auf wüsten und verwüsteten Flächen. Nach Waldbränden und Rodungen beginnen die im Boden schlafenden Samen unter der Einwirkung des ungehindert einfallenden Sonnenlichts zu keimen. Als die verheerenden Bombardierungen im Zweiten Weltkrieg Städte in Schutt und Asche legten, breitete sich das Kraut auf den Ruinengrundstücken aus und brachte einen Hauch von Farbe in das lähmende Grau des Kriegs- und Nachkriegsalltags.

ÜBERLIEFERUNG UND GEBRAUCH

Der im 16. Jahrhundert wirkende, bedeutende englische Wundarzt und Kräuterkundler John Gerard bezeichnete das Feuerkraut als »tapfere Blume von großer Schönheit«.

Früher hat man aus einer Mischung von Baumwolle und der Samenwolle des Feuerkrauts Strümpfe gewirkt. Auf diese Weise bietet Feuerkraut dem Menschen stofflichen wie auch schwingungsenergetischen Schutz.

HINWEISE

Therapeutische Wirkung
Erlöst den Körper von überholten Vorstellungen und wirkt anregend auf die Erneuerung der Energien auf allen Daseinsebenen; entzieht unserer Umgebung heilende Energien und führt sie dem Körper zu.

Zubereitungsmethode
Sonnenmethode

Anwendung und Kombination
Anwendung in Notfällen zur Linderung von Schmerzen, Traumata und Beschwerden des Körpers und Geistes; kränkelnde Pflanzen mit Wasser und einigen Tropfen Essenz pro Liter gießen oder besprühen.

Unterstützende Therapien
Kontakt mit der Natur halten und sich ihrer gewaltigen regenerativen Kräfte bewußt werden.

Einige Tropfen Essenz im Gießwasser halten Pflanzen gesund.

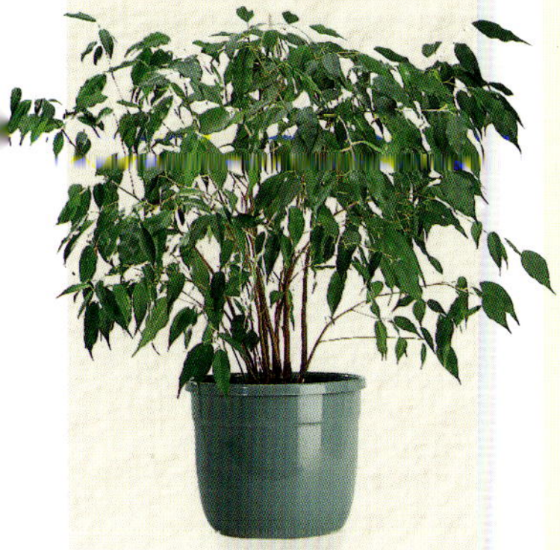

Schlüsselbegriffe
POSITIV: Überleben, Tapferkeit, Transformation, Heilung
NEGATIV: Zerstörung

Aufforderung
Alte Wunden erkennen und im Glauben an die Kräfte der Natur ausheilen lassen.

BEKRÄFTIGUNG
Wie Phönix aus der Asche auferstehen.

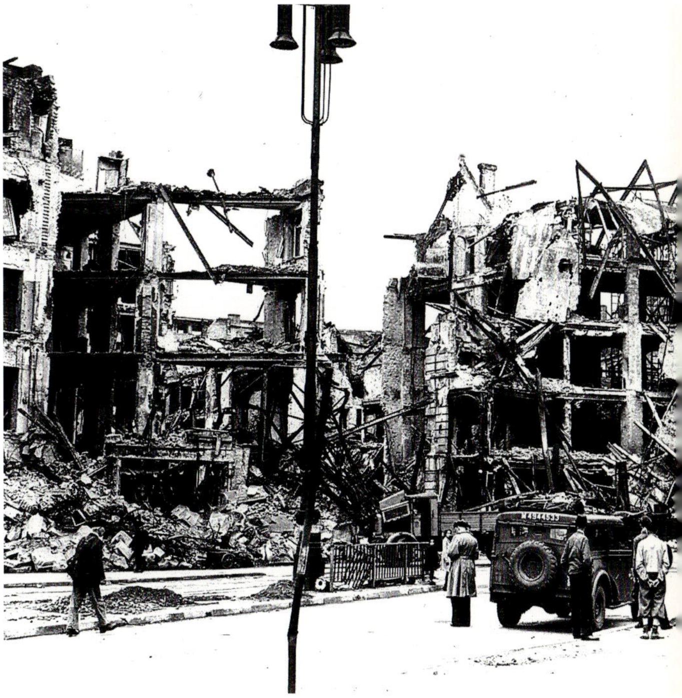

Nach den Verwüstungen durch Bombenangriffe verbreitete das auf Trümmern und Ruinen blühende Feuerkraut neuen Lebensmut.

FALLSTUDIE

Lydia, 60, wandte sich der Blütentherapie zu, weil sie unter einem chronischen Schwächesyndrom litt.
Ihr Mann hatte durch die wirtschaftliche Rezession große finanzielle Verluste hinnehmen müssen, mit der Folge, daß sie gezwungen waren, mehrmals umzuziehen. Nach jedem Wohnungswechsel fühlte sich Lydia wie am Boden zerstört und zu keiner Anstrengung mehr fähig. Sie glaubte, lieber sterben zu wollen als in einer sich ständig verschlechternden Lage den Lebensunterhalt für sich und ihren Mann verdienen zu müssen. Sie erhielt *Feuerkraut*. Nachdem sie nur eine Woche lang die Essenz eingenommen hatte, konnte sie ruhiger schlafen und Kräfte sammeln. Ihre Stimmung besserte sich, und sie hatte wieder Hoffnung, gesund zu werden. Die anderen Therapien, denen sie sich unterzogen hatte, schienen nun auch besser anzuschlagen. Die Beschäftigung mit den Grundsätzen der Blütentherapie machten ihr Freude, und sie stellte fest, daß sie eine natürliche Begabung besaß, die Wirkung der Essenzen richtig einzuschätzen. Die Verantwortung für die Familie gab ihr nun Auftrieb. Sie schloß neue Freundschaften und fand die Kraft, ihrem Leben einen Sinn zu geben.

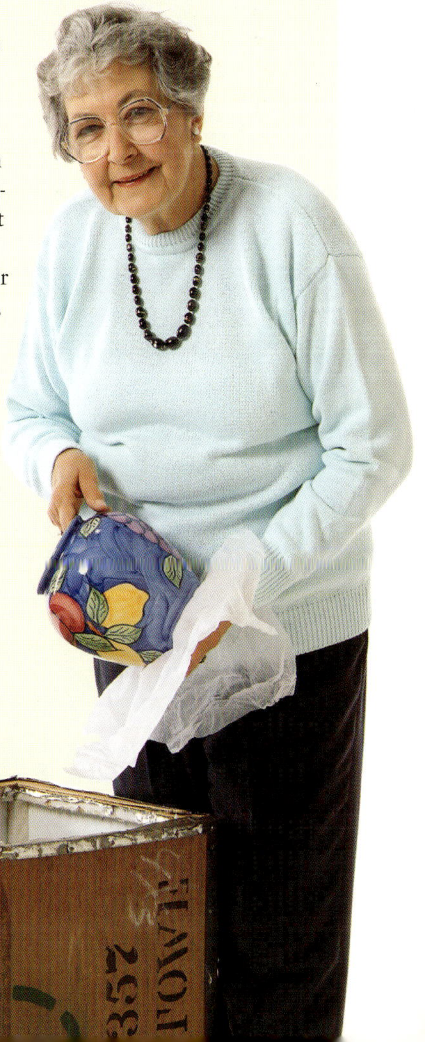

Feuerkraut-*Blütenessenz brachte Lydia neue Kraft und Lebensmut.*

Eucalyptus caesis

Silver Princess/
Eukalyptus

Eukalyptus mit neun Untergattungen und über 500 Arten ist eine Gattung der Myrtengewächse. In Australien bestehen Dreiviertel aller Waldbestände aus Eukalyptusbäumen, deren immergrünes Laub eines der schönsten Merkmale dieses Kontinents ist. Eukalyptusarten gedeihen auch auf den Philippinen, auf Malaysia und Papua Neuguinea, in Indonesien und Melanesien. Sie werden wegen des Holzes, der Gewürze, ätherischen Öle und eßbaren Früchte sowie wegen der Schönheit des Laubs und Wuchses verbreitet kultiviert. Obwohl es sich um eine subtropische Pflanze handelt, ist Eukalyptus auch in den gemäßigten Zonen Europas und in Nordafrika heimisch geworden. In Kalifornien wird die Pflanze seit den 1880er Jahren als Heilmittel gegen Malaria genutzt. Die Eukalyptusblüte besteht aus weißen, zartgelben oder roten Staubfäden.

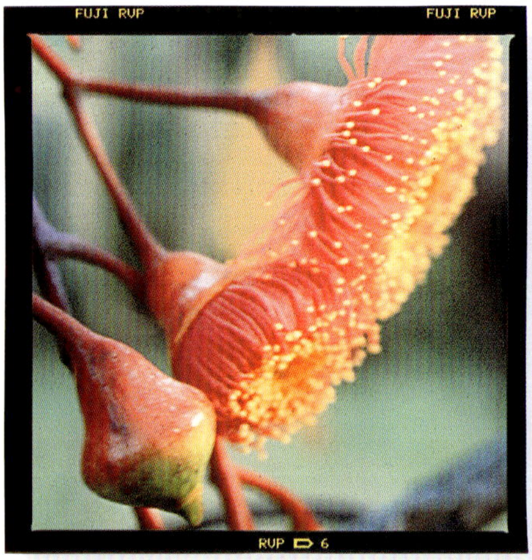

Das tiefe Rot der Blüten entspricht der Farbe der Energie und des Handelns.

MERKMALE

Positive Energien erneuern und Hindernisse beseitigen.

NAME
Die im Englischen übliche Bezeichnung Eisenrinde geht darauf zurück, daß die Pflanze die Fähigkeit hat, nach Waldbränden aus den in der Rinde liegenden schlafenden Knospen wieder auszutreiben. Die griechischen Wörter *eu* = gut und *kalyptos* = verborgen beschreiben die von einem festen Deckel bedeckten Blütenknospen. *Caesius* bedeutet Bläulich und Gräulichgrün – die Farbe der Rinde.

FARBE/STRUKTUR
Die kleinen, festen, glockenförmigen Blütenknospen sind aus zusammengewachsenen Kelchblättern aufgebaut, die eine widerstandsfähige Kapsel zum Schutz der Blüte bilden. Die Blüten selbst besitzen keine Blütenblätter, sondern bestehen nur aus Staubfäden. Das bedeutet, daß hier Energie in konzentrierter Form vorhanden ist. Die Kraft der Staubfäden reicht aus, um den Deckel von der Kapsel zu sprengen, worauf sie in langen Fäden weit über den Rand des Kelchs hinaushängen. Die Blüten sind etwa 4 cm breit und von tiefem Rosarot mit einem Rand aus festen Staubfäden um das große, blaßgelbe Fruchtblatt. Sobald der konische Deckel abgefallen ist, staunt man über die Farbenpracht, die in der Kapsel eingeschlossen war – ein Energiepotential im Verborgenen, das auf den richtigen Augenblick wartet, um sich zu entfalten.

ERSCHEINUNGSBILD UND WACHSTUM
Die Zweige der Eukalyptuspflanzen reichen fast bis auf den Erdboden hinab. *E. caesis* ist eine seltene Art und wächst nur auf den uralten Granitvorsprüngen am Rand des Weizengürtels im Südwesten Westaustraliens. Die Pflanze hat sich den mageren Böden und extremen Hitzegraden angepaßt. Die Zweige sind weiß und mit einem Pulver bestäubt, das die Hitzestrahlen der Sonne reflektiert und bei Nacht die Feuchtigkeit des Taus an die Blattoberfläche bindet.

ÜBERLIEFERUNG UND GEBRAUCH

Aus den Blättern des *Eukalyptus globulus*, des Tasmanischen Blaugummibaums oder Fieberbaums, wird frisch duftendes Eukalyptusöl gewonnen und in der Aromatherapie als entzündungshemmendes Mittel, bei Muskelschmerzen sowie bei Erkältungen angewendet.

BEKRÄFTIGUNG
Ich befreie mich von der Vergangenheit und unternehme Schritte, die mich meinem Lebensziel näher bringen.

Schlüsselbegriffe
POSITIV: Motiviert, begeistert, entschlossen
NEGATIV: Ziellos, niedergeschlagen, aufbegehrend, frustriert

Aufforderung
Von der Vergangenheit Abschied nehmen und Ziele ansteuern, die Freude bereiten.

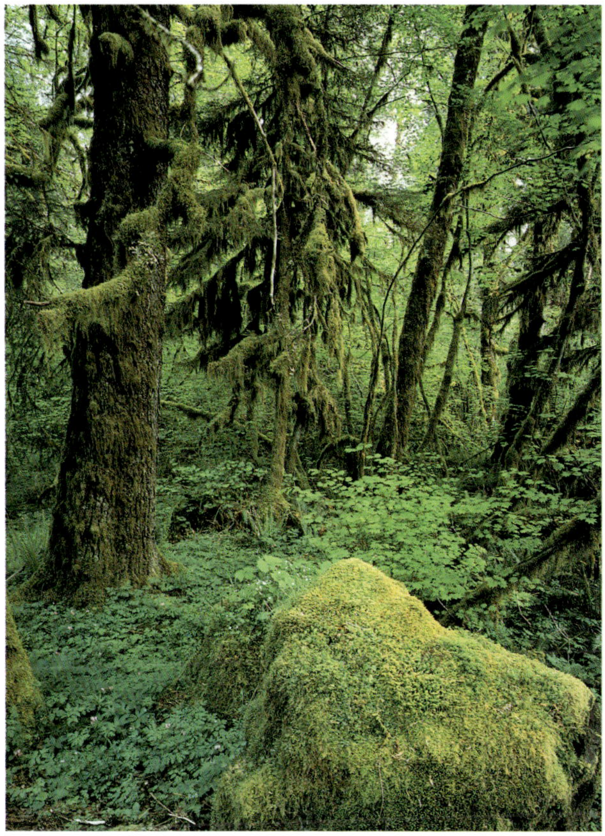

Aus der Eukalyptus-Familie stammen über 75 Prozent aller in Australien wachsenden Bäume.

HINWEISE

Therapeutische Wirkung
Belebt die Motivation, das Leben zu akzeptieren, wie es sich darbietet; hilft beim Übergang zur nächsten Entwicklungsstufe, wenn der Antrieb zu schwach ist.

Zubereitungsmethode
Sonnenmethode

Anwendung und Kombination
Aus der Vorratsflasche zweimal täglich morgens und abends. Erst nach zwei Wochen regelmäßiger Anwendung stellt sich die Wirkung ein. Mit dem Wattestäbchen auf den Shenmen-Punkt des Ohres auftragen. Sehr hilfreich bei negativer Lebenseinstellung wegen Abhängigkeit.

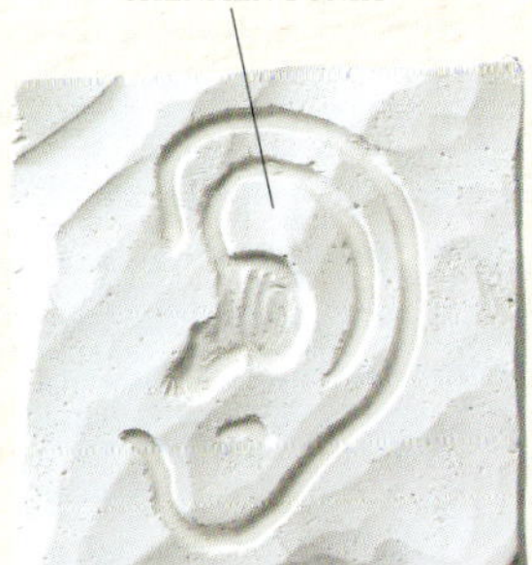

Die Essenz wird auf den Shenmen-Punkt des Ohres aufgestrichen.

Unterstützende Therapien
Beantworten Sie die folgenden Fragen: Was erwarte ich vom Leben? Wie stelle ich mir die Zukunft vor? Was würde ich denken, fühlen, empfinden, riechen und sehen, wenn ich tun dürfte, was ich wollte? Wie lassen sich Widerstände überwinden? Welche Aufwendungen würden dafür erforderlich sein? Falls sie zu groß sind, fangen Sie von vorn an und definieren Sie ihre Ziele neu, bis Sie die zukünftige Entwicklung besser einschätzen können.

FALLSTUDIE

Wolfram, 30, arbeitete als Programmierer, war sehr aufgeschlossen und interessierte sich für Kunst und Wissenschaften. In seinem Beruf war er sehr erfolgreich, aber seit einigen Monaten fühlte er sich deprimiert und stritt häufig mit seinen Arbeitskollegen. Danach fühlte er sich frustriert und ausgelaugt. Er wußte einfach nicht mehr, wie er sich verhalten sollte.
Nachdem er eine Woche lang *Silver Princess* eingenommen hatte, wurde ihm klar, daß er keine Perspektive hatte. Nach weiteren zwei Wochen kam ihm die Erkenntnis, daß der von ihm eingeschlagene Weg zwar vielversprechende Aussichten eröffnete, ihm aber nicht die erhoffte Erfüllung gebracht hatte.
Indem er sich an Erfolge in der Vergangenheit klammerte, hatte er die zukünftige Entwicklung aus den Augen verloren. Er brauchte eine neue Zielsetzung. Zunächst konnte er sich nicht entscheiden, wie diese aussehen könnte. Nachdem er nochmals zwei Wochen lang *Silver Princess* genommen hatte, faßte er den Entschluß, sich als Computergrafiker ausbilden zu lassen. Dies käme seiner schöpferischen Veranlagung entgegen, und seine bisherigen Erfahrungen als Programmierer würden ihm den Einstieg erleichtern. Er fühlte sich wie neu geboren und fand seinen Lebensmut wieder.

Fraxinus excelsior

Esche

Die Esche ist eine Gattung der Ölbaumgewächse oder Oleaceae. *Von den etwa 65 Arten dieser in den gemäßigten Gebieten beheimateten Gattung ist die in ganz Mitteleuropa heimische* F. excelsior *die verbreitetste. Die laubwerfenden Bäume werden bis 25 m hoch. Weil der Laubaustrieb spät einsetzt und Eschen bis 300 Jahre alt werden können, sind sie ein Symbol der Reife und wachsenden Stärke.*

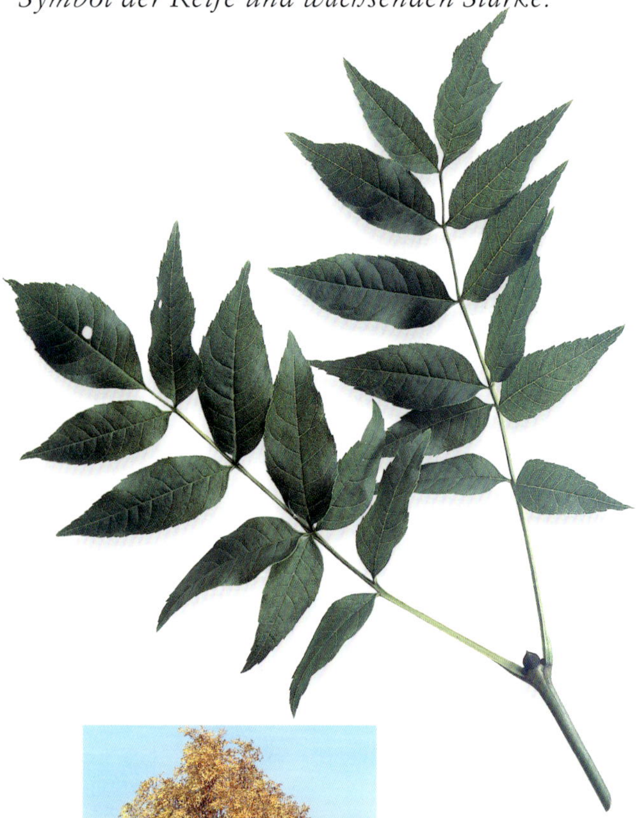

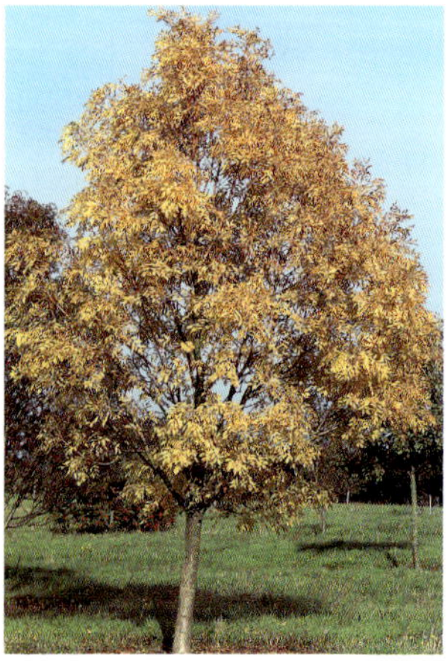

Eschen sind das Symbol der Reife und Kraft. Manche Bäume werden bis 300 Jahre alt.

MERKMALE

Perspektive ist der Schlüssel zu einer klugen Wahl.

NAME

Der Name Esche oder Ash im englischen ist von dem germanischen Wort *easc* = Baum abgeleitet. *Excelsior* bezieht sich auf die außergewöhnliche Höhe und mächtige Laubkrone.

FARBE/STRUKTUR

Die Esche ist ein laubwerfender Baum mit unscheinbaren Blüten. Die schwarzen Knospen, die schon im Winter austreiben, haben Ähnlichkeit mit der vermummten Gestalt des Todes, und tatsächlich steht der Baum in Beziehung zu Werden und Vergehen. Schon zeitig im Frühjahr, noch vor dem Laubaustrieb, öffnen sich die männlichen und weiblichen Blüten, die entweder am gleichen Baum oder an verschiedenen Bäumen wachsen. Die grünlich-gelben, grünlich-weißen oder dunkelpurpurnen Blüten, die weder Kelchblätter noch Kronblätter haben, sitzen dicht gedrängt an endständigen Rispen. Die Bestäubung erfolgt durch den Wind, zu einer Zeit, wenn andere Bäume gerade zu grünen anfangen.

ERSCHEINUNGSBILD UND WACHSTUM

Die Früchte der Esche sind mit Flügeln ausgestattete Samen, die vom Wind in alle Richtungen getragen werden und 18 Monate lang schlafend in der Erde liegen, bevor sie zu keimen beginnen. Die schön strukturierten Blätter sind lang und neun- bis dreizehnfach gefiedert. Sie lassen die Krone aufgelockert und elegant erscheinen. Eschen wachsen schnell und vermehren sich reichlich, so daß man sie als großzügigen Lebensspender bezeichnen kann. Sie besitzen ein ausgedehntes Wurzelwerk und brauchen nährstoffreiche Böden. Die Esche weiß, was zum Überleben erforderlich ist und wie man es sich beschafft, denn nicht von ungefähr wird sie bis 300 Jahre alt. Alle Merkmale deuten darauf hin, daß die Esche in enger Beziehung steht zu Geburt, Überfluß, Leben und Tod.

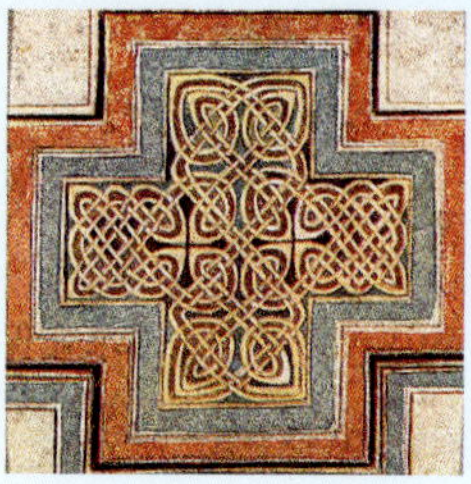

Für die Kelten bedeutete die Esche den Zyklus der Wiedergeburt.

FALLSTUDIE

Susanne, Ende 50, hat viele Verpflichtungen gegenüber der Familie. Seit einiger Zeit versuchte sie, sich mehr auf das eigene Leben zu konzentrieren und Interessen außerhalb des Familienkreises zu verfolgen. Doch fehlte ihr dazu häufig die Zeit. Sie hatte das Gefühl, eingesperrt zu sein und begann, sich dagegen aufzulehnen. Als sie mit der Einnahme von *Esche* begann, waren die Auswirkungen zunächst unangenehm, aber sie setzte die empfohlene Therapie fort. Dabei stellte sie keine wesentlichen Veränderungen in ihrem Verhalten fest, bis auf die Tatsache, daß sich ihre Einstellung allmählich zum Positiven hin wandelte. Nach einigen Wochen schien es ihr, als würden sich die Familienmitglieder ihr gegenüber aufgeschlossener zeigen, wenn sie Wünsche äußerte. Bei näherer Betrachtung der Vorgänge erkannte sie, daß sie ihre Vorstellungen vom eigenen Leben vorbringen konnte, ohne daß es zu Reibungen kam. Sie vermutete, daß die anfängliche Unverträglichkeit der Essenz darauf zurückzuführen war, daß sie sich daran gewöhnen mußte, eine selbständige Haltung einzunehmen und die Zusammenhänge in der Familie objektiver zu sehen.

BEKRÄFTIGUNG

Ich öffne mich meiner eigenen spirituellen Natur.

Schlüsselbegriffe

POSITIV: Perspektive, Abstand, Klarheit bei der Bestimmung der Werte
NEGATIV: Begrenzung, eingeengte Sicht

Aufforderung

Sachliche Einschätzung des Lebens, um Werte zu finden, die mit dem spirituellen Wesen in Einklang stehen.

HINWEISE

Therapeutische Wirkung
Ermöglicht es, Zusammenhänge in einem anderen Licht zu sehen, flexibel zu handeln und sich den Gegebenheiten anzupassen; schärft den Sinn für die Wirklichkeit; hilft die wahren Werte zu erkennen.

Zubereitungsmethode
Kochmethode

Anwendung und Kombination
Innere Anwendung aus der Vorratsflasche und als Salbe.

Unterstützende Therapien
Vervollständigen Sie die Sätze: „Wenn ich tot bin, sollen die Leute von mir sagen können …" „Hätte ich nur noch ein Jahr zu leben, würde ich …"

ÜBERLIEFERUNG UND GEBRAUCH

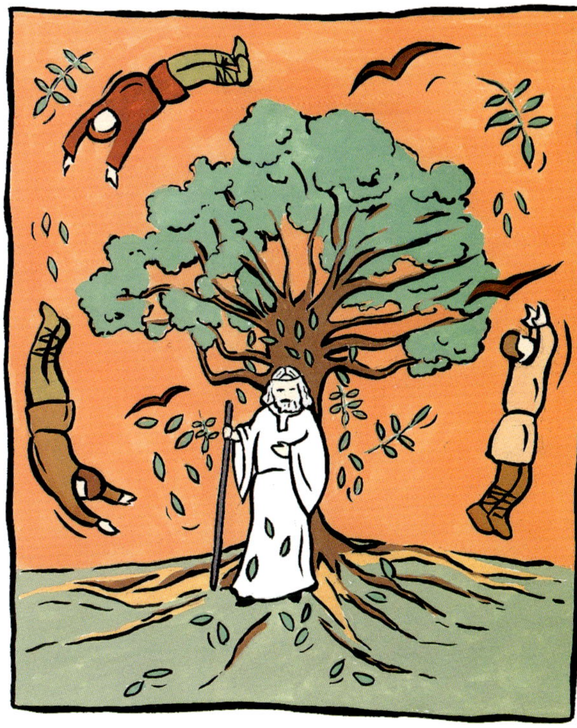

In der nordischen Mythologie ist die Esche der Mittelpunkt der Welt.

❖ In der nordischen Mythologie ist die Esche der Weltenbaum – Yggdrasil. Sein Wurzelwerk und die Laubkrone sind das Bindeglied zwischen Himmel, Erde und dem Reich der Unterwelt. An seiner Wurzel entspringt der Quell vorzüglicher Tugenden. Es ist der Baum des Lebens und des Wissens, des Raums und der Zeit.

❖ Bei den Kelten symbolisierte die Esche den ewigen Kreislauf von Geburt, Tod und Auferstehung.

❖ Zu einem Kreis ausgelegte Eschenzweige schützen vor giftigen Schlangen. Aus Eschenholz wurden landwirtschaftliche Geräte und Werkzeuge gefertigt, denn das weiße Holz ist fest und biegsam und hält mehr aus als die meisten andere Hölzer.

❖ In der Volksheilkunde dienten Laubblätter, Samen, Rinde und Holz zur Herstellung von Arzneimitteln. Aus der Rinde wurde ein Bitterstoff gewonnen und anstelle von Chinin zur Linderung von Fieber, rheumatischen Beschwerden und Gicht eingesetzt. Die Laubblätter hat man als Kompressen und Badezusatz bei langsam heilenden Wunden benutzt. Es ist ein vielseitig nützlicher, flexibler Baum, der uns helfen kann, mit Flexibilität und Stärke zu reagieren.

Gardenia megasperma

Busch-Gardenie

Gardenia megasperma *gehört zur Familie der Krappgewächse (auch Rötegewächse oder* Rubiaceae*). Es ist eine der größten Familien blühender Pflanzen, die in etwa 5000 Gattungen rund 7000 Arten umfaßt. Die meisten der in den tropischen und subtropischen Gebieten Afrikas, Asiens und Australiens wachsenden Sträucher und Bäume sind immergrün. Laubwerfende Arten gedeihen in kälteren Regionen und sogar in der Arktis und Antarktis. In unseren Breiten ist vor allem die* G. jasminoides *als duftende Zierpflanze verbreitet. Die Busch-Gardenie* G. megasperma *gedeiht in den Tropenwäldern Nordwestaustraliens.*

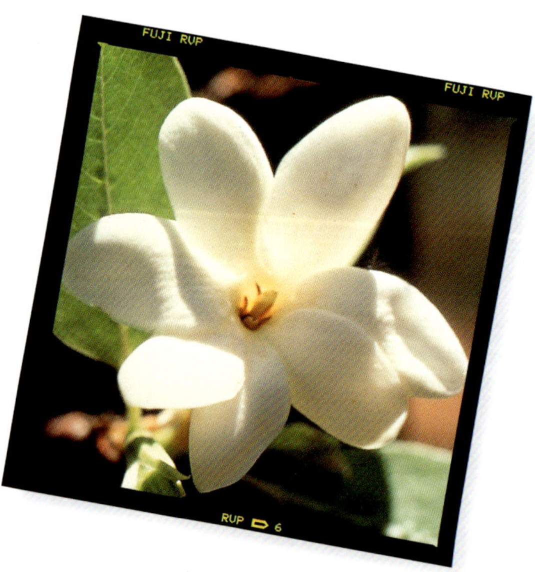

Gardenia megasperma
hat attraktive weiße Blüten, die Farbe der Grazie, der Unschuld und der reinen Liebe.

MERKMALE

Der himmlische Wohlgeruch erinnert uns an die Harmonie der Beziehungen.

NAME
Die Pflanze ist nach dem aus Schottland in die USA ausgewanderten Arzt und Naturforscher Dr. Alexander Garden benannt. *Megasperma* **stammt aus dem Griechischen und bedeutet großsamig.**

FARBE/STRUKTUR
Die Gardenie ist vor allem wegen ihr prächtigen Blüten bekannt und erinnert an Rosen ohne Dornen. Die Blüten bestehen aus fünf bis elf Kronblättern und verströmen einen süßen Duft, der in Beziehung steht zu Liebe und herzlicher Zuneigung. Die australische Busch-Gardenie ist weiß und hat neun Kronblätter. Weiß ist die Farbe der Unschuld und des Edelmuts, die Zahl Neun symbolisiert Verwirklichung, so daß die Blume in dem Ruf steht, reine Liebe zur Erfüllung zu bringen.

ERSCHEINUNGSBILD UND WACHSTUM
Die Busch-Gardenie wird bis 9 m hoch. Sie hat eine runde Krone aus verzweigten Ästen. Blütezeit ist von Juli bis November. Die Rinde ist glatt, gefleckt, gelblich und leicht bestäubt, so daß sich das grüne Laub deutlich davon abhebt. Die jungen Blätter sind glatt und samtig, im Alter werden sie ledrig. Sie sind einfach gestaltet und fischgrätenartig gerippt.
Die Frucht ist hart und enthält viele eßbare Samen mit einer fleischigen Hülle, die mit einem süßen, dicklichen Saft gefüllt ist. Man sieht darin die Fruchtbarkeit einer Beziehung.

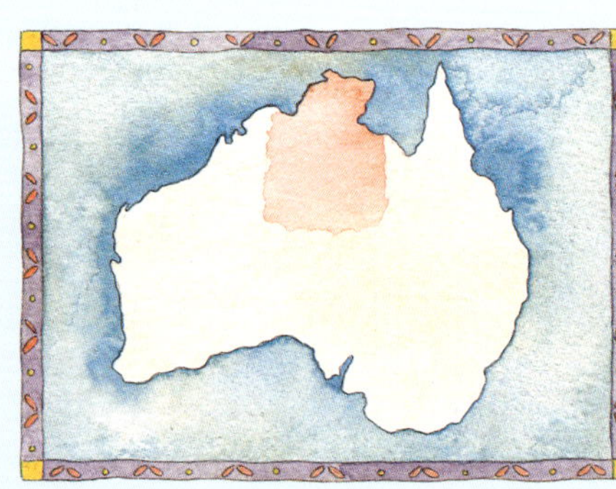

Die Busch-Gardenie ist im Norden Australiens beheimatet.

BEKRÄFTIGUNG
Ich schaffe intime Beziehungen, die meine sehnlichsten Wünsche erfüllen.

Schlüsselbegriffe
POSITIV: Neugewecktes Interesse für den Partner, verbesserte Verständigungsbereitschaft
NEGATIV: Familiäre Beziehungen nicht wahrnehmen, Mangel an Leidenschaft, Taktlosigkeit.

Aufforderung
Sich Zeit nehmen für eine gefühlvolle Verständigung mit geliebten Menschen.

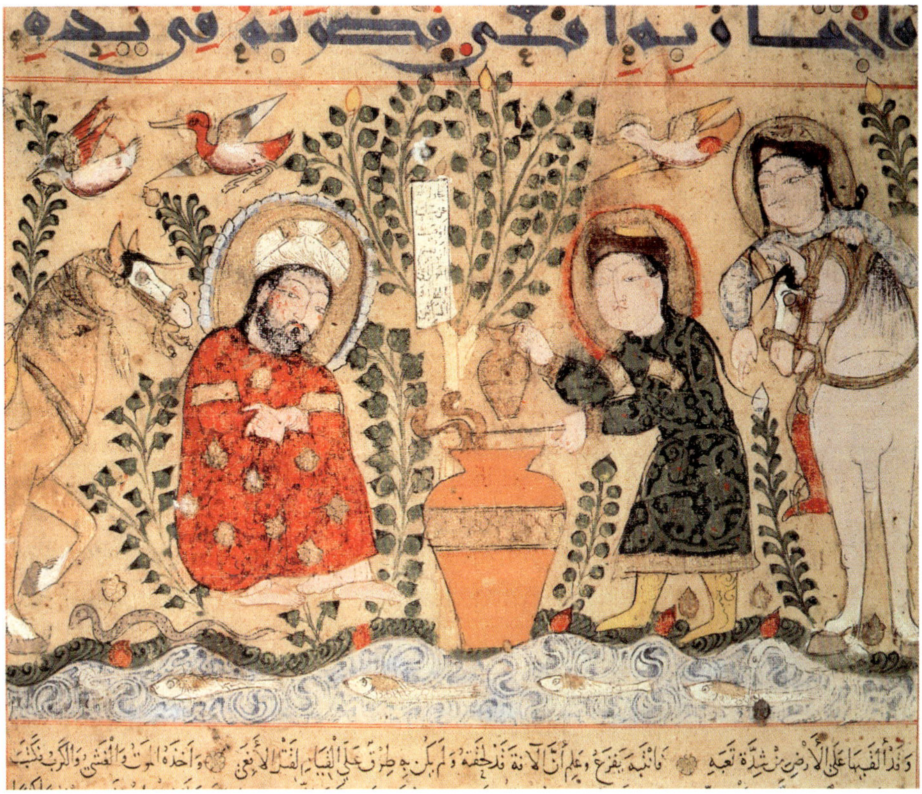

In der chinesischen Medizin wird die Busch-Gardenie häufig eingesetzt.

ÜBERLIEFERUNG UND GEBRAUCH

In der chinesischen Kräuterheilkunde wird die Gardenie als entzündungshemmendes Mittel eingesetzt. Sie gilt auch als Glückskraut. Sie soll bei Leberbeschwerden und emotionalen Blockaden hilfreich sein und heilsame Wirkung auf das Herz ausüben. Die Essenz soll unterdrückte leidenschaftliche Gefühle befreien und emotionale Befriedigung verschaffen.

HINWEISE

Therapeutische Wirkung
Weckt das Interesse an familiären Beziehungen, insbesondere zwischen Ehegatten, harmonisiert das Verhalten im Umgang mit Verwandten, Eltern, Kindern und Freunden.

Zubereitungsmethode
Sonnenmethode

Anwendung und Kombination
Innere Anwendung aus der Vorratsflasche und als Salbe.

Unterstützende Therapien
Empfehlenswert ist die Lektüre des Buches »Being Intimate – A Guide to Successful Relationships« von John und Kris Amodeao (siehe *S. 140-141*).

FALLSTUDIE

Georgia wandte sich der Blütentherapie zu, weil sie unter starken Depressionen litt.
Sie und ihr Mann arbeiteten beide in ihrem Büro zu Hause. Obwohl sie gut miteinander zurechtkamen, war unübersehbar, daß Georgia sich nicht wohl und innerlich vereinsamt fühlte, weil die Arbeit alles andere in den Hintergrund drängte und sich keine Gelegenheit mehr bot für liebevolle Beziehungen.
Früher, als sie und ihr Mann noch außer Haus berufstätig waren, hatten sie sich nach Büroschluß am Abend zusammengesetzt, die Tagesereignisse besprochen und gemeinsame Pläne für den Urlaub geschmiedet.
Georgia begann in ihrem Mann immer mehr den Berufskollegen zu sehen, der sie als Liebhaber nicht mehr interessierte. Nachdem sie jedoch Gardeniaessenz eingenommen hatte, bekam sie wieder Lust, in seiner Nähe zu sein. Sie kauften sich ein Gartenhaus, in dem sie gemeinsam Tischtennis spielen konnten. Auch machten sie es sich zur Gewohnheit, einander zu erzählen, was sie die Nacht zuvor geträumt hatten. An den Wochenenden ließen sie ihre Leidenschaft wieder aufleben. Georgias Depressionen waren schon nach kurzer Zeit verflogen.

Geranium erianthum

Klebrige Geranie

Die Geraniaceae *oder Storchschnabelgewächse sind eine kleine Pflanzenfamilie, die hauptsächlich in gemäßigten und subtropischen Gebieten heimisch ist.* Geranium *(Storchschnabel) und* Pelargonium *sind zwei wichtige Gattungen von insgesamt elf dieser Familie. Die bei uns insbesondere als Balkonpflanze verwendete Geranie gehört jedoch nicht zur Gattung* Geranium*, sondern zu den aus Südafrika stammenden Pelargonien.*

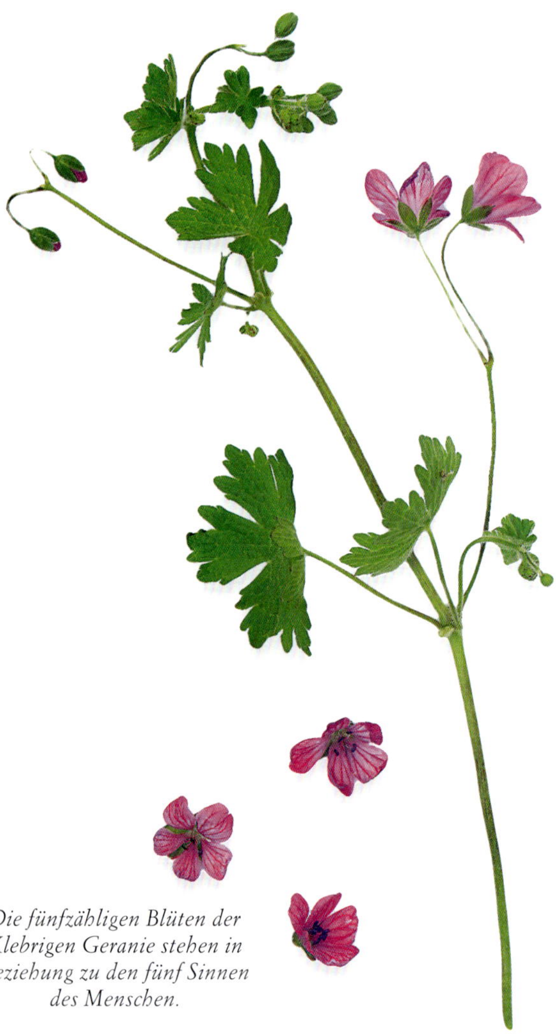

Die fünfzähligen Blüten der Klebrigen Geranie stehen in Beziehung zu den fünf Sinnen des Menschen.

MERKMALE

Erneuerte Kraft durch kluges, energisches Handeln

NAME

Geranium kommt von *geranion*, dem griechischen Wort für Kranich, denn die schnabelartig verlängerten Früchte haben Ähnlichkeit mit einem Vogelschnabel.

FARBE/STRUKTUR

Die fünfzähligen Blüten mit rosaroten, herzförmigen Kronblättern haben fünf lange und fünf kurze Staubblätter, die um den doppelten Staubblattkreis aus jeweils fünf Fruchtblättern und fünf zierlichen Narben angeordnet sind. Die Kronblätter sind mit feinen Linien gezeichnet und von überaus zarter Struktur. Die Zahl Fünf steht in Beziehung zu den fünf Sinnen, so daß die Pflanze uns befähigt, unsere Sinne richtig einzusetzen und vernünftig zu denken.

ERSCHEINUNGSBILD UND WACHSTUM

Indem sich bei Fruchtreife die fünffach gefächerten Samenkapseln des Storchschnabels von der Blütenachse lösen und nach oben einrollen, werden die Samen ausgestoßen.

ÜBERLIEFERUNG UND GEBRAUCH

Bei den Kelten galt der Kranich als Bewahrer und Überbringer von Weisheit. Der Überlieferung zufolge soll er bei der Entstehung des keltischen Ogham-Alphabets Pate gestanden haben, das der Haltung der langen Beine während des Flugs nachempfunden zu sein scheint. Der Kranich steht auf einem Bein am Rand von Gewässern und holt seine Nahrung mit dem langen Schnabel aus dem Wasser, ohne dabei sein Federkleid naß zu machen. Symbolisch gesehen drückt sich darin die menschliche Befähigung aus, mit Hilfe tieferer Einsicht den Schleier von Gefühlsverwirrungen zu durchdringen.

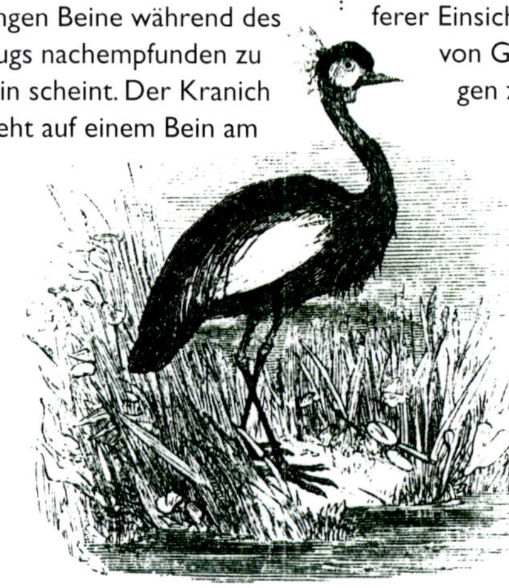

Die Klebrige Geranie gehört zur Familie der Storchschnabelgewächse.

Schlüsselbegriffe
POSITIV: Erkenntnis innerer Weisheit, sich von Althergebrachtem lösen.
NEGATIV: Zaudern, mangelnde Einsicht.

Aufforderung
Sich selbst in kraftvollem Licht erkennen, neue Potentiale entfalten.

HINWEISE

Therapeutische Wirkung
Stimmt auf inneres Wissen ein und verleiht die Kraft, innere Potentiale freizusetzen, um eingefahrene Geleise zu verlassen und zu einer neuen Selbstbestimmung zu finden.

Zubereitungsmethode
Sonnenmethode

Anwendung und Kombination
Innere Anwendung aus der Vorratsflasche; in Kombination mit Walnuß-, Borretsch- und Thymian-Essenz.

Unterstützende Therapien
Sich vorstellen, daß die beabsichtigten Veränderungen schon eingetreten seien. Konzentration auf positives Fühlen, Denken und Erleben.

FALLSTUDIE

Philippa, 40, eine talentierte Künstlerin, ist unzufrieden mit sich selbst, weil ihr zuwenig Zeit für ihre künstlerische Arbeit bleibt.
Sie leidet unter Asthma, und die Anfälle werden von Mal zu Mal stärker. Man hat ihr mehrere Aufträge angeboten, aber sie mußte ablehnen, weil ihre Tätigkeit als Teilzeitkellnerin sie körperlich und seelisch zu stark beanspruchte. Sie sah sich außerstande, die Energie aufzubringen, einen Wandel herbeizuführen, weil sie mit dem Restaurantbesitzer befreundet war. Das war auch der Grund, warum sie kein höheres Gehalt verlangte und nicht kündigte, denn sie fürchtete, seine Gefühle zu verletzen, und wollte ihn auch nicht im Stich lassen. Dieser Zustand dauerte bereits sechs Jahr an, und sie sah sich außerstande, einen Rückzieher zu machen. Nachdem sie einen Monat lang Geranium eingenommen hatte, wurde ihr klar, daß sie ihr Potential verschwendete. Sie gab die Stelle auf und hatte nun mehr Zeit für ihre künstlerische Betätigung. Der mutige Schritt verhalf ihr nicht nur zu klareren Einsichten und größerer Befriedigung, er erwies sich auch finanziell als vorteilhaft. Und die Asthmaanfälle plagten sie nun immer seltener.

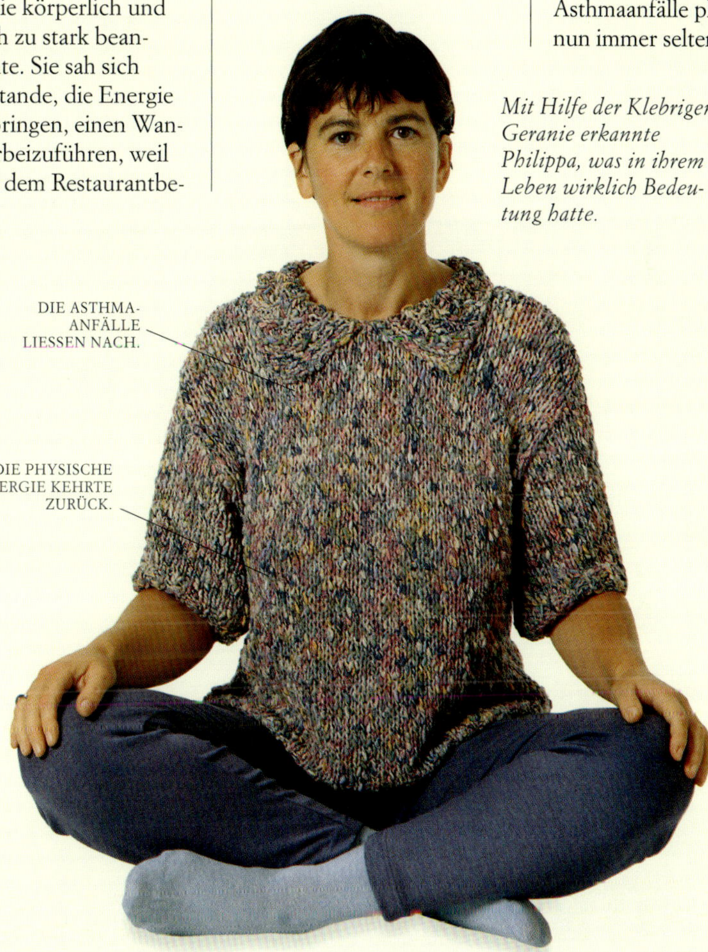
DIE ASTHMA-ANFÄLLE LIESSEN NACH.
DIE PHYSISCHE ENERGIE KEHRTE ZURÜCK.

Mit Hilfe der Klebrigen Geranie erkannte Philippa, was in ihrem Leben wirklich Bedeutung hatte.

Die Schriftzeichen der Kelten scheinen von der Beinhaltung des Kranichs beim Flug abgeleitet.

BEKRÄFTIGUNG
Indem ich handle, spüre ich meine Kraft.

Helianthemum nummularium

Rock Rose/Sonnenröschen

Das Sonnenröschen ist eine Gattung der Cistrosengewächse und liebt trockene, sonnige Standorte, wie sie im Mittelmeergebiet und im Osten der Vereinigten Staaten anzutreffen sind. Man findet es auch in den gemäßigten Zonen der Britischen Inseln und Skandinaviens. Die Blüte dieses robusten, ausdauernden und immergrünen Strauchs setzt im Frühjahr ein und dauert meist bis zum Herbst. Es gibt viele Züchtungen für den Ziergarten, insbesondere für Steingärten, denn Sonnenröschen lieben steinige Böden. Die großen, auffälligen Blüten halten nicht lange, aber es öffnen sich ständig weitere Knospen.

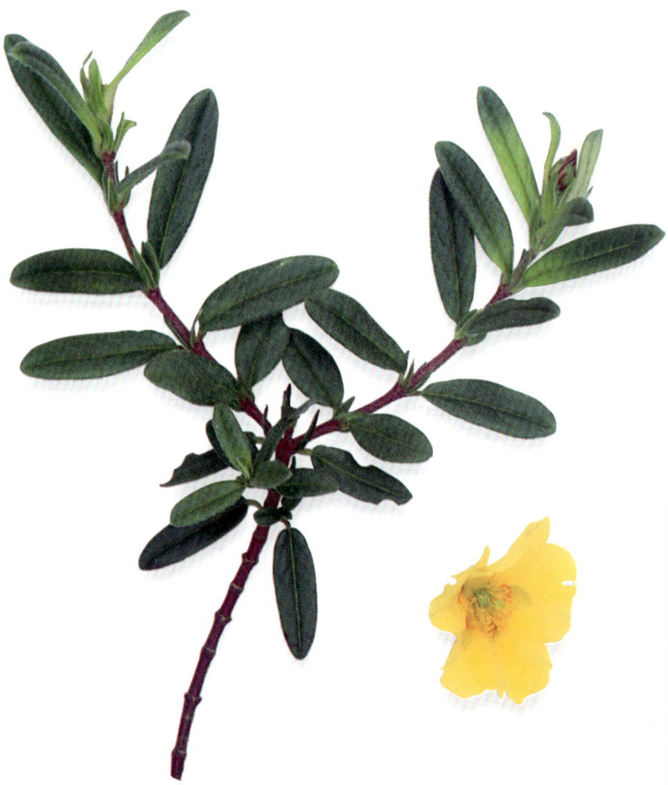

Das Sonnenröschen liefert die energetische Schwingungskraft der Bach-Blütenarznei Rock Rose.

MERKMALE

Das Licht des Geistes befreit uns von Angst und Schrecken.

NAME

***Helianthemum* kommt vom griechischen *helios* für Sonne; *anthemon* bedeutet Blume; *nummularium* ist von *nummulus* abgeleitet, das »kleine Münze« bedeutet. *Nummularium* ist der Aufbewahrungsort für kleine Geldstücke.**

FARBE/STRUKTUR

Die fünfzähligen, leuchtend goldgelben Blüten mit zahlreichen, um die Narbe angeordneten Staubblättern wirken in voll göffnetem Zustand wie Goldstücke im Gras. Das Gelb der Blütenblätter speichert die Wärme der Sonne und strahlt sie an alle ab, die der Wärme bedürftig sind.

Die Blütenblätter sehen knittrig aus und welken rasch dahin. Sie öffnen sich unter der Einwirkung der Sonnenstrahlen, und wenn man die Blume pflückt, fallen sie bald ab. Bei feuchtem Wetter und nachts schließen sie sich. Das ist ein Zeichen der Vergänglichkeit ihres natürlichen Wesens und steht im Widerspruch zur kühnen, herausfordernden Farbgebung. Dieser Gegensatz besteht auch zwischen dem anfälligen und vergänglichen Organismus des Körpers und der unsterblichen Seele.

ERSCHEINUNGSBILD UND WACHSTUM

Das Sonnenröschen breitet seine Zweige dicht über dem Boden aus. Nur wenn wir keine Verbindung mehr zu unserem Fundament haben, kann uns die Furcht überwältigen. Die Tatsache, daß das Sonnenröschen sich selbst bestäubt, indem es die Blütenblätter schließt, zeugt von der Kraft, die wir in uns finden, wenn wir sie brauchen.

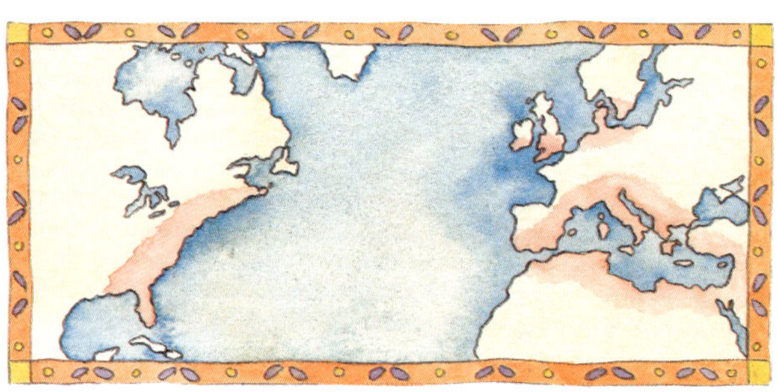

Das Sonnenröschen wächst im Mittelmeergebiet, in Skandinavien, England und in den Vereinigten Staaten.

Schlüsselbegriffe
POSITIV: Mut, Frieden und geistige Klarheit
NEGATIV: Hysterie, Schrecken, Panik und entsetzliche Angstgefühle

Aufforderung
Die Erkenntnis, daß die überwindende Kraft des Geistes in uns ist, unbeschadet aller Gefährdungen der Seele und des Körpers.

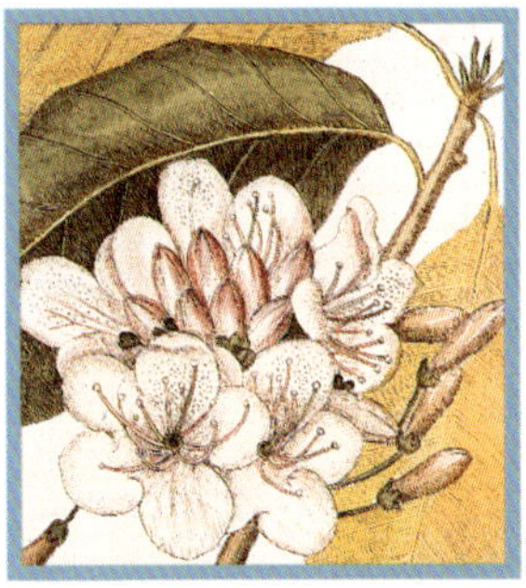

Helianthemum nummularium

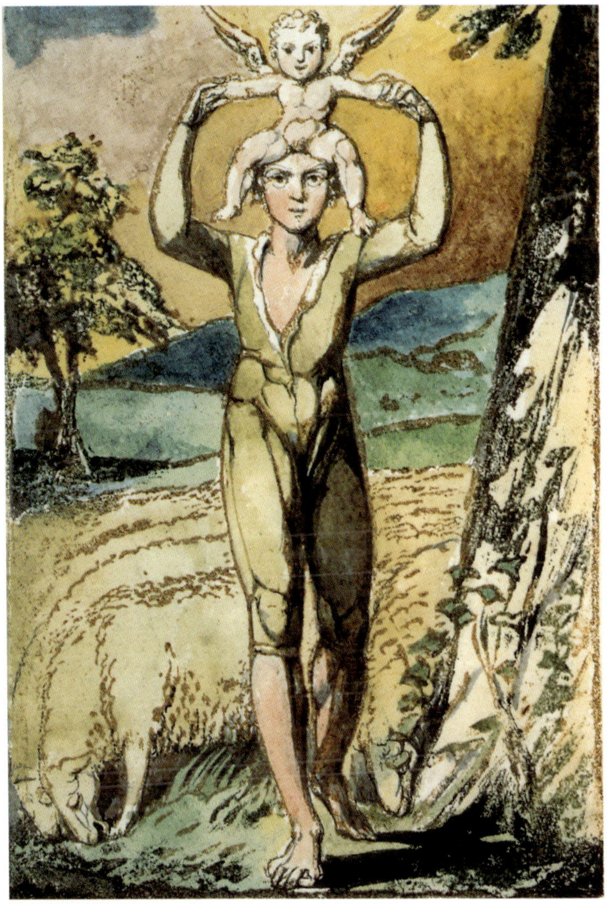

Die Bachblüten-Arznei Rock Rose hilft uns erkennen, daß die transzendentale Kraft des Geistes in uns ist.

BEKRÄFTIGUNG
Die Erleuchtung verleiht mir Mut und Ausdauer, um den Herausforderungen gegenüberzutreten.

FALLSTUDIE

Bernhard, 65, stand eine komplizierte Bandscheibenoperation bevor. Er geriet zunehmend in Panik, je näher der Operationstermin heranrückte. Er konnte kaum noch schlafen oder sich auf andere Dinge konzentrieren.
Gegen seine Ängste und Panikattacken wurde ihm von seinem Therapeuten Rock-Rose-Essenz verordnet.
8 Tage vor der Operation begann er mit der Einnahme. Bernhard entspannte sich und wurde ruhig und gefaßt. Er spürte, wie seine Panik nachließ und eine neue Kraft und Vertrauen auf seine eigenen Selbstheilungskräfte wuchs. Die Operation verlief erfolgreich, und er erholte sich auch sehr schnell. Seine Frau hatte seine Lippen mit Rock Rose befeuchtet, nachdem er aus der Narkose aufgewacht war. Seine Genesung schritt zügig voran, und bald dachte er überhaupt nicht mehr an seine Operation.

HINWEISE

Therapeutische Wirkung
Löst lähmendes Entsetzen und gibt Mut, den Ängsten gegenüberzutreten und richtig zu reagieren. Verleiht ein Gefühl für die Macht, die in der Transzendenz des menschlichen Geistes verborgen liegt.

Zubereitungsmethode
Sonnenmethode. Nur die Blüten wildwachsender Pflanzen verwenden

Anwendung und Kombination
Bei Bedarf zusammen mit anderen Heilmitteln, zum Beispiel Walnuß, wenn große Veränderungen bevorstehen. Sonnenröschen ist wichtiger Bestandteil von Rescue Remedy (Notfalltropfen) und Five Flower-Formula (Fünf-Blüten-Arznei).

Unterstützende Therapien
Die Wahrnehmung der Sinne überprüfen und beschreiben, was man sieht, hört und berührt. Mit der Bestätigung die Art der Aufforderung klären und genau identifizieren. Beten, Atemübungen, Polaritytherapie und verschiedene andere Trainingsmethoden.

Helianthus annuus

Sonnenblume

Helianthus annuus *ist die prächtigste Art dieser Gattung aus der Familie der Korbblütler. Sie wirkt fast so groß wie die Sonne selbst, und die Blütenblätter sind ihre Strahlen. Die einjährige Sonnenblume ist mit über 100 Arten in Amerika, vor allem in Nordamerika heimisch. Schon vor 3000 Jahren wurde sie von der Urbevölkerung Amerikas feldmäßig angebaut. Ende des 16. Jahrhunderts hat man sie aus Mexiko nach Europa eingeführt, wo sie wegen ihrer langen Blütezeit als Gartenzierpflanze sehr geschätzt wird. Aus den reifen, geschälten Samen gewinnt man durch Pressung oder Extraktion das hellgelbe, mild schmeckende Sonnenblumenöl.*

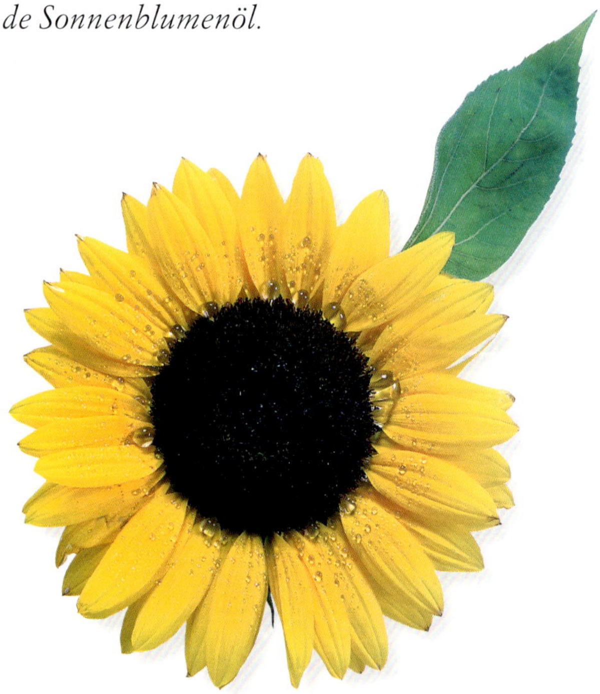

Die stattliche Sonnenblume hat bis zu 40 cm große Blüten und kann etwa 3 m hoch werden.

MERKMALE

Ausgeglichene Verwirklichung des Selbst

NAME

Helianthus **ist aus** *helios* **= Sonne und** *antheus* **= Blume zusammengesetzt. In Italien sagt man** *girasole***, weil die Pflanze ihr Gesicht immer der Sonne zuwendet.**

FARBE/STRUKTUR

Die Blüten der Sonnenblume können einen Durchmesser von 40 cm erreichen. Die gelb bis braunviolett gefärbten Scheibenblüten sind von sehr großen, gelben Zungenblüten umgeben. Die eßbaren Samen haben eine erstaunliche geometrische Anordnung: Sie scheinen sowohl einwärts als auch auswärts gerichtet zu sein. Die Bewegung nach innen und die Bewegung nach außen verschmelzen zur Ganzheit.

ERSCHEINUNGSBILD UND WACHSTUM

Es hat den Anschein, als habe die Sonne diese große Blume magnetisch aufgeladen, denn selbst in der Mittagshitze richtet sich die Blüte nach dem Sonnenstand aus. In den meisten Kulturen repräsentiert die Sonne die strahlende, positive männliche Kraft des Kosmos, deren feminines Pendant die Mutter Erde ist. Mit ihren Wurzeln suchen die jungen Pflanzen sicheren Halt im Boden, bevor sie den kräftigen Stengel der Sonne entgegenrecken. Insofern ist die Sonnenblume Symbol einer ausgeglichenen Persönlichkeit, die imstande ist, die zwischen ihr und dem Universum bestehende Polarität zu begreifen.

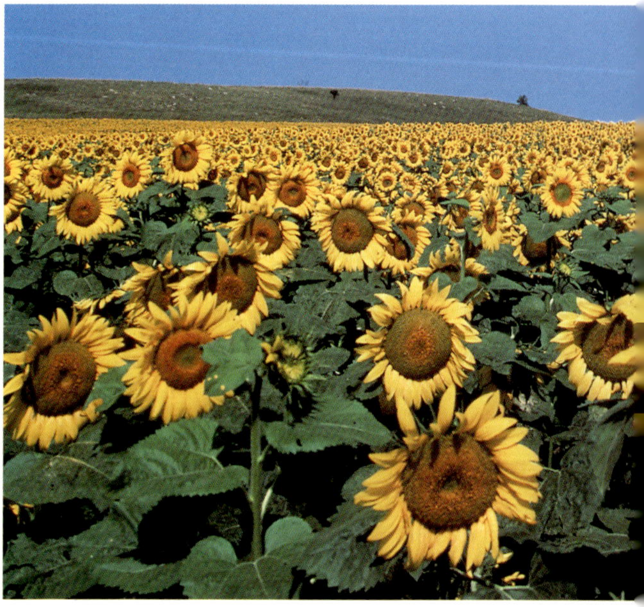

BEKRÄFTIGUNG
Meine wahre Vorstellung vom Selbst enwickelt sich, wenn sich Kraft und Demut vereinen.

Schlüsselbegriffe
POSITIV: Ausgewogenheit, Selbstwertgefühl, Demut
NEGATIV: Unzulänglichkeit, mangelnde Selbstachtung, Überbewertung der eigenen Person, Arroganz

Aufforderung
Die Ausstrahlungskraft der Selbstachtung und die Großzügigkeit der kosmischen Energie in uns entdecken.

Die Sonnenblume wird in großen Teilen der Erde als Nutzpflanze kultiviert.

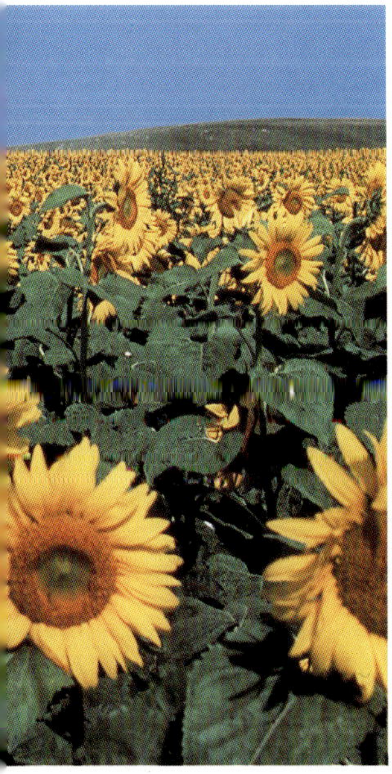

ÜBERLIEFERUNG UND GEBRAUCH

Seit mindestens 3000 Jahren ist die Sonnenblume eine geschätzte Kulturpflanze der Ureinwohner Amerikas. Aus den Stengeln gewannen sie die Fasern für Kleidung, die Blätter benutzten sie als Tierfutter, die gelben Blüten als Farbe und das Öl aus den Samen zur Ernährung und für kosmetische Zwecke.

Auch die Chinesen haben die Sonnenblume seit Tausenden von Jahren kultiviert. Bei den Inkas und Azteken galt sie als heiliges Symbol des Göttlichen. Während der Zeremonien wurden Sonnenblumenkerne gegessen, und die Sonnenpriesterinnen trugen auf der Brust aus Goldblech getriebene Sonnenscheiben.

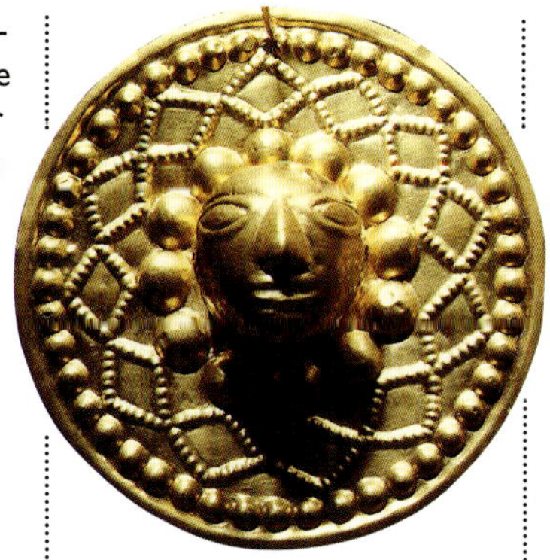

Die Inkas verehrten die Sonnenblume als irdische Repräsentantin der Sonne und trugen Goldschmuck mit dem Sonnenblumenzeichen.

Aus Sonnenblumenkernen werden Farbstoffe, Seife, Speiseöl und Margarine hergestellt.

Sonnenblumenöl enthält Wirkstoffe, die bei der Behandlung von Asthma hilfreich sein können.

HINWEISE

Therapeutische Wirkung
Wirkt ausgleichend und stellt die Ganzheit unseres Selbst wieder her; nährt den männlichen Aspekt des Selbst bei Männern und Frauen.

Zubereitungsmethode
Sonnenmethode

Anwendung und Kombination
Eine Universalmedizin, die in Kombination mit anderen Essenzen, vor allem Walnuß und Lärche, heilkräftige Wirkung entfaltet.

Unterstützende Therapien
Traumarbeit, Kunsttherapie, sich auf die Jahreszeiten einstellen; Psychotherapie.

FALLSTUDIE

Julia, Ende 30, litt unter Depressionen. Sie hatte sich erfolgreich als Abteilungsleiterin qualifiziert, kam aber mit ihren Untergebenen nicht zurecht. Einige Jahre zuvor hatte sie viel Zeit, Geld und Energie aufgewendet, um sich als Osteopathin ausbilden zu lassen, aber abfällige Äußerungen eines älteren Kollegen hatten sie davon abgehalten, eine eigene Praxis zu eröffnen. Statt dessen war sie in ihren alten Beruf zurückgekehrt, wo sie zumindest die Gewißheit hatte, daß ihre Leistungen anerkannt wurden. Aus den Gesprächen mit ihrem Therapeuten ergab sich, daß es ihr trotz Durchsetzungsvermögen und Führungsqualitäten an Selbstachtung mangelte – der Hauptgrund, warum sie ihre wahre Berufung nicht gefunden hatte.

Sie erhielt zur Einnahme Sonnenblume, und schon nach einigen Wochen erinnerte sie sich an die anerkennenden und aufmunternden Bemerkungen, die ein anderer Kollege während ihrer heilberuflichen Ausbildung geäußert hatte. Das war ihr völlig »entfallen«. Allmählich begann sie, sich ihrer Werte bewußt zu werden. Sie wurde nachsichtiger im Umgang mit ihren Untergebenen, und es machte ihr sogar Spaß, sich von ihrer freundlichen Seite zu zeigen. Ihr wurde klar, daß sie bisher in zwei Kategorien gedacht hatte: Entweder man unterdrückt oder wird selbst unterdrückt. Bald hatte sie diese Einstellung abgelegt und begann ihren neuen Beruf als Osteopathin mit Entschlossenheit und großem Selbstvertrauen.

Hypericum perforatum

Johanniskraut

Johanniskraut ist eine Gattung der Hartheugewächse oder Guttifereae, *zu der Kräuter und Sträucher, aber auch Bäume zählen. In Mitteleuropa sind zehn Arten beheimatet, von denen das Echte Johanniskraut am weitesten verbreitet ist. Die Pflanze wächst vorwiegend auf Brachen und Magerweiden, an den Rändern von Gebüschen, Wäldern und Wegen.*

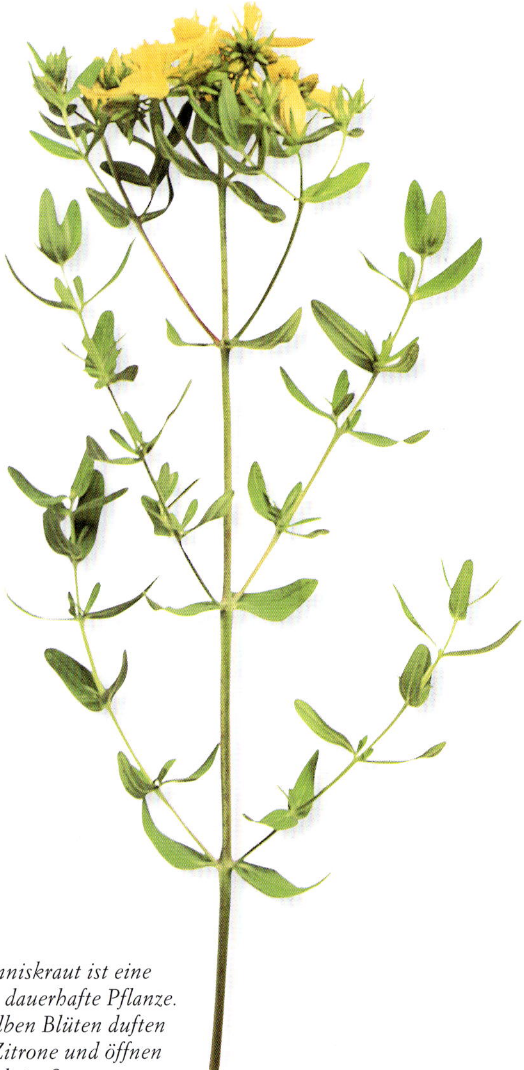

Johanniskraut ist eine robuste, dauerhafte Pflanze. Die gelben Blüten duften nach Zitrone und öffnen sich im Sommer.

MERKMALE

Die Sonne am Firmament ist die Quelle innerer Kraft.

NAME

Hypericum bezieht sich auf die Verwendung des Krauts zum Austreiben des Teufels und böser Geister. Daher die deutschen Bezeichnungen Teufelsfluch und Hexenkraut. _Perforatum_ ist der Hinweis auf die durch Öldrüsen punktierten Blätter. Während der Kreuzzüge verwendeten die Kreuzritter des Johanniterordens in Jerusalem die Pflanze zur Wundbehandlung. Weitere Namen: Johannisblut, Hasenkraut. Die Pflanze ist auch unter dem Namen Klamathkraut bekannt, nach dem gleichnamigen Fluß in Kalifornien, wo sie Anfang des 20. Jahrhunderts angesiedelt wurde.

FARBE/STRUKTUR

Die Blüten des Johanniskrauts wachsen in außerordentlich reichblütigen Trugdolden. Sie sind meistens gelb, seltener rot, und an den Rändern schwarzdrüsig punktiert. Die Staubblätter bilden drei Büschel. Die nach außen gerichteten fünf Blütenblätter öffnen sich der Sonne, und auch die Staubfäden ragen nach allen Seiten heraus wie Strahlen des Lichts.

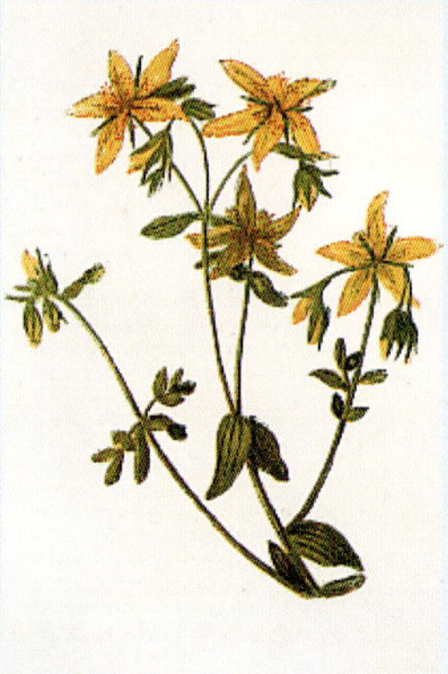

Hypericum perforatum

Die Pflanze ist eine Sonnenanbeterin und gibt zu verstehen, daß sie denjenigen zu helfen vermag, die sich geistig übernommen haben. Wenn ihre Früchte reifen, nehmen sie die erdige Farbe Rot an, ein Zeichen, daß sie uns bei der Rückbesinnung unterstützt. Rot ist die Farbe des Blutes und der kontraktierenden Energieschwingungen des Wurzel-Chakras.

ERSCHEINUNGSBILD UND WACHSTUM

Johanniskraut ist eine dauerhafte Pflanze, die sich durch Selbstaussaat vermehrt. Sie gedeiht auf fast allen Böden und verströmt einen angenehmen Duft. Obwohl sie sonnige Standorte vorzieht, findet man sie auch an halbschattigen Plätzen.

FALLSTUDIE

Judith, 35, arbeitete beim Privatfernsehen. Sie wurde von schrecklichen Alpträumen gequält und fürchtete sich jedesmal vor dem Zubettgehen.
Ihr größte Angst rührte von der unbegründeten Besorgnis her, daß ihr Sohn und ihre Tochter sexuell mißbraucht werden könnten. Nachdem sie eine Woche lang Johanniskraut genommen hatte, kam sie zu der Erkenntnis, daß sie hinter allem und jedem den Teufel sah, weil sie in der Vergangenheit selbst mißbraucht worden war. Dank der Therapie war sie in der Lage, darüber zu sprechen, und ihre übersteigerte Angst um die Kinder legte sich. Auch die Alpträume hörten auf, und sie konnte wieder entspannt schlafen.

Der hl. Columbanus legte einen Zweig Johanniskraut unter den Kopf des schlafenden Hirten, um ihm Schutz zu geben.

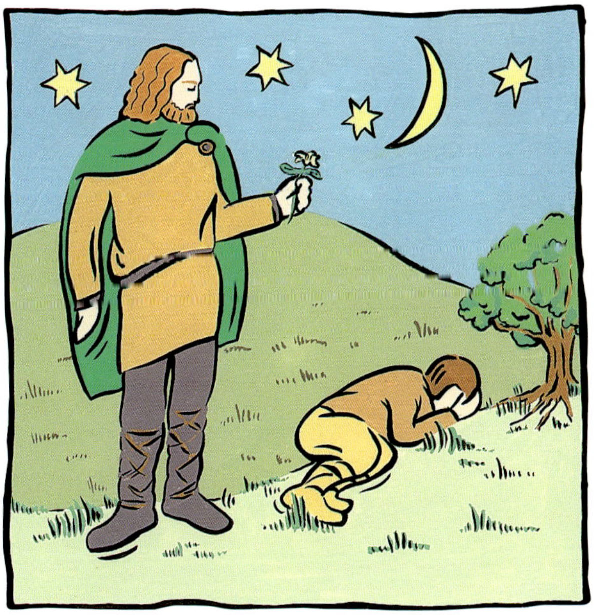

BEKRÄFTIGUNG
Das Licht der Sonne erstrahlt in mir.

Schlüsselbegriffe
POSITIV:
Inneres Licht, Stärke
NEGATIV:
Übermäßige Ausdehnung, Verwundbarkeit, Angst, schlechte Träume

Aufforderung
Die Sonne nicht nur als physikalisches Phänomen wahrnehmen, sondern als Quelle innerer Kraft und bewahrender Energie.

ÜBERLIEFERUNG UND GEBRAUCH

✤ In Schottland ist die Pflanze dem hl. Columbanus geweiht. Nach der Legende soll Columbanus seinen jungen Kuhhirten weinend angetroffen haben, weil der Junge Angst hatte, die Rinder könnten sich während der Nacht verlaufen. Wie es heißt, habe Columbanus die Blume gepflückt, sie dem Kind unter den Arm gesteckt und dazu gesagt, er solle in Frieden schlafen, kein Unheil würde ihm widerfahren.

✤ Früher hängte man Johanniskraut an die Kinderwiege, damit das Kind nicht verhext würde und sich gesund entwickeln könne. In vielen Ländern gibt es Volksmärchen und überlieferte Erzählungen, die von Johanniskraut als wirksamem Schutz gegen Verwünschungen, bösen Blick und Gift berichten.

✤ In der Volksmedizin wurde Johanniskraut bei Katarrhen und Verstopfungen angewendet, als Schlaf- und Beruhigungsmittel, gegen Melancholie und Wahnvorstellungen. Legt man die Blüten in Olivenöl, um mit Hilfe des Sonnenlichts einen Ölauszug herzustellen, färbt sich das Öl tiefrot. Aus diesem Grund hat man Johanniskraut auch Johannisblut genannt.

✤ Die Blüten des Johanniskrauts richten sich nach der Sonne. Die Blütezeit erreicht ihren Höhepunkt am Johannistag, zur Sommersonnenwende. Schon die Druiden und Kelten haben bei den Ritualen zur Sonnenwende Johanniskraut benutzt.

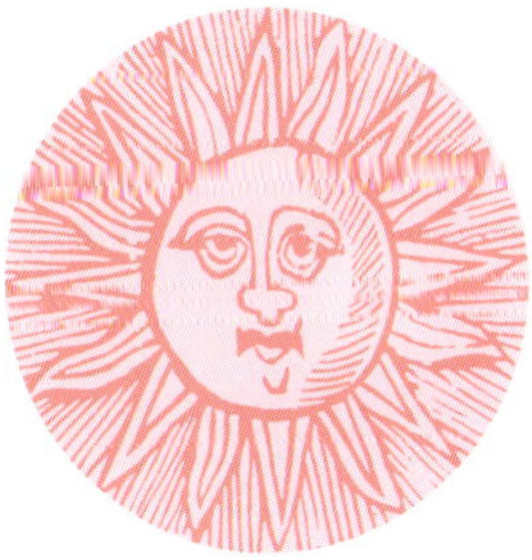

Johanniskraut spielte eine große Rolle bei den Festlichkeiten zur Sonnenwende.

HINWEISE

Therapeutische Wirkung
Sorgt dafür, daß die Leuchtkraft der Sonne die Psyche durchdringt; hilfreich bei Allergien und Umweltbelastungen, Alpträumen, Schweißausbrüchen und Bettnässen sowie Depressionen in den Wechseljahren.

Zubereitungsmethode
Sonnenmethode

Anwendung und Kombination
Zur Herstellung eines Ölauszugs die Blüten in Olivenöl legen, bis das Öl sich tiefrot gefärbt hat.

Unterstützende Therapien
Sich häufig in der Sonne oder im Tageslicht aufhalten, mindestens eine halbe Stunde täglich, um die Hypophyse zu kräftigen.

Ilex aquifolium

Holly/Stechpalme

Die Stechpalme ist eine Gattung der Stechpalmengewächse oder Aquifoliaceae. *Sie umfaßt ungefähr 440 Arten meist immergrüner Sträucher und Bäume, die einst in den Urwäldern Mittel- und Südeuropas und auf den britischen Inseln weit verbreitet waren. Die Pflanzen gedeihen auch in Nordafrika und Vorderasien und an der regenreichen Pazifikküste der Vereinigten Staaten.*

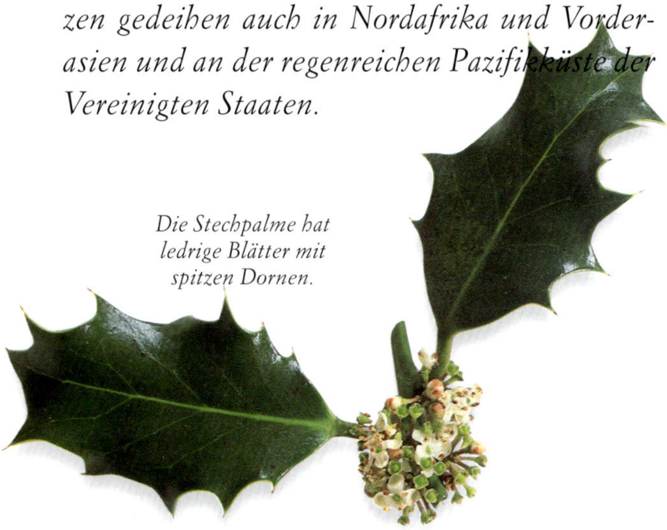

Die Stechpalme hat ledrige Blätter mit spitzen Dornen.

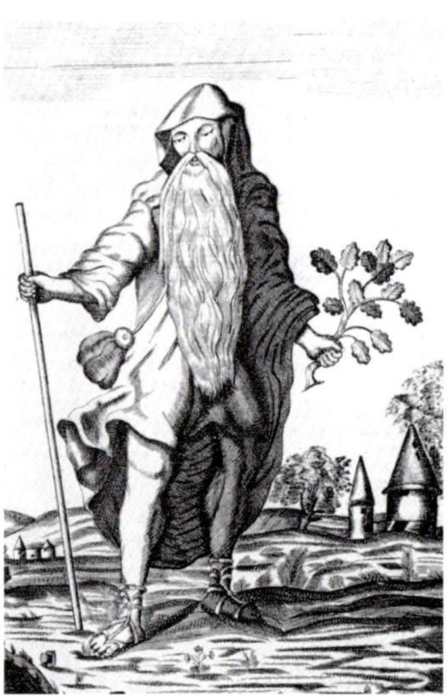

Die Druiden glaubten, daß Stechpalmenzweige sie vor bösen Geistern schützten.

MERKMALE

Göttliche Liebe schützt uns vor unserer Unzulänglichkeit.

Name

Weitere Bezeichnungen sind Stecheiche, Stechdorn, Walddistelstrauch und Christdorn. Letztere bezieht sich auf die Dornenkrone Christi. *Ilex* ist das lateinische Wort für Stecheiche, *aquifolium* ist aus *aqua* = Wasser und *folium* =Blatt zusammengesetzt und beschreibt den spiegelnden Glanz der Stechpalmenblätter.

Farbe/Struktur

Die Stechpalme blüht im Mai. Die Pflanzen haben entweder nur männliche oder nur weibliche Blüten. Die weibliche, die nach der Bestäubung durch die Pollen der männlichen die Stechpalmenbeeren hervorbringt, ist in Kreuzform viergeteilt. Dies ist als Hinweis zu verstehen, daß die widerstreitenden Aspekte unserer menschlichen Natur durch die Kraft der Liebe ausgesöhnt werden müssen. Das Blaßrosa auf der Außenseite der Blütenblätter besänftigt das Herz, das Weiß der Innenseite symbolisiert Reinheit.

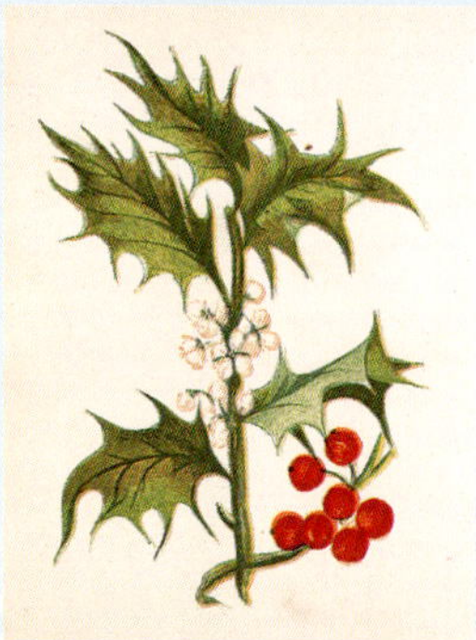

Ilex aquifolium

Erscheinungsbild und Wachstum

Die reich verzweigte, immergrüne Pflanze braucht nur wenig Sonne, denn die dunkelgrünen, glänzenden Blätter reflektieren und intensivieren das Licht. Die dornig gezahnten Blätter dienen dem Schutz der Pflanze. Sie wachsen drei bis vier Jahre an der Pflanze, und selbst nachdem sie abgefallen sind, behalten sie noch lange ihre feste, widerstandsfähige Form bei, wie der Schild, der dem Krieger Schutz gewährt. Eine Stechpalmenhecke ist wirkungsvoller als Stacheldraht oder elektrische Warnanlagen, um ein Haus vor Eindringlingen zu schützen. Auch die Früchte sind außerordentlich dauerhaft und dienen Vögeln und kleinen Tieren als Winternahrung – Ausdruck der Großzügigkeit dieser Pflanze.

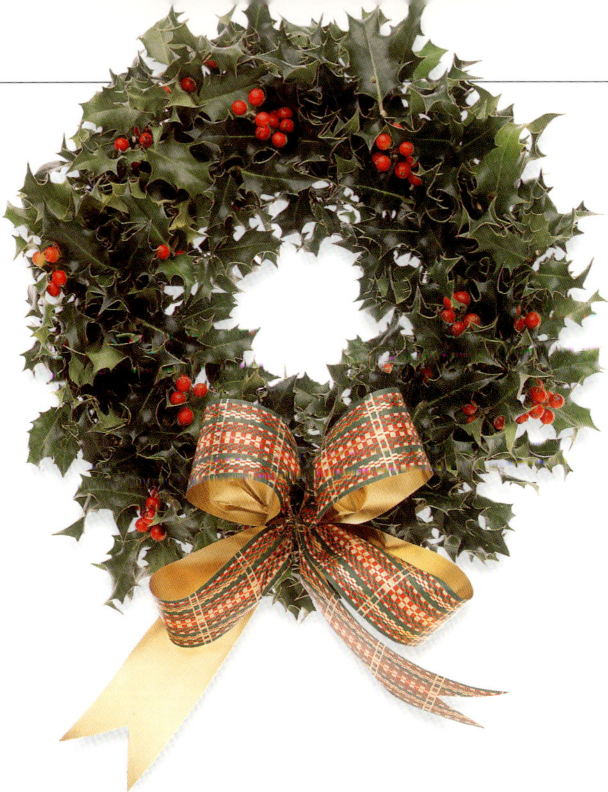

Kränze aus Stechpalmenzweigen schmücken die Haustüren zur Weihnachtszeit.

Schlüsselbegriffe
POSITIV: Liebe, Bescheidenheit, Toleranz
NEGATIV: Haß, Eifersucht, Neid, Mißtrauen, Rachsucht

Aufforderung
Die Erkenntnis, daß wir immer auf die Liebe bauen können, die allmächtige Kraft, die das Universum geschaffen hat und erhält.

BEKRÄFTIGUNG
Ich öffne mein Herz, um die unerschöpfliche Liebe des Universums zu spüren und auszudrücken.

FALLSTUDIE

Charlie, 5, hat ein kleines Brüderchen bekommen, Toni. Anfangs spielte er gern mit dem Kleinen. Als Toni jedoch drei Monate alt war, begann Charlie ihn so fest zu zwicken, daß das Baby zu weinen begann. Charlie zog auch am Haar seiner Mutter, wenn sie Toni fütterte. Als Charlie zur Schule gehen sollte, führte er sich wie ein Wilder auf und schrie, daß er zu Hause bleiben wolle, genauso wie Toni. Nachdem er eine Woche lang Stechpalmenessenz bekommen hatte, legte sich seine Eifersucht, und er ging friedlich zum Unterricht.

ÜBERLIEFERUNG UND GEBRAUCH

Die Kelten fertigten Wurfspieße aus Stechpalmenholz an, weil es dem Werfer die Sicherheit gab, das Ziel zu treffen. Bei den Römern wurden während der fünftägigen Saturnalien im Dezember Stechpalmenzweige als Geschenk überreicht. Die Druiden benutzten die Stechpalme zur Abwehr böser Geister sowie als Schutz vor Giften und den erzürnten Elementen des Naturreiches.

In der christlichen Religion symbolisiert die Stechpalme mit ihren dornigen Blättern und roten Beeren das Blut Christi und sein Leiden für die Menschheit.

In den angelsächsischen Ländern ist ein Kranz oder Strauß aus Stechpalmenzweigen der traditionelle Weihnachtsschmuck sowie ein Symbol der Freude und des guten Willens.

HINWEISE

Therapeutische Wirkung
Löst und besänftigt starke negative Gefühle gegenüber anderen. Bringt die Liebe in verhärtete Herzen. Schützt uns vor unserer eigenen Unzulänglichkeit.

Zubereitungsmethode
Kochmethode. Man nimmt männliche oder weibliche Blüten sowie einige Blätter. Etwa 15 cm lange Zweige abschneiden.

Anwendung und Kombination
Innere Anwendung aus der Vorratsflasche, auch als Salbe und Badezusatz.

Unterstützende Therapien
Jede Therapie oder Übung, die das Herz öffnet. Darauf vertrauen, Liebe schenken und empfangen zu können.

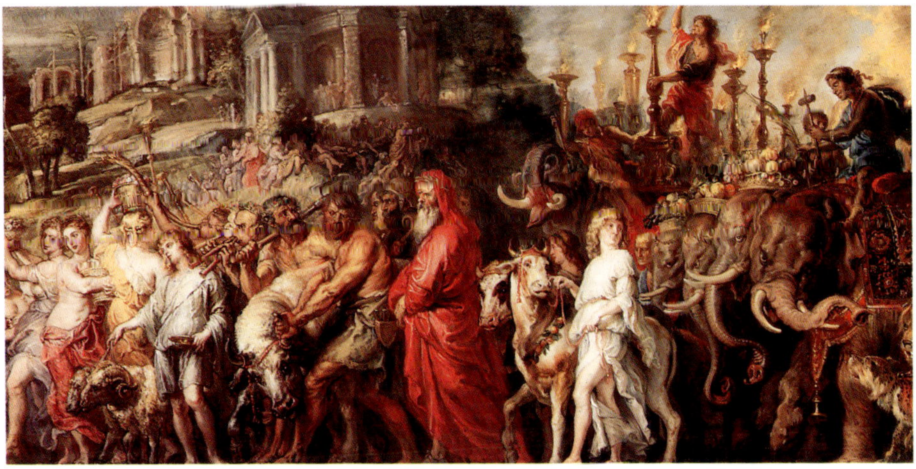

Bei den Saturnalien der Römer wurden Stechpalmenzweige als Geschenk überreicht.

Impatiens glandulifera

Impatiens/Springkraut

Das Drüsentragende Springkraut ist eine von vier Gattungen der Familie der Balsaminengewächse oder Balsaminaceae *und umfaßt etwa 850 Arten, die vorwiegend in den tropischen Gebieten Asiens und Afrikas heimisch sind. Die unregelmäßig geformte Blüte besteht aus fünf Kronblättern, die eine breite Lippe bilden, mit einer Haube und einem gebogenen Sporn dahinter. Sie unterscheiden sich deutlich von den Blüten des Fleißigen Lieschens (*I. walleriana*), das in Gewächshäusern als Zierpflanze kultiviert wird.*

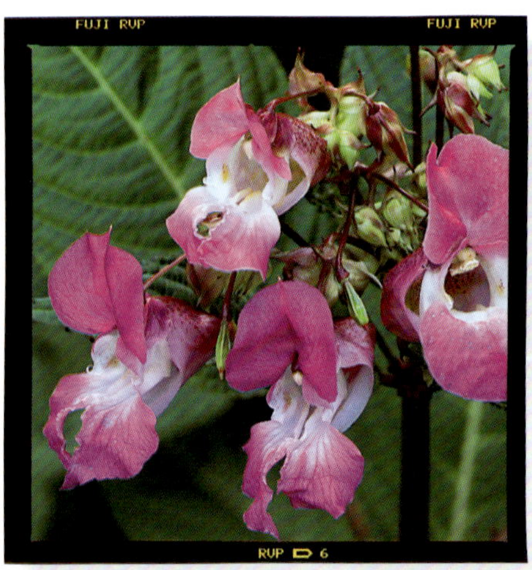

Das Drüsentragende Springkraut hat zarte rote Blüten mit fünf Kronblättern.

MERKMALE

Mit den mächtigen Kräften behutsam walten.

NAME

Impatiens ist das lateinische Wort für ungeduldig; _glandulifera_ bedeutet drüsentragend. Die Bezeichnung _noli me tangere_, Rührmichnichtan, bezieht sich darauf, daß die Samenkapseln des Springkrauts bei Berührung explodieren.

FARBE/STRUKTUR

Die fünfzähligen Blüten ergeben ein helmartiges Gebilde, das einer Orchidee ähnelt. Sie hängen anmutig an kurzen Blütenstielen herab und reagieren auf den leisesten Windhauch. Die einzelnen Teile der Blüte bewegen sich unabhängig voneinander, vergleichbar mit den graziösen Bewegungen von Ballettänzern. Es ist ein Ausdruck der Grazie, welchen diese Essenz zu vermitteln vermag.

ERSCHEINUNGSBILD UND WACHSTUM

Impatiens glandulifera ist eine schnellwüchsige Blütenpflanze von exquisiter Schönheit, die im Frühjahr, unter feuchten Wachstumsbedingungen, in kurzer Zeit 1 bis 2 m hoch wird. Man könnte sie mit einem Sprinter vergleichen, der seinen Körper aus den Startlöchern katapultiert. Bei geringster Berührung platzen die reifen Samenkapseln auf und stoßen die Samen explosionsartig, über weite Entfernungen aus. Geschwindigkeit und angespannte Energie sind ein Charakteristikum dieser robusten Pflanze, das man den zarten Blüten nicht ansieht.

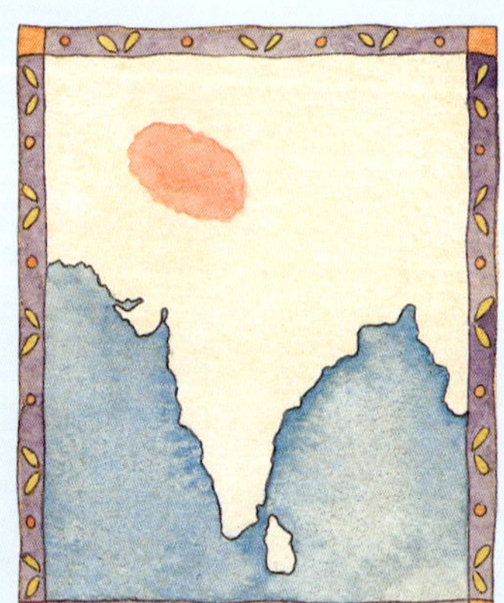

Die ursprüngliche Heimat des Springkrauts war die Kaschmir-Region in Indien.

BEKRÄFTIGUNG
Ich löse die Spannungen im Geist und Körper und fließe mit dem Strom der Zeit.

Schlüsselbegriffe
POSITIV: Kooperativ, feinfühlig, ausgeglichen
NEGATIV: Ungeduld und Rastlosigkeit verursachen physische und psychische Spannungen und Irritationen.

Aufforderung
Die innere geistige, seelische und körperliche Energie nutzen, ohne sich selbst und andere zu verletzen.

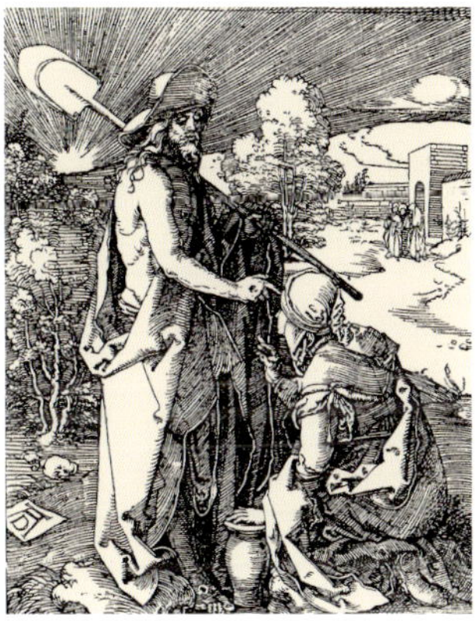

Nach der Auferstehung sprach Jesus zu Maria Magdalena: »Berühre mich nicht«. Daher kommt einer der Namen dieser Pflanze.

ÜBERLIEFERUNG UND GEBRAUCH

Wegen des Namens *noli me tangere*, Rührmichnichtan, bildeten die Mönche des Mittelalters die Pflanze häufig in Kräuterbüchern ab. Nach dem Johannes-Evangelium waren dies die Worte, die Jesus nach seiner Auferstehung an Maria Magdalena richtete.

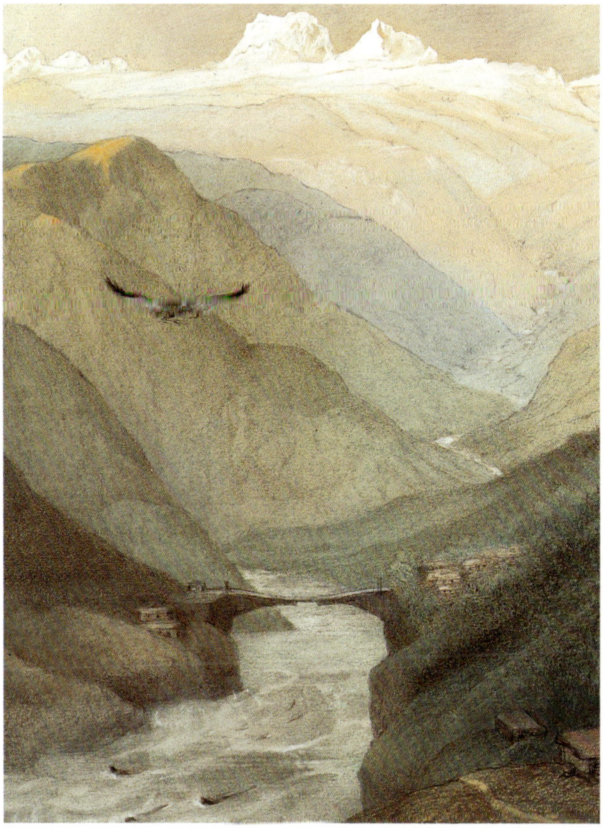

Springkrautessenz bringt Entspannung und ermöglicht es dem Menschen, sich im Fluß der Zeit zu bewegen.

HINWEISE

Therapeutische Wirkung
Steigert die Bereitschaft, sich dem natürlichen Lauf des Lebens zu fügen und den inneren Drang zu zügeln. Löst Spannungen in Körper, Geist und Gemüt, die von Ungeduld herrühren.

Zubereitungsmethode
Sonnenmethode. Nur blaßrosa Blüten verwenden. Die kräftig gefärbten mit rot punktiertem Schlund sind nicht geeignet.

Anwendung und Kombination
Wichtiger Bestandteil der Notfallarznei oder Five Flower-Formula-*Arznei. In Kombination mit* Löwenzahn *bei durch Verspannungen ausgelösten Muskelschmerzen.*

Unterstützende Therapien
Tief atmen und sich bewußt entspannen; Entspannung durch körperliche Aktivitäten, wie z. B. Polaritytherapie.

FALLSTUDIE

Peter, der sehr unternehmungslustig ist, hat sich ein Versandgeschäft aufgebaut, das er allein von zu Hause aus betreibt. Die täglichen Anforderungen sind hoch, und er ist unzufrieden, wenn es ihm nicht gelingt, die eingegangenen Bestellungen noch am gleichen Tag auszuliefern. Er hatte schon überlegt, ob er eine Bürohilfe einstellen sollte, nahm aber Abstand davon, weil er sich sagte, die sei doch viel zu langsam. Bremsklötze könne er nicht brauchen, lieber setzte er sich selbst an die Schreibmaschine. Mit der Zeit wurden seine Rückenschmerzen immer heftiger, und seine Fußgelenke begannen anzuschwellen. Einen Monat lang nahm er *Impatiens* ein und stellte fest, daß das Gefühl, ständig gehetzt zu sein, nachließ. Er stellte eine Halbtagskraft ein und fand sogar Zeit zum Plaudern. Ihm war klar geworden, daß er kein Rennen gegen die Zeit zu führen brauchte, um geschäftlich erfolgreich zu sein, und daß die Arbeit nicht das wichtigste im Leben ist. Die Rückenschmerzen ließen nach und die Knöchel schwollen ab.

Juglans regia

Walnut/Walnuß

Die Walnuß ist eine von sieben Gattungen der Familie der Walnußgewächse oder Juglandaceae, *zu denen auch Hickorynüsse und Pecannüsse gehören. Der Walnußbaum ist ein laubwerfender Baum, der in China heimisch ist und der Überlieferung nach im 17. Jahrhundert über Persien nach Europa gekommen ist. Anfangs wurde er wegen der wertvollen, ölreichen Samen im Mittelmeerraum kultiviert, dann brachten ihn die Römer in die Länder nördlich der Alpen. Heute ist der Walnußbaum in ganz Nordeuropa verbreitet. Das aus den Nüssen gewonnene Öl wird für Speiseöl, Kosmetika, Seifen und Fette verwendet. Die Butternuß (*J. cinerea*) und die Schwarznuß (*J. nigra*) sind in Nordamerika beheimatet. Auch sie werden zu Heilzwecken verwendet.*

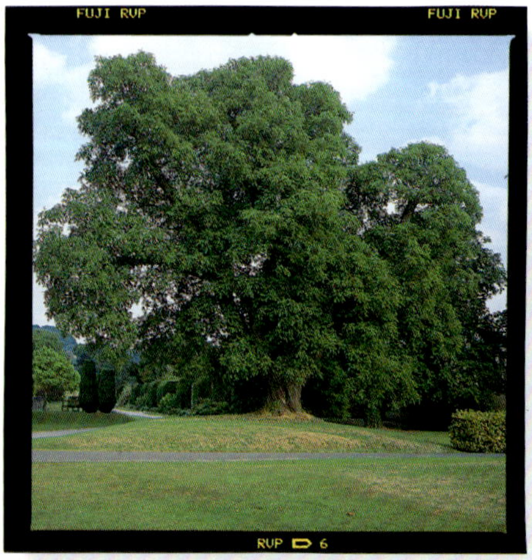

Der Walnußbaum wächst langsam, erreicht eine Höhe von 30 m und kann 300 Jahre alt werden.

MERKMALE

Wegzehrung für die Bewältigung der Zukunft

Name

Iuglandes ist die lateinische Bezeichnung für Walnüsse und steht mit dem Gott Jupiter (Io) in Beziehung, der die Geschicke der Menschen lenkte und zukünftige Ereignisse durch Himmelszeichen ankündigte. Er ist folglich ein Symbol für ungeteilte Autorität, welche Vorgänge auslöst und lenkt, die uns dazu auffordern, unsere Ideale zu erkennen. _Glans_ bedeutet in der Sprache der Anatomie Eichel, zum Beispiel _Glans penis_. Die Römer sahen also in der Walnuß die Eichel Jupiters und setzten sie seinem kraftvollsten Aspekt gleich. Es ist die Kraft der Regeneration unserer Ideale. _Walnuß_ geht auf Welschnuß zurück, die Nuß der Welschen oder Fremden.

Farbe/Struktur

Männliche und weibliche Blüten wachsen an derselben Pflanze. Die Blüte erfolgt vor dem Laubaustrieb. Die männlichen Blüten entwickeln sich an den vorjährigen Achselknopsen und erscheinen als reichblütige hängende Kätzchen. Die weiblichen Blüten bilden aufrechte Ähren an den Enden der neuen Triebe. Zur Reifezeit im September sehen die Früchte aus wie dicke grüne Pflaumen. Später reißt die Hülle auf, und die Nußschale kommt zum Vorschein. Der Kern ist wie die Hälften des menschlichen Hirns geformt, ein Zeichen dafür, daß die Walnuß den Schutz und die Ernährung des Hirns bewirkt.

Erscheinungsbild und Wachstum

Walnußbäume haben einen kräftigen Stamm, werden bis 30 m hoch und können sehr alt werden. In Frankreich soll es einen 300 Jahre alten Nußbaum geben. Wenn die Bäume älter werden, hängen ihre unteren Äste bis auf die Erde herab und berühren den Boden. Hierin spiegelt sich die Wirkung der Schwerkraft auf den menschlichen Organismus.
Der Nußbaum wächst langsam und braucht viel Platz, um sich gleichmäßig zu entwickeln.
Seine Wurzeln sondern eine Substanz ab, die die Wurzeln der Nachbarbäume schädigt und ihr Wachstum behindert.
Der Nußbaum braucht viel Raum, um frei atmen zu können, vergleichbar mit dem Menschen in einer Übergangsphase. Das betrifft nicht nur den geistigen Schutz während des Übergangs, sondern wirkt sich auch darauf aus, wie wir die Umwandlung vollziehen.

HINWEISE

Therapeutische Wirkung
Erleichtert schwierige Übergänge; wirkt gegen negative Einflüsse, die den Wandel verhindern; bietet Schutz bei wichtigen Veränderungen im Leben wie Zahnen, Pubertät, Wechseljahre; stärkt den Willen des Menschen, sich körperlich, geistig und seelisch zu erneuern.

Zubereitungsmethode
Kochmethode. Weibliche Blüten von verschiedenen Bäumen sammeln.

Anwendung und Kombination
Innere Anwendung aus der Vorratsflasche; mit Walnuß läßt sich die Wirkung vieler anderer Essenzen steigern; Salbe mit Walnußessenz ist hilfreich bei durch Veränderung hervorgerufenem Streß, wenn man sie um die Augenhöhlen einreibt.

Unterstützende Therapien
Neue Denkschemata und Verhaltensweisen durch Neurolinguistisches Programmieren; ausgiebig schlafen; Körpertraining; Walnüsse essen.

Schlüsselbegriffe
POSITIV: Schutz bei Veränderungen; sich wahren Zielen zuwenden.
NEGATIV: Schwierige Umstellungen; sich Veränderungen verweigern, großen Veränderungen nicht gewachsen sein.

Aufforderung
Willens sein, sich auf die nächste Stufe der Entwicklung zu begeben.

BEKRÄFTIGUNG
Ich erfreue mich des Schutzes, den ich brauche, um das Leben nach meinen eigenen Idealen zu gestalten.

FALLSTUDIE

Die kleine Anita, 8, war vor kurzem mit ihren Eltern umgezogen und hatte die Schule gewechselt. Schon nach wenigen Tagen bekam sie einen schlimmen Husten, der fünf Wochen lang anhielt. Keine Arznei, die der Hausarzt und ein Heilpraktiker ihr verschrieben, konnte etwas dagegen ausrichten. Die Mutter blieb Hause, um ihr Kind zu pflegen, aber dadurch wurde der Husten auch nicht besser. Sie ging wieder arbeiten und gab Anita in die Obhut einer langjährigen Bekannten. Gleichzeitig beschloß sie, ihrer Tochter ein Vorratsfläschen *Walnut*-Essenz zu kaufen, in der Hoffnung, diese würde ihr helfen. Anita gefiel die kleine Flasche mit der lustigen Pipette. Sie stellte sie in Reichweite neben das Bett und nahm immer wieder einige Tropfen ein, so daß die Flasche noch am gleichen Nachmittag leer war. Als die Mutter von der Arbeit nach Hause kam, lief Anita das Wasser aus Nase und Augen. Die Erkältung hielt zwei Tage an, dann war auch der Husten abgeklungen. Alle, die sie kannten, sagten, daß Anita emotional und geistig viel reifer wirke als vorher. Am nächsten Montag ging sie wieder zur Schule.

ÜBERLIEFERUNG UND GEBRAUCH

❖ Der römische Kaiser Mark Aurel erließ die Anordnung, in Weinstuben Walnüsse kostenlos anzubieten, damit sich seine Legionäre nicht sinnlos betrinken.

❖ In Griechenland und Rom wurden bei Hochzeitsfeierlichkeiten Walnüsse gereicht.

❖ Die Blätter und Früchte des Nußbaums wirken blutstillend und reinigen den Verdauungstrakt. Sie wurden auch bei Hautkrankheiten angewendet. Der englische Naturforscher Nicholas Culpeper konstatierte, daß „destilliertes Wasser aus den grünen Blättern üble Magengeschwüre" kurieren könne. Die dicke Schale um die Nuß enthält Vitamin C und wurde zur Blutstillung bei Wunden verwendet.

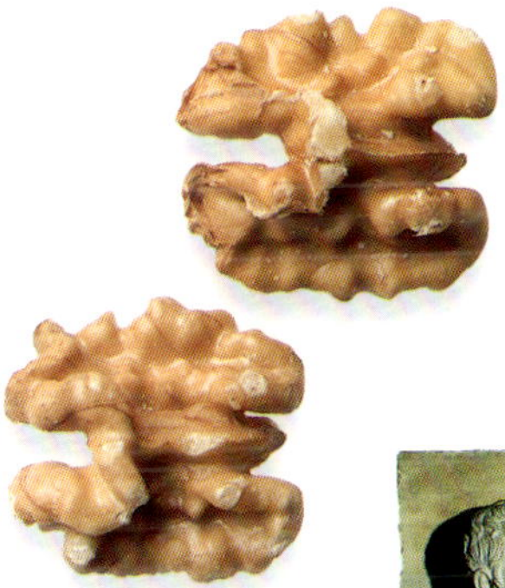

Die Kerne der Walnuß haben verblüffende Ähnlichkeit mit dem menschlichen Gehirn.

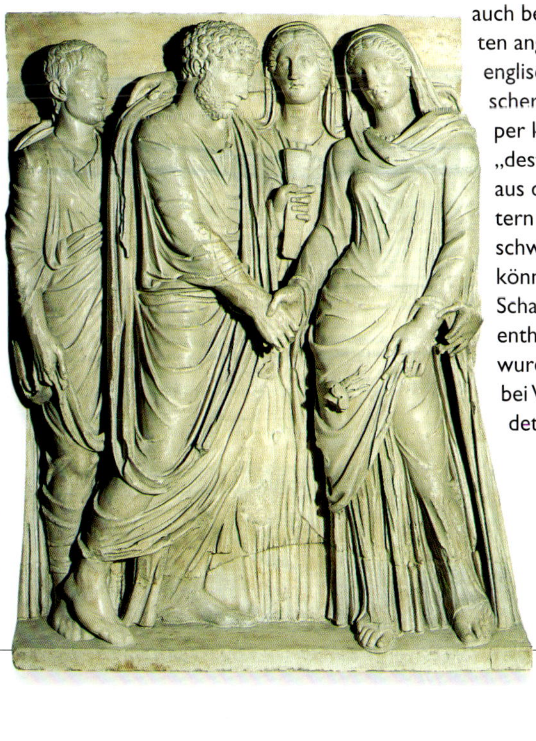

Im antiken Rom wurden Walnüsse bei Hochzeiten gereicht, um den Neubeginn zu symbolisieren.

Larix decidua

Larch/Lärche

Die Lärche mit zwölf in der Nordhemisphäre verbreiteten Arten ist eine Gattung der Familie der Kieferngewächse, genauer gesagt der Unterfamilie Laricoideae. *Die einzige in Europa verbreitete Art ist die Europäische oder Gemeine Lärche. Sie wächst auf der subalpinen Stufe der Alpen und Karpaten. Das rötlich verkernende Holz liefert ein dauerhaftes Möbel- und Bauholz, das in England seit dem 17. Jahrhundert vor allem auch für den Schiffsbau verwendet wurde. Wegen ihres wertvollen, sehr harten Holzes wird die Westamerikanische Lärche (*L. occidentalis*) im Nordosten der Vereinigten Staaten kultiviert.*

Die Lärche ist ein schnellwüchsiger Baum, der im Winter die Nadeln abwirft.

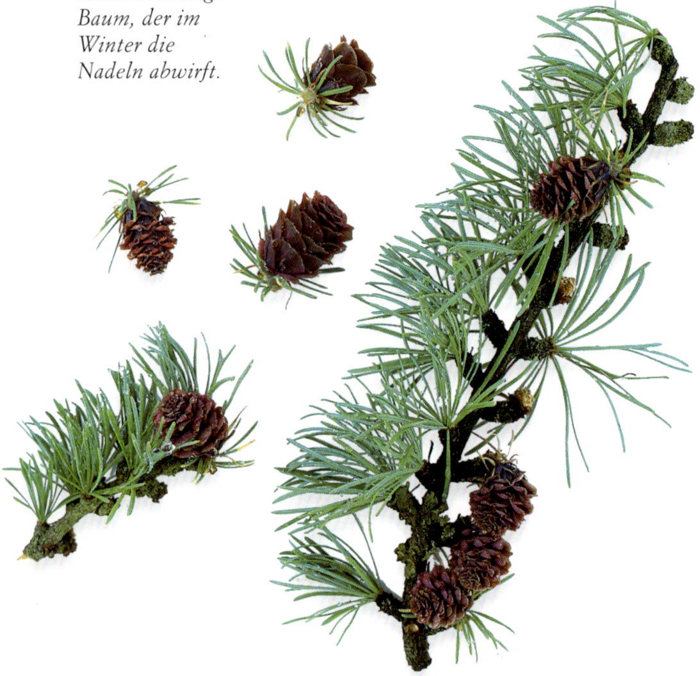

MERKMALE

Brachliegende Potentiale segensreich nutzen.

NAME

Laris **ist die Bezeichnung für das Harz der Nadelbäume, *decidua* verweist darauf, daß die Lärche im Winter die Nadeln abwirft.**

FARBE/STRUKTUR

Die lasch herabhängenden Äste der Lärche vermitteln einen Eindruck von Mutlosigkeit und Erschöpfung. Selbst dem schlanken Wipfel scheint die Kraft zu fehlen, sich aufrecht zu halten. Das äußere Erscheinungsbild ist völlig verschieden von der Tanne, obwohl sie der Lärche im schlanken Wuchs sehr ähnlich ist. Aber die Äste breiten sich willkürlich und ohne Sinn für Gleichmaß aus, es fehlt die Symmetrie. Andererseits ermöglichen die biegsamen, dünnen Äste das Überleben des Baumes auch in extremen Wetterlagen im Hochgebirge. Der Lärchenbaum ist schnellwüchsig und erreicht Höhen bis 45 m. Er ist ein kraftvoller Baum, der seine Vorzüge nicht zu erkennen gibt.

ERSCHEINUNGSBILD UND WACHSTUM

Die Lärche ist der einzige laubwerfende Nadelbaum und hinterläßt dadurch den Eindruck, schwächer zu sein als andere Koniferen. Tatsächlich aber ist sie viel robuster als viele andere Bäume. Die männlichen Blüten sind gelb, die weiblichen rot. Beide sitzen auf dünnen, schwächlichen Trieben. Die Nadeln der Lärche sind weich und nachgiebig, denn sie erleben nur eine Wachstumsperiode. Diese scheinbare Schwachheit ist Teil eines starken Veränderungsvorgangs. Die zu kleinen Büscheln angeordneten Nadeln geben der Lärche ein unförmiges Aussehen, und die Äste hängen schlaff herab. Nach der Reife bleiben die Zapfen oftmals mehrere Jahre lang am Baum – wie ein Heranwachsender, der zwar physisch in der Lage wäre, zu Hause auszuziehen, dem es aber am erforderlichen Selbstvertrauen mangelt. Die jungen Bäume finden sich in ihrer Umgebung leicht zurecht und entwickeln sich rasch – sechsmal schneller als die Eiche. Deshalb ist die Lärche ein Symbol für Kühnheit. Die Lärche wird häufig zum Schutz langsam wachsender und empfindlicherer Baumarten angepflanzt. Obwohl sie rasch wächst und einen unordentlichen Eindruck macht, betrachtet man die Lärche wie einen Erwachsenen, der befähigt ist, seine Nachkommenschaft zu beschützen.

BEKRÄFTIGUNG
Ich denke, spreche und handle im Vertrauen auf meine Fähigkeiten.

Schlüsselbegriffe
POSITIV: Selbstvertrauen, Selbstsicherheit
NEGATIV: Brachliegendes Potential; Erwartung von Fehlschlägen

Aufforderung
Begreifen lernen, daß Potentiale vorhanden sind, die zum Erfolg führen können, sobald sie erkannt und richtig eingesetzt werden.

ÜBERLIEFERUNG UND GEBRAUCH

- Der römische Kaiser Augustus ließ zum Bau des Forum Romanum Lärchenholz verwenden. Es wurde auch für den Innenausbau von Wehranlagen eingesetzt.
- Lärchenholz ist härter, stärker und dauerhafter als andere Nadelhölzer, ausgenommen Eibe. Es ist resistent gegen Holzwürmer und wird als Grubenholz verwendet.
- Aus dem Harz der Lärche wird das Venezianische Terpentin gewonnen.

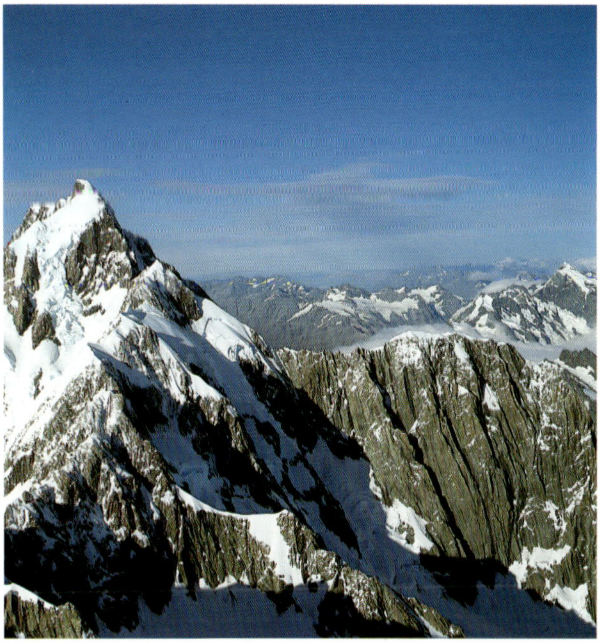

Die Lärche ist in den Alpen beheimatet und hat sich in den gemäßigten Zonen Nordeuropas ausgebreitet.

FALLSTUDIE

Roberta, 19, litt unter panischen Angstzuständen. Sie studierte an der Technischen Hochschule, aber die Fächer langweilten sie. Nachdem sie zwei Wochen lang *Lärche* genommen hatte, wurde ihr klar, daß sie nur studierte, um ihren Eltern einen Gefallen zu tun. Eigentlich wollte sie Schauspielerin werden. Nach weiteren zwei Wochen, während sie weiterhin die Essenz einnahm, entschloß sie sich zum Abbruch des Studiums und trat in eine Schauspielschule ein. Das Leben begann ihr wieder Freude zu machen, und die Angstzustände vergingen. Heute arbeitet Roberta als Dramaturgin am Theater.

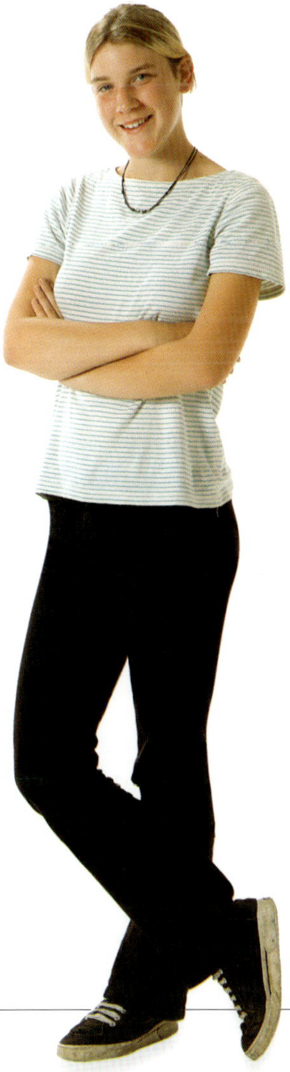

Lärchen*essenz unterstützt bei jungen Menschen das Wachstum und das Vertrauen in die Zukunft.*

HINWEISE

Therapeutische Wirkung
Lärche festigt das Selbstvertrauen; ruft das Potential zum Erfolg und Glück ins Bewußtsein; befreit von begrenzendem Denken.

Zubereitungsmethode
Kochmethode. Ende März, Anfang April etwa 15 cm lange Zweige mit jungen Nadeln und einigen männlichen sowie weiblichen Blüten von möglichst vielen Bäumen sammeln.

Anwendung und Kombination
In Verbindung mit fast allen anderen Essenzen zur Stärkung des Selbstvertrauens; für innere Anwendung aus der Vorratsflasche; als Lotion und für Halsumschläge.

Unterstützende Therapien
Bei allem, was man unternimmt, nicht an mögliche Mißerfolge denken; selbstbewußt auftreten und frei heraussagen, was man erreichen möchte.

Lunaria annua

Honesty/Silberblatt

Lunaria, *das Silberblatt, ist eine in Europa heimische, nur zwei Arten umfassende Gattung der Kreuzblütler. Zu dieser Pflanzenfamilie gehören unter anderem auch so wichtige Gemüsepflanzen wie Kohl, Rosenkohl, Blumenkohl und Pflanzen, aus deren Samen Öl gewonnen wird.* Lunaria annua *wurde schon im Mittelalter im Garten kultiviert. Die Samen, die wie Kressesamen schmecken, werden seit alters her arzneilich genutzt. Als Blütenstaude wird das Silberblatt wegen seiner schönen, in Trauben stehenden, weißlichen bis violetten Blüten geschätzt.*

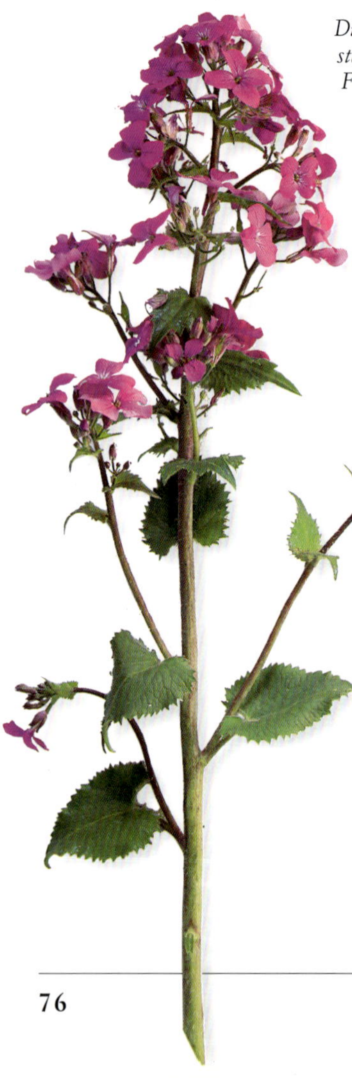

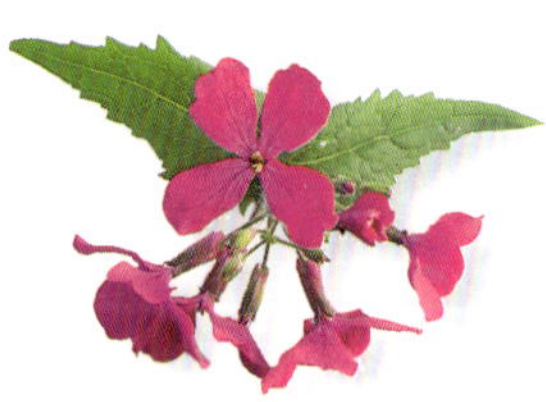

Die den Blüten folgenden Fruchtstände mit den pergamentartigen Fruchtscheidewänden sehen aus wie Silbermünzen.

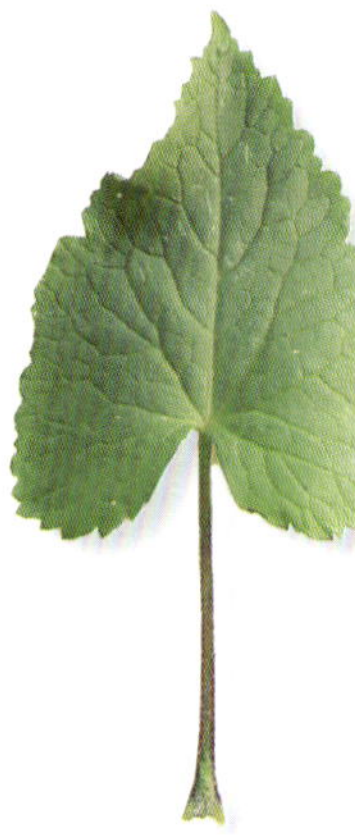

MERKMALE

Um höherer Werte willen materielle Einbußen hinnehmen.

NAME

Weitere Bezeichnungen sind Mondveilchen, Mondviole, Mondkraut, Judassilberling und Atlasblume. *Lunaria annua* **ist von den lateinischen Wörtern** *luna* **= Mond und** *annum* **= Jahr abgeleitet. In der englischen Sprache heißt die Pflanze** *honesty*, **Ehrlichkeit, und sagt somit das Gegenteil dessen aus, was mit Judassilberling gemeint ist. Judassilberling ist ein Hinweis auf den Verrat an spirituellen Werten. Kreuzblütler oder** *Cruciferae*, **die Bezeichnung für die Pflanzenfamilie, steht in Bezug zur kreuzförmigen Anordnung der vier Blütenblätter und vier Kelchblätter und im übertragenen Sinne auch zum Martyrium Christi.**

FARBE/STRUKTUR

Die Blüten bilden ein changierendes Muster aus rosa und purpurroten Kreuzen. In der Symbolsprache ist Purpur eine Farbe, die nur zum heiligen Gebrauch diente. Die Frucht der Pflanze ist ein flaches Schötchen, das im Reifezustand pergamentartig-silbrig schimmert, wie der Mond oder Silbermünzen. An der Innenseite ist die Scheidewand wie Perlmutt gefärbt. Nach dem Ausstreuen der Samen bleiben die Scheidewände an der Pflanze. Ihre runde Form symbolisiert Vollkommenheit; das durch die kreuzförmig angeordneten Blütenblätter angedeutete Quadrat steht in Beziehung zu praktischem Sinn. Das Silberblatt ist demnach eine Blume der angewandten Spiritualität, ein Silberstreif am Horizont.

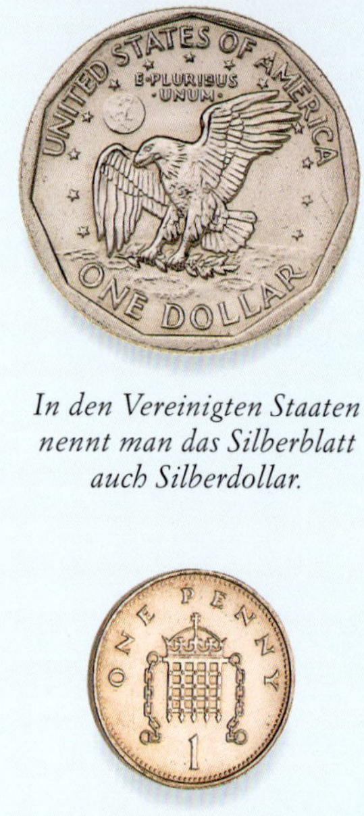

In den Vereinigten Staaten nennt man das Silberblatt auch Silberdollar.

Die kleinen Samenschoten des Silberblatts haben Ähnlichkeit mit Silbermünzen.

ERSCHEINUNGSBILD UND WACHSTUM

Die flachen Samen des Silberblatts treiben leicht mit dem Wind dahin, so daß sich die Pflanze mühelos selbst aussät und reichlich vermehrt.

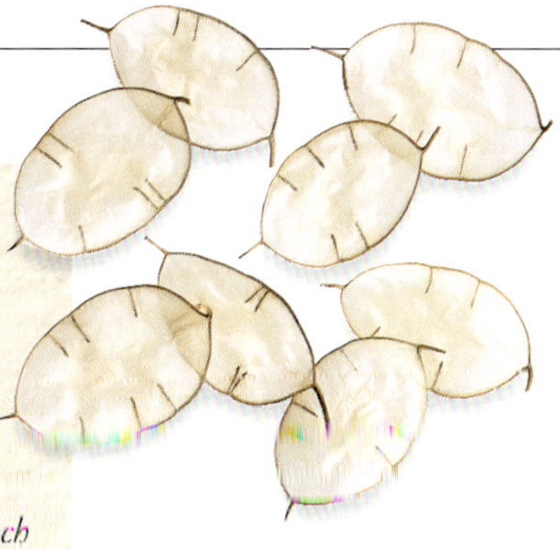

Das Silberblatt wird nicht zuletzt wegen der attraktiven Samenschötchen geschätzt.

HINWEISE

Therapeutische Wirkung
Verhilft zur Erkenntnis, daß spirituelle Stärkung dem physischen Körper Heilung bringen kann; ein gutes Mittel für materialistisch eingestellte Menschen und solche, die von Geldsorgen gequält werden; unterstützt die Einbindung des Materiellen ins Spirituelle; hilft jenen, die vorgeben oder glauben, keine Zeit für ihre spirituellen Bedürfnisse zu haben; nützlich für diejenigen, die sich großzügig zeigen, um dafür gelobt zu werden – denn sie werden mit Dankbarkeit einsehen, daß auch sie der Segnungen des Göttlichen in ihnen teilhaftig werden.

Zubereitungsmethode
Sonnenmethode

Anwendung und Kombination
Für den inneren Gebrauch aus der Vorratsflasche; besonders wirksam in Verbindung mit Königskerze.

Unterstützende Therapien
Sich angewöhnen, zu meditieren oder zu beten, was immer einem mehr liegt.

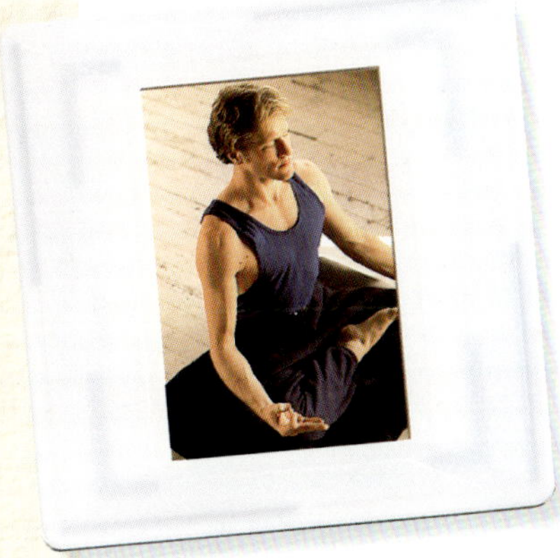

Silberblattessenz ist besonders wirksam, wenn die Anwendung von Meditationsübungen begleitet wird.

BEKRÄFTIGUNG
Ich begegne der materiellen Welt mit Integrität.

Schlüsselbegriffe
POSITIV: *Spirituelles Leben; anderen helfen, ohne sich aufzugeben.*
NEGATIV: *Materialismus*

Aufforderung
Geben und empfangen, der göttlichen Vorsehung vertrauen.

ÜBERLIEFERUNG UND GEBRAUCH

Früher glaubte man, mit Silberblatt Ungeheuer in die Flucht schlagen zu können.

FALLSTUDIE

Renate, Sozialarbeiterin, fühlte sich wie ausgebrannt. Sie beschloß, ihre Freude an der Gestaltung von Innenräumen nicht mehr nur als Hobby, sondern als Beruf zu nutzen. Man machte ihr ein Angebot, womit sie nicht gerechnet hatte, und sie wurde ganz aufgeregt bei dem Gedanken, selbständig tätig sein zu können. Die Aufregung war so groß, daß sie einen Kostenvoranschlag machte, der weit unter dem lag, was sie hätte verlangen müssen. Außerdem war die Ausführung mit mehr Arbeit verbunden, als sie erwartet hatte, denn der Auftraggeber konfrontierte sie ständig mit neuen Wünschen. Sie versuchte sich einzureden, daß sie glücklich sein dürfe, diese Gelegenheit geboten bekommen zu haben, aber sie konnte nicht mehr entspannt schlafen und spürte die Erschöpfung von Tag zu Tag stärker. Renate begann *Silberblatt* einzunehmen, und nach zwei Wochen sah sie ein, daß sie die Bedeutung ihres Berufs als Sozialarbeiterin unterbewertet hatte. Was sie als Innenarchitektin verdiente, war keine ausreichende Kompensation für die Erfüllung, die sie früher gefunden hatte. Sie vermißte die Möglichkeit, anderen helfen zu können. Außerdem wurde ihr klar, daß sie selbstbewußter auftreten müsse, um nicht ständig den Kürzeren zu ziehen. Sie informierte ihren Auftraggeber dahingehend, daß sie Sonderwünsche nur bei zusätzlicher Bezahlung ausführen würde. Ein halbes Jahr später war sie wieder als Teilzeitarbeiterin im Sozialbereich tätig. Sie hatte Abstand gewonnen und ließ sich nicht mehr in die Probleme anderer hineinziehen. Sie schlief nun besser und fand Zeit, sich mit sich selbst zu beschäftigen. Sie hatte erkannt, daß sie geben konnte, ohne sich zu verausgaben.

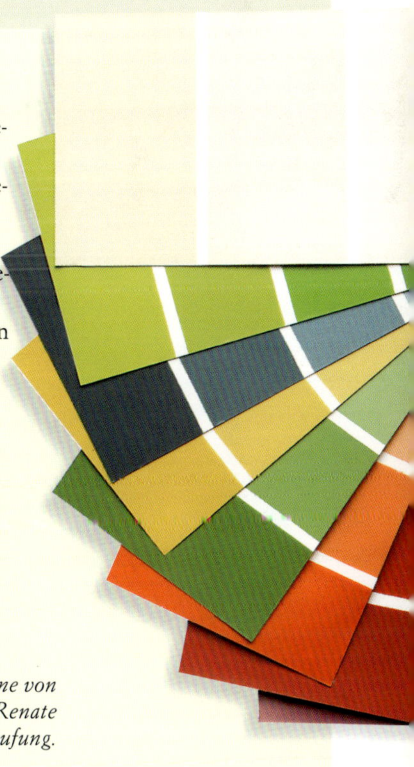

Nach der Einnahme von Silberblattessenz fand Renate zu ihrer wahren Berufung.

Macrophidia fuliginosa

Black Kangaroo Paw

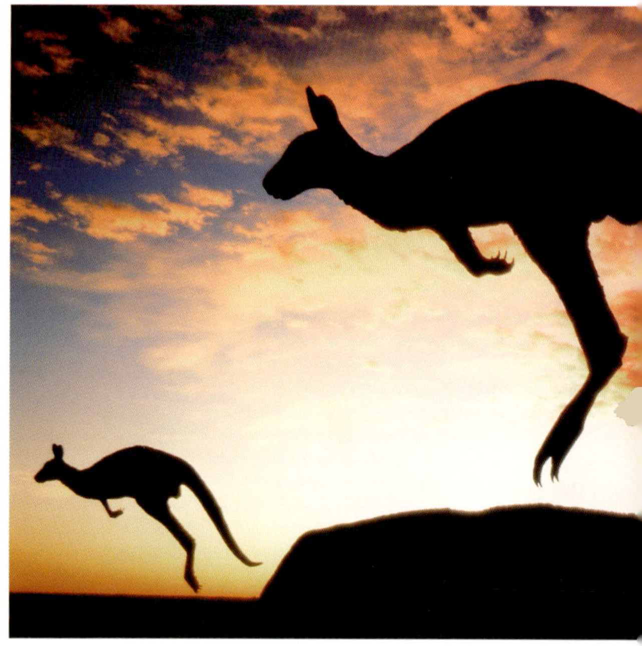

Diese bemerkenswerte Blütenpflanze ist eine Gattung der Haemodoraceae, *der Känguruhpfotigen, und nahe verwandt mit* Anigozanthos manglesii, *die über die Fähigkeit verfügt, die Farbe der Blüten zu wechseln, zum Beispiel von Rot zu Grün, von Purpur zu Rot, Violett oder Gelb, ohne daß es dafür biologische, biochemische oder genetische Erklärungen gäbe. Die Schwarze Känguruhpfote ist allerdings nicht so vielseitig. Sie unterscheidet sich von den anderen Känguruhpfoten in der Struktur der Blüten, deren Kelche tiefer und regelmäßiger eingeschnitten sind. Die drei Samen der Frucht fallen ab, nehmen dabei einen Teil der Narbe mit, lassen aber die Blüte ansonsten unversehrt am Stiel haften.*

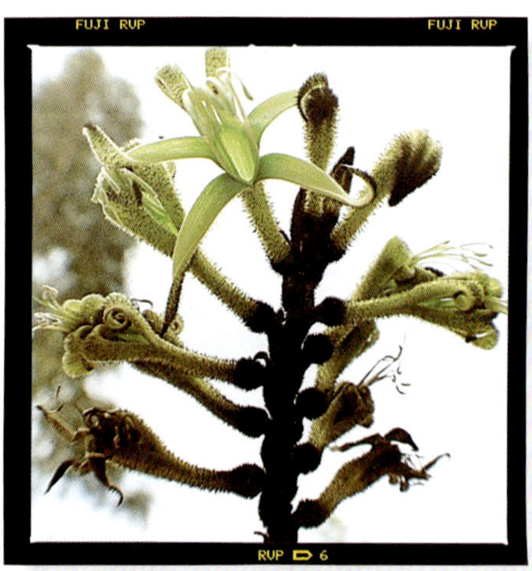

Die gelben, röhrenförmigen Blüten der Schwarzen Känguruhpfote sitzen wie Finger an den Blütenstengeln.

MERKMALE

Überträgt Emotionen aus der Dunkelheit ans Licht.

NAME

***Macrophidia* ist von *macropodia* abgeleitet, dem lateinischen Wort für Känguruh. *Fuliginosa* bezieht sich auf das schwarz-rußige Aussehen der Blüten und Stiele.**

FARBE/STRUKTUR

Die röhrenförmigen Blüten der Känguruhpfote sind in fingerartige Gebilde von etwa 5 cm Länge unterteilt und wie die Pfoten des Känguruhs mit schwarzen Haaren überzogen. Die Blütenfinger sind sehr elastisch und wiegen sich anmutig im Wind.

ERSCHEINUNGSBILD UND WACHSTUM

Die ebenfalls schwarz behaarten, kräftigen Stengel werden bis 1 m hoch. Im Frühjahr sprießen fächerförmige Büschel schmaler, lanzettförmiger, blaugrüner Blätter aus den Achseln der Blütenknospen. Die an Schwerter erinnernde Lanzettform steht in Beziehung zu klaren Gedanken und fairem Verhalten.

Diese in den tropischen Zonen Australiens heimische Pflanze wächst vorzugsweise auf offenem Gelände an Buschrändern.

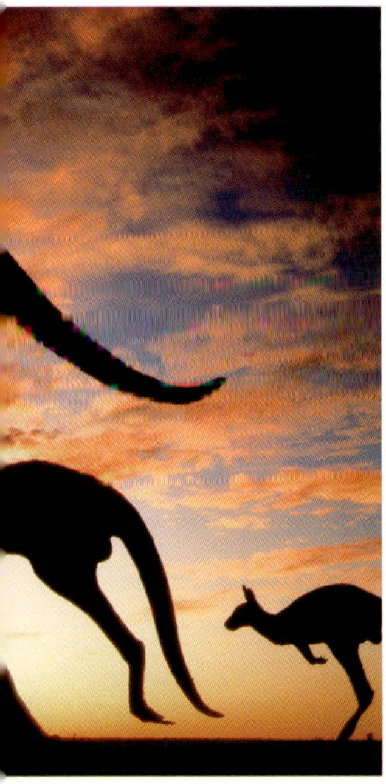

Schlüsselbegriffe
POSITIV: Lieben und vergeben.
NEGATIV: Haß und Rachsucht

Aufforderung
Sich der dunklen Seite der menschlichen Natur bewußt werden und sich mit ihr befassen, um Haßgefühle in Liebe zu verwandeln.

Die in Australien heimische Pflanze hat die Form von Känguruhpfoten, die ihr den Namen geben.

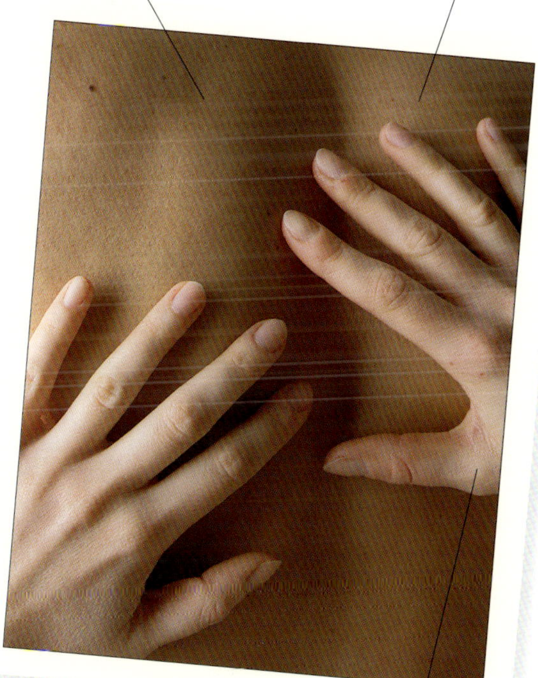
VERSPANNTE MUSKELN SIND SCHMERZHAFT.
SPANNUNGEN IM NACKEN UND IN DEN SCHULTERN
RÜCKENMASSAGEN MIT BLACK KANGAROO PAW LINDERN MUSKELVERSPANNUNGEN.

Die wirksame Essenz von Black Kangaroo Paw wird auch als Einreibemittel angewendet.

HINWEISE

Therapeutische Wirkung
Von Liebe und Vergebung ausgelöste Regungen unterstützen, um damit den mächtigen Einflüssen des Bösen wie Rachegelüste, Haßgefühle und das Verlangen, andere zu beherrschen, entgegenzuwirken.

Zubereitungsmethode
Sonnenmethode

Anwendung und Kombination
In der Vorratsflasche; im oberen Bereich des Rükkens einreiben, wo sich Verspannungen gebildet haben.

Unterstützende Therapien
Mit vertrauenswürdigen Freunden oder einem Therapeuten über die belastenden Zwangsvorstellungen sprechen; die von Haßgefühlen überlagerte Liebe offenbaren; beten und meditieren.

BEKRÄFTIGUNG
Ich übernehme die Verantwortung für meine Gefühle und handle mit der Kraft meines besseren Ich.

FALLSTUDIE

Dirk hatte einen Therapeuten aufgesucht, nachdem die Scheidung sehr schmerzhaft und deprimierend verlaufen war. Obwohl der Vorschlag zur Trennung von ihm kam, weil er glaubte, mit einer anderen Frau glücklicher werden zu können, hatte ihn die Eifersucht überwältigt, als er feststellte, daß sich seine Frau mit einem anderen Mann traf. Er merkte, daß er noch an seiner Frau hing. Wie unter einem inneren Zwang folgte er ihr, wohin sie auch ging, und wenn sie sich trafen, machte er ihr eine Szene. Nachdem Dirk auf Anraten seines Heilpraktikers einen Monat lang Känguruhpfote eingenommen hatte, kam er wieder zu Sinnen und erkannte, daß er mit seinem unbeherrschten Verhalten nichts erreichen würde. Er begriff auch die wahren Scheidungsgründe, indem er sich daran erinnerte, daß die Ehe von Anfang an unter keinem guten Stern gestanden hatte, daß das Verhältnis zu seiner Frau trotz der Anstrengungen, die er unternommen hatte, immer gestört war und beide darunter gelitten hatten. Die Trennung war die einzig richtige Lösung. Von nun an verfolgte Dirk seine frühere Frau nicht mehr.

Macrozamia reidleii

Macrozamia

Diese außergewöhnliche Pflanze gehört zur Familie der Zamiaceae*. Es sind Cycadeen oder Palmfarne, uralte Pflanzen des Mesozoikums, die vor 250 Millionen Jahren auf Gondwanaland wuchsen, bevor die große Landmasse in Kontinente auseinanderbrach. Die Macrozamia ist eine Gattung mit zwölf Arten, die wie Farne oder kleine Bäume aussehen. Sie gedeihen in den gut durchlässigen Böden der lichten Wälder im Südwesten Australiens.*

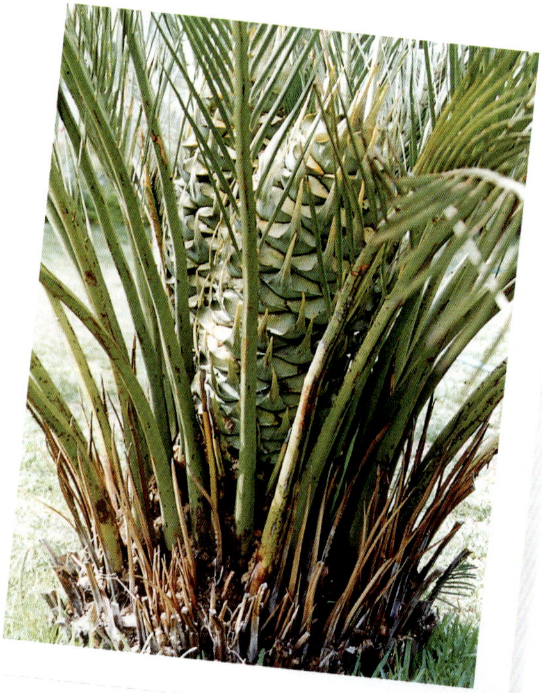

Die charakteristischen Zapfen der Macrozamia wachsen zwischen den Wedelblättern.

MERKMALE

Sorgt für Ausgleich und Vitalität bei sexueller Kräftigung

NAME

***Macrozamia* heißt »große *Zamia*«. *Zamia*, bedeutet soviel wie Verlust. Entdecker der Pflanze war der im 18. Jahrhundert lebende französische Botaniker Anselme Reidlei.**

FARBE/STRUKTUR

Die Pflanze besteht aus vielen Wedelblättern, die aus einem flachen Wurzelstock wachsen. Dazwischen sitzen männliche oder weibliche Zapfen.

ERSCHEINUNGSBILD UND WACHSTUM

Die Pflanzen, die entweder männliche oder weibliche Blüten entwickeln, sehen sehr verschieden aus. Die männliche Pflanze bringt drei bis sieben Zapfen hervor, deren Schuppen die Pollensäcke schützen. Die weibliche Macrozamia hat eine oder zwei Blüten, die bis 50 cm hoch und 15 kg schwer werden können. Die Befruchtung erfolgt über freie, mit einem schraubig verlaufenden Geißelband versehene Spermatozoiden.

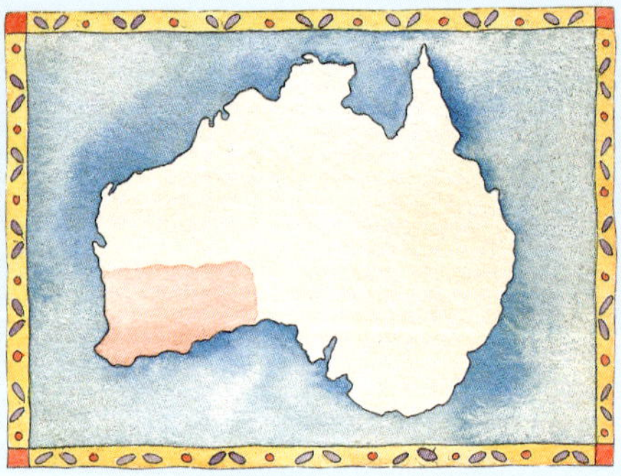

Die exotische Macrozamia wächst in den Wäldern Südostaustraliens.

ÜBERLIEFERUNG UND GEBRAUCH

- Die Ureinwohner Australiens haben ein Mittel gegen Zeugungsunfähigkeit aus Samen zubereitet. Diese sind jedoch giftig und somit für den Gebrauch ungeeignet.
- Die braune Wolle zwischen den Wedelansätzen wurde als Windel benutzt.

FALLSTUDIE

Alexandra, 40, entschloß sich zu einer Therapie mit Blütenessenzen, nachdem sie und ihr Mann seit einem Jahr nicht mehr miteinander geschlafen hatten. Sie fürchtete, er könne sie verlassen. Nachdem sie zwei Wochen lang *Macrozamia* eingenommen hatte, begann sie, sich an Ereignisse zu erinnern, die mit ihrem Geschlechtsleben im Zusammenhang standen. Dazu gehörte die Begegnung mit einem rücksichtslosen Gynäkologen, der sie von ihrem zweiten Kind entbunden hatte. Seit dieser Zeit hatte sie nur negative Vorstellungen von ihren Geschlechtsteilen. Auch das unangemessene Verhalten ihres Vaters während ihrer Pubertät kam ihr wieder ins Bewußtsein. Unter anderem hatte er sie mit jemand aus dem engeren Bekanntenkreis der Familie allein gelassen, der sie sexuell mißbraucht hatte. Die Anhäufung solcher quälender Eindrücke hatte dazu geführt, daß sie jeden Gedanken an Sex widerwärtig und abstoßend fand. Nach der Einnahme von *Macrozamia* waren ihr diese unterdrückten Gefühle wieder gegenwärtig geworden. Einen Monat später konnte sie wieder an sexuelle Beziehungen denken, ohne davon abgestoßen zu werden.

HINWEISE

Therapeutische Wirkung
Führt allen Aspekten der Sexualität heilende Energien zu; ein hilfreiches Mittel für Menschen, die unter den Auswirkungen von Inzest, Vergewaltigung und sexuellen Belästigungen leiden; hilfreich, wenn Sexualität nur unter negativen Vorzeichen gesehen wird; mildert sexuelle Aggressivität und stärkt das Zärtlichkeitsgefühl. Fördert das bessere Verständnis für die sexuellen Beziehungen zwischen Mann und Frau und ermöglicht ein harmonisches Zusammenleben. Die Vorstellungen des Mannes von Freiheit und Vitalität werden durch die weiblichen Eigenschaften sublimiert.

Zubereitungsmethode
Sonnenmethode, anschließend Kochmethode

Anwendung und Kombination
Anwendung aus der Vorratsflasche, auch als Salbe für Unterleibsmassagen; in Kombination mit Star of Bethlehem *und* Self-heal *bei traumatischen Erlebnissen.*

Unterstützende Therapien
Geeignete Psychotherapie

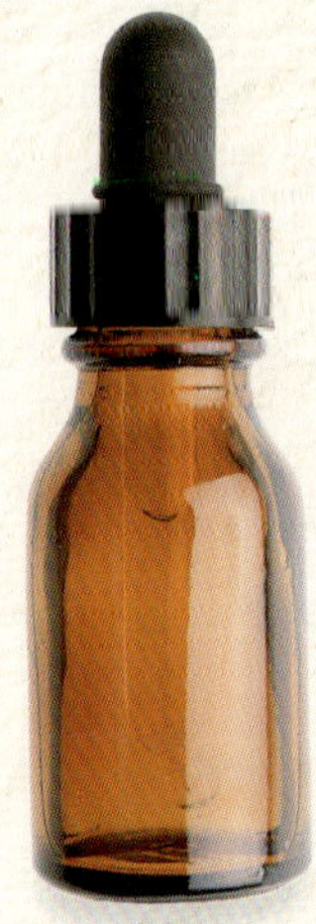

Macrozamia-*Essenz aus der Vorratsflasche ist ein hilfreiches Mittel gegen sexuelle Probleme.*

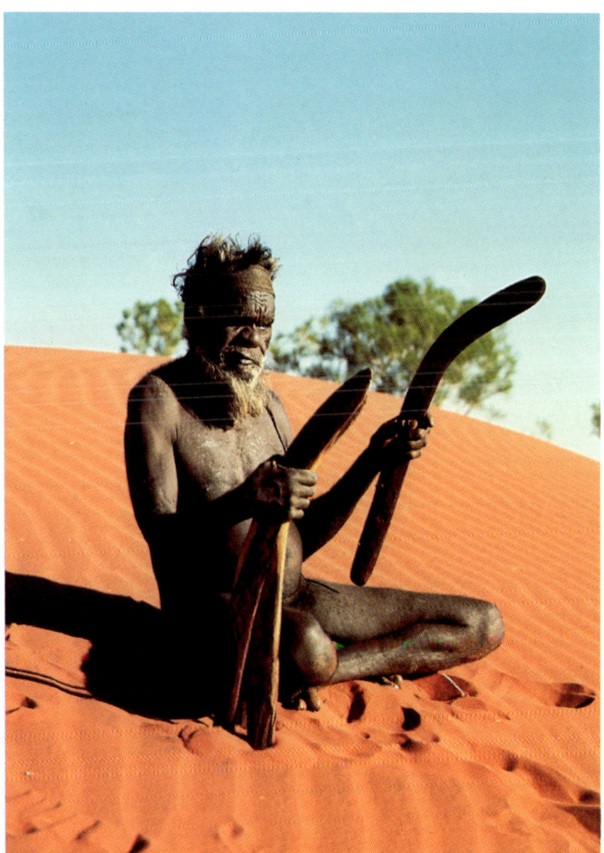

Schlüsselbegriffe
Positiv: Sexuelle Sensibilität, normale Reaktionen
Negativ: Sexueller Mißbrauch; sexuelle Unterdrückung

Aufforderung
Die Notwendigkeit einsehen, das Sexualleben auf eine gesunde Basis zu stellen.

BEKRÄFTIGUNG

Indem ich mich auf meine eigene sexuelle Heilung einstimme, erlange ich Harmonie und persönliche Erfüllung.

Die Ureinwohner Australiens bereiteten aus den giftigen Samenkörnern der Macrozamia ein potenzförderndes Mittel zu.

Madia elegans

Madia

Die Madia gehört wie die Sonnenblume zur Gattungsgruppe Heliantheae *aus der Familie der Korbblütler oder* Asteraceae. *Es gibt zahlreiche Madia-Arten mit klebrigen Härchen wie Pygmäenmadia, Waldmadia und Hasenblatt, die an der Pazifikküste der Vereinigten Staaten gedeihen.* Madia elegans *ist eine kalifornische Wildblume und kommt vor allem auf Lichtungen in den küstennahen Bergwäldern vor.*

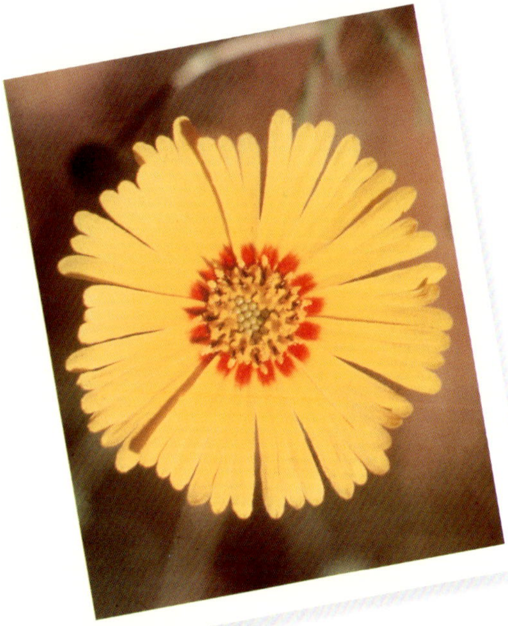

Bei Sonnenlicht schließen sich die Blüten der Madia. Sie zieht sich zurück und bewahrt ihre Energie.

MERKMALE

Ständige Konzentration auf das Ziel

NAME

Wegen der klebrigen Blätter wird die Madia auch als Ölmadie oder Teerkraut bezeichnet.

FARBE/STRUKTUR

Die *Madia* gehört zu den einjährigen Compositae. Sie hat gelbe Blüten, die zur Blütenmitte hin rot angelaufen sind. Es fällt schwer, sich längere Zeit auf Gelb zu konzentrieren, denn die Farbe repräsentiert Gedanken, die leicht abgelenkt werden. Aber die rot geränderte Mitte verleiht der Konzentration Kraft und den gelben Strahlenblüten Tiefe. Rot ist die Farbe des Handelns, aber auch der Gefahr. Sie warnt davor, sich nicht in Gedanken zu verlieren, sondern zielstrebig zu handeln. Die schwarzen Staubbeutel ziehen unseren Blick noch tiefer in den Mittelpunkt. Ihre hexagonale Anordnung bestärkt den Eindruck von überlegtem Handeln und der Fähigkeit, mit Details zurechtzukommen. Von der Seite betrachtet bilden die Kelchblätter eine Urne, deren Wände den großen Sternblüten Halt geben. Die gelben Strahlen werden von unten gestützt. Es sieht so aus, als sollten die Strahlen daran gehindert werden, auseinander zu streben und sich zu verteilen.
Die Stengel sind regelmäßig verzweigt, und die länglichen Blätter wachsen versetzt daraus hervor, was den Eindruck von Effizienz bestärkt.

ERSCHEINUNGSBILD UND WACHSTUM

Die Blüten der *Madia* öffnen sich am späten Nachmittag und bleiben so die ganze Nacht über, bis die Sonne am nächsten Vormittag heiß vom Himmel brennt. Dann rollen sich die Blütenblätter ein und schützen die Blüte vor extremen äußeren Einflüssen.

BEKRÄFTIGUNG

Ich bringe Geradlinigkeit und Klarheit in alle Aspekte meines Lebens.

Schlüsselbegriffe

POSITIV: Klarheit, Freude am Detail, Beharrlichkeit, präzises Denken
NEGATIV: Ziellos, zerstreut, unkonzentriert

Aufforderung

Aufgaben zielstrebig und gründlich erledigen, um die spirituellen Ziele eindeutiger zu erfassen.

HINWEISE

Therapeutische Wirkung
Befähigt zu Konzentration und Beharrlichkeit bei Unternehmungen; hilft Trägheit überwinden, wenn die Arbeitsanforderungen hoch sind; befähigt uns, zu unterscheiden; läßt uns Blockaden erkennen, die unsere Konzentrationsfähigkeit hemmen.

Zubereitungsmethode
Sonnenmethode

Anwendung und Kombination
Für den inneren Gebrauch aus der Vorratsflasche.

Unterstützende Therapien
Tägliche Meditationsübungen

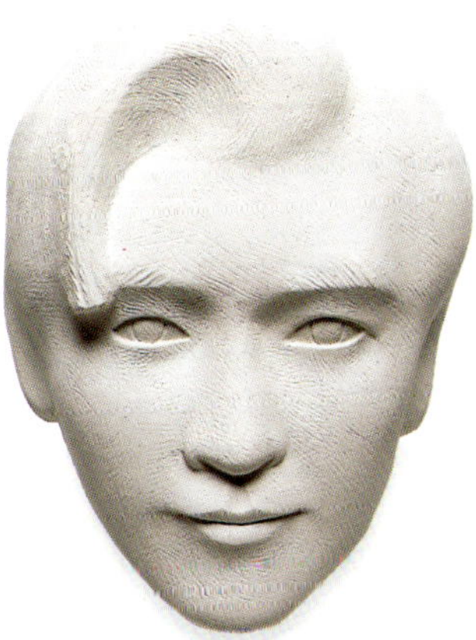

Madia-Essenz stärkt die Konzentrationsfähigkeit auf die wichtigen Dinge im Leben.

FALLSTUDIE

Lisa entsprach dem Klischee vom ewigen Studenten. Sie verfügt über einen wachen Verstand, und ihr Interesse erstreckte sich auf die unterschiedlichsten Gebiete, von Psychologie bis Mathematik. Leider brachte sie die Dinge, die sie angefangen hatte, nie zum Abschluß. Sie ließ sich leicht ablenken, gab auf und wandte sich einem anderen Sachgebiet zu. Sie verließ die Universität ohne Abschluß, denn in keinem Studienfach hatte sie es bis zum Ende durchgehalten. Inzwischen war sie 40 Jahre alt und hatte es zu nichts gebracht. Sie wußte nicht, in welche Richtung sie sich wenden sollte. Sie hatte eine Ausbildung als Sekretärin begonnen, als Beraterin in verschiedenen Bereichen sowie in Informatik, hatte aber kein Ziel vor Augen. Die Bach-Blüte *Wild Oat* gab ihr Auftrieb, es als Heilpraktikerin zu versuchen, aber sie interessierte sich weiterhin für dies und jenes, ohne wirklichen Nutzen daraus zu ziehen. Eines Tages empfahl man ihr, *Madia* einzunehmen. Schon nach kurzer Zeit konnte sie sich auf ein Ziel konzentrieren und besuchte Kurse für eine Fortbildung. Und dieses Mal gelang es ihr, die eingefahrenen Lebensgewohnheiten zu überwinden. Zwar nahm sie sich wieder zuviel auf einmal vor, aber sie schaffte es bis zum Abschluß. Nach und nach gelang es ihr, die Probleme zu analysieren und ihre Vorstellungen zu verwirklichen.

Inzwischen kommt Lisa mit dem Alltag in Familie und Beruf wesentlich besser zurecht, aber von Zeit zu Zeit braucht sie nach wie vor *Madia*.

Mit Hilfe von Madia-Essenz lernte Lisa, ihre Kräfte besser einzuteilen und begonnene Aufgaben zu Ende zu führen.

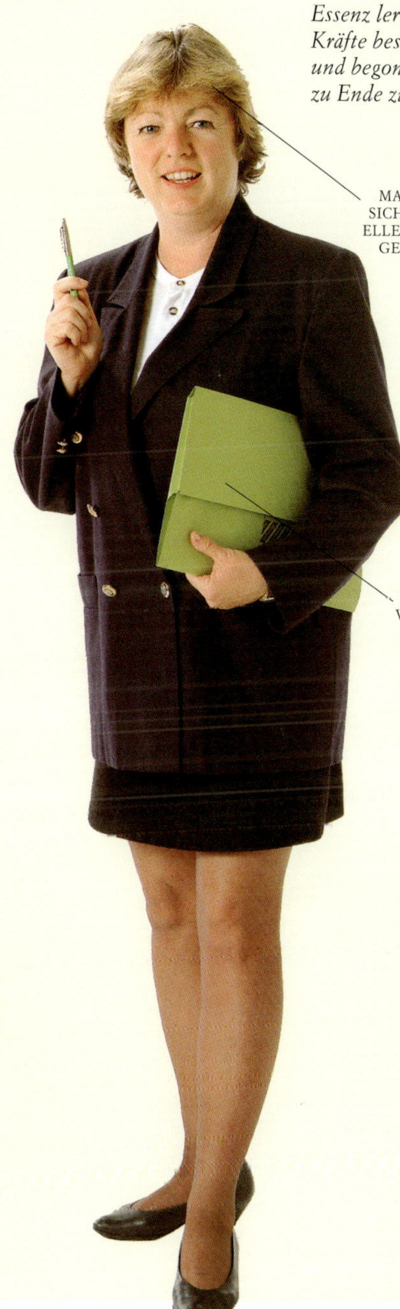
MADIA HALF IHR, SICH AUF DIE AKTUELLEN ANFORDERUNGEN ZU KONZENTRIEREN.
LISA NAHM SICH VOR, ORDNUNG IN IHR LEBEN ZU BRINGEN.

Malus sylvestris var. domestica

Apfel

Der Apfelbaum gehört zu einer Gattung der Familie der Rosengewächse oder Rosaceae. *Seine Früchte zählen zu den ältesten, die dem Menschen als Nahrung dienen. Nur die Eichel soll noch früher kultiviert worden sein. Schon um 2000 v. Chr. hat man den wild wachsenden Holzapfel veredelt und daraus den Gartenapfel gezüchtet. Dieser Apfelbaum hat einen eleganteren Wuchs als der wilde Holzapfel, und die Früchte sind fleischig, saftig und süß. Verglichen mit dem unscheinbaren Holzapfel sehen sie riesig aus. Inzwischen gibt es ungefähr 10 000 Züchtungen, und viele Sorten sind schon seit Hunderten von Jahren bekannt. Eine erfolgreiche Kultivierung in den Subtropen und Tropen ist nicht möglich, denn die Pflanze bringt nur in kühlgemäßigten Zonen Blüten hervor.*

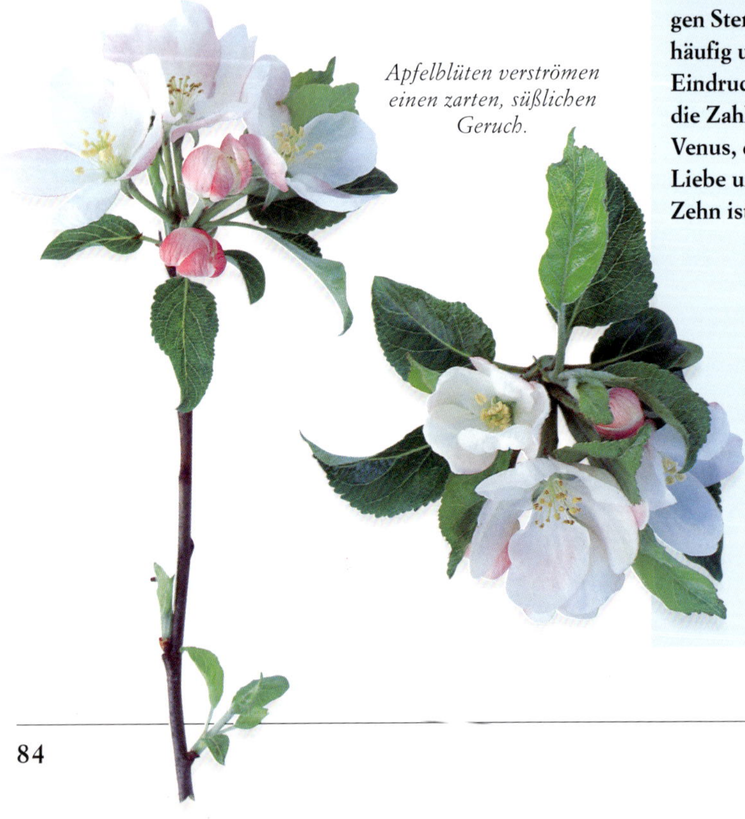

Apfelblüten verströmen einen zarten, süßlichen Geruch.

MERKMALE

Durch wahres Wissen eins werden

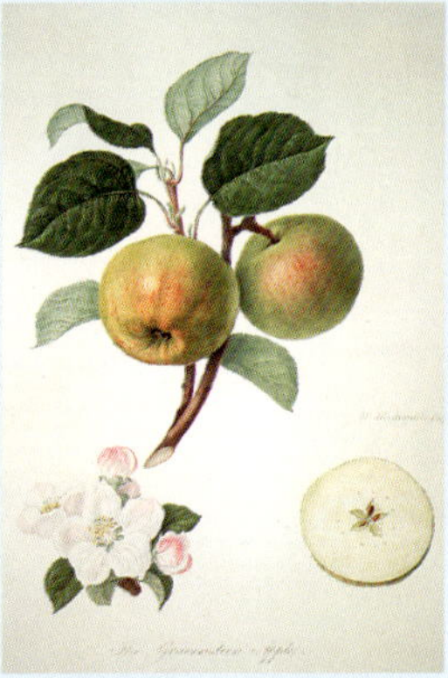

Malus domestica

NAME

Malus domestica heißt gezüchteter Apfel, _sylvestris_ bezieht sich auf Wald. Der Gartenapfel ist eine echte Züchtung, denn die Veränderungen betreffen nicht nur Größe, Farbe, Geschmack und Erntemenge, auch die Gestalt der Bäume wurde angepaßt, um das Pflücken zu erleichtern.

FARBE/STRUKTUR

Die rosa überlaufenen weißen Apfelblüten bilden kurzgestielte Doldentrauben. Jede Blüte hat fünf abgerundete Blütenblätter. Die Früchte sind kugelförmig und beidseitig an Stiel und Blütennarbe eingedrückt. Schneidet man den Apfel mittendurch, liegt sein Kerngehäuse offen. Die Kerne sind zu fünfstrahligen Sternen angeordnet, häufig umgeben von zehn Eindruckstellen. Fünf ist die Zahl des Planeten Venus, des Zeichens für Liebe und Schönheit. Zehn ist die Zahl der Vollständigkeit. Um den Apfel ranken sich viele Mythen und Legenden, die auf der Zahlensymbolik beruhen.

ERSCHEINUNGSBILD UND WACHSTUM

Die Krone des Apfelbaums ist rund und ausladend und kann eine Höhe von 12 m erreichen. In der Regel ist der Stamm gedrungen, bis 60 cm dick und knorrig. Der Kontrast zwischen dieser Knorrigkeit und der Zartheit der Blüten symbolisiert das Geheimnis von Jugend in hohem Alter.

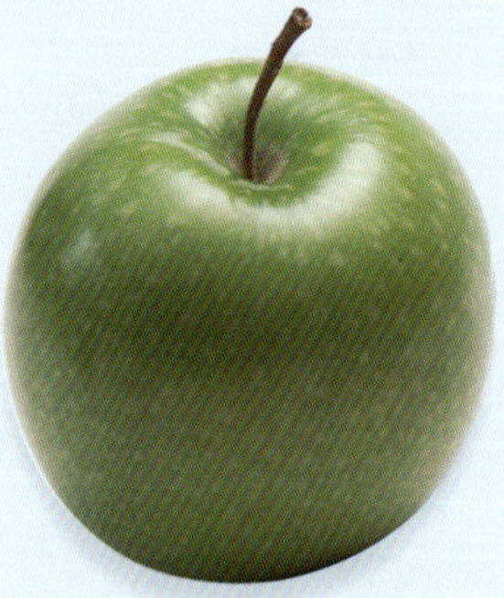

ÜBERLIEFERUNG UND GEBRAUCH

❋ Äpfel waren den Göttern geweiht: Aphrodite, Venus, Herkules, Diana, Iduna, Dionysos, Apollo, Hera, Athene und Zeus.

❋ Die Mythen und Legenden vom Essen des Apfels, wie im Fall von Adam und Eva oder Schneewittchen, beziehen sich auf die radikale Veränderung, die damit einhergeht, auf Tod und Umwandlung des Seins.

❋ In der griechischen Mythologie waren die Äpfel der Hesperiden das Symbol der Fruchtbarkeit des Geistes. Die elfte Arbeit des Herkules, die Abholung der goldenen Äpfel der Hesperiden, symbolisiert das Geheimnis der Umwandlung von Begierde, Zorn, Habgier und Stolz in Mäßigung, Edelmut, Milde und Demut. Herkules weihte die Äpfel der Athene, die sie an den Ursprüngsort zurückbrachte.

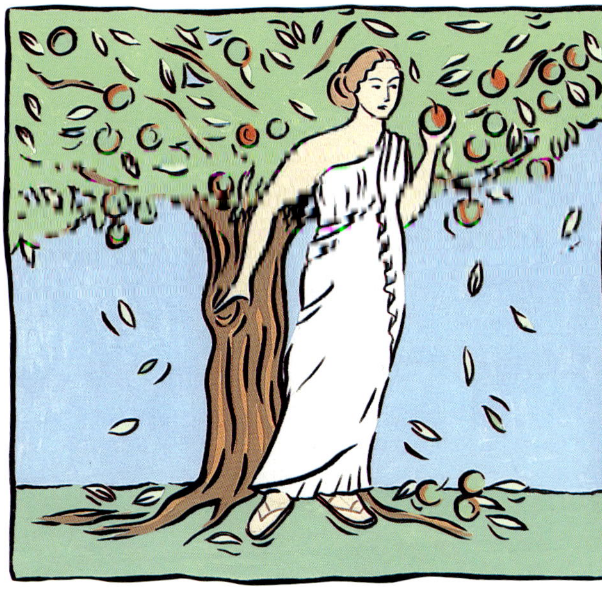

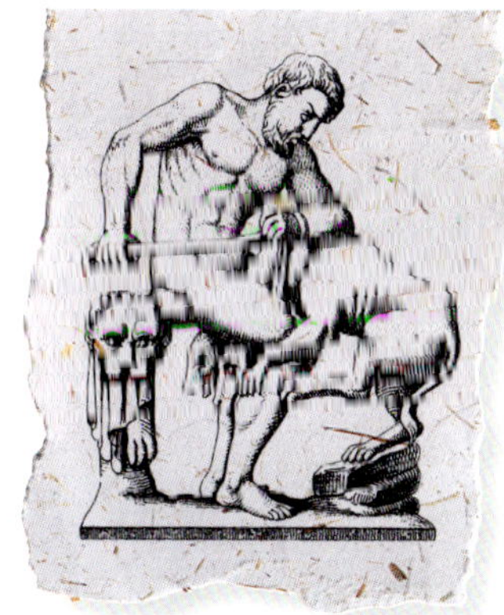

HERCULES

In griechischen und römischen Überlieferungen spielt der Apfel eine wichtige Rolle.

❋ Die Ureinwohner Amerikas sahen in Äpfeln das Symbol der Ehre.

❋ Die schönen Farben der reifen Früchte sind eine weitere Quelle von Überlieferungen. Man sah darin die Aufforderung, gründlich zu überlegen, wie man physische Energie einsetzt. In der Überlieferung des Paris-Urteils schenkt der Held den mühsam errungenen goldenen Apfel der schönen Aphrodite, statt ihn der segensreich wirkenden Hera oder der klugen Athene zu übergeben. Nachdem Paris schließlich verheiratet war, führte diese Fehlentscheidung zum Ausbruch des Trojanischen Kriegs und zum Untergang Trojas.
Wir reifen, indem wir lernen, die richtige Entscheidung zu treffen.

BEKRÄFTIGUNG
Ich strahle Gesundheit aus und lebe in Harmonie.

Schlüsselbegriffe
POSITIV: Genesung, gesundheitliches Wohlergehen
NEGATIV: Schleichende Krankheiten, gesundheitsschädliche Ängste

Aufforderung
Sich vor Krankheit nicht fürchten und Gesundheit als natürlichen Zustand betrachten.

HINWEISE

Therapeutische Wirkung
Schärft das Verständnis für die Bedeutung der Gesundheit auf physischer, emotionaler und spiritueller Ebene; beseitigt Blockaden, die den Heilungsprozeß behindern; verringert die Angst vor möglichen Krankheiten wie Infektionen oder genetisch bedingter Anfälligkeit.

Zubereitungsmethode
Sonnenmethode

Anwendung und Kombination
Als Badezusatz und für den inneren Gebrauch aus der Vorratsflasche.

Unterstützende Therapien
Äpfel essen. Frauen wird empfohlen, an einem Tag im Monat sich nur von Äpfeln zu ernähren, besonders vor Eintritt der Periode.

FALLSTUDIE

Josephine litt seit Jahren unter Candidiasis. Obwohl sich ihr Zustand besserte, fürchtete sie weiterhin um ihre Gesundheit. Sie gewöhnte sich an, regelmäßig Äpfel zu essen und die ihr verordnete Apfelessenz einzunehmen. Schon bald fühlte sie, daß Gesundheit auch ein Normalzustand sein kann. Allmählich begann sie wieder, ein normales Leben zu führen.

Malus sylvestris

Crab Apple/Holzapfel

Der Holzapfel ist ein laubwerfender Baum oder Strauch, der in Wäldern und Buschlandschaften ganz Europas, Asiens und Nordamerikas wächst. Etwa 35 Züchtungen sind bekannt, die vor allem wegen ihrer duftenden Blüten und dekorativen eßbaren Früchte kultiviert werden. In der Schweiz hat man Fossilien von Holzapfelbäumen aus dem Neolithikum gefunden. Es wird vermutet, daß der Holzapfel zu den ersten Pflanzen gehörte, die sich nach der Eiszeit in Europa ausbreiteten. Der Holzapfel ist der Vorläufer vieler Sorten von Gartenäpfeln.

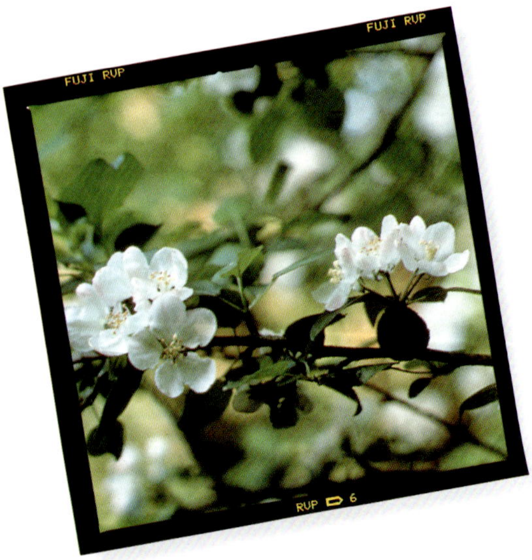

Die zarten Blüten des Holzapfelbaums liefern die Essenz für die Bach-Blüte Crab Apple.

MERKMALE

Ausgewogene Reinigung erneuert die Ganzheit.

NAME

Die im englischen gebräuchliche Bezeichnung *Crab Apple* für den Holzapfelbaum wie für die Bachblüte geht auf das nordgermanische Wort *skrab* zurück, das schrundiger, verkümmerter Baum bedeutet.

FARBE/STRUKTUR

Schon zeitig im Frühjahr sind die Blütenknospen rötlich angehaucht. Wenn sich im April oder Mai die lieblichen, blaßrosa oder weißen Blüten öffnen, verkündet der kraftvolle Atem der Reinheit das Ende des düsteren Winters und die Ankunft des Sommers. Die Blüten verströmen einen angenehmen Duft.

Der Holzapfelbaum ist mehr Strauch als Baum, obwohl er bis 10 m hoch werden kann. Er wirkt schon als junge Pflanze alt und knorrig. Die Gegensätzlichkeiten bei den Merkmalen des Holzapfelbaums treten deutlich zutage. Auf der einen Seite die Frische und Zartheit der Blüten, auf der anderen das grobe, derbe Geäst. Der Baum braucht viel Sonne und Freiraum. Oft wächst er in kleinen Gruppen weitab von anderen Bäumen.

ERSCHEINUNGSBILD UND WACHSTUM

Nachdem die rosa angelaufenen, weißen Blüten verblüht sind, entwickeln sich grünlichgelbe, rötlich angehauchte Früchte. Bis Oktober reifen sie zu kleinen, harten, goldenen, aber bitter schmeckenden Äpfeln heran. Die Zugehörigkeit des Holzapfels zur Familie der Rosengewächse läßt sich an den fünf Fruchtblättern und fünf Narben erkennen.

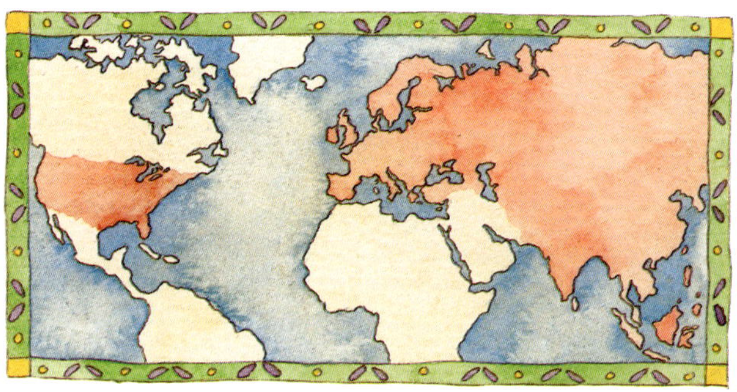

Die Gattung Malus *gedeiht in Nordamerika, Europa und Asien.*

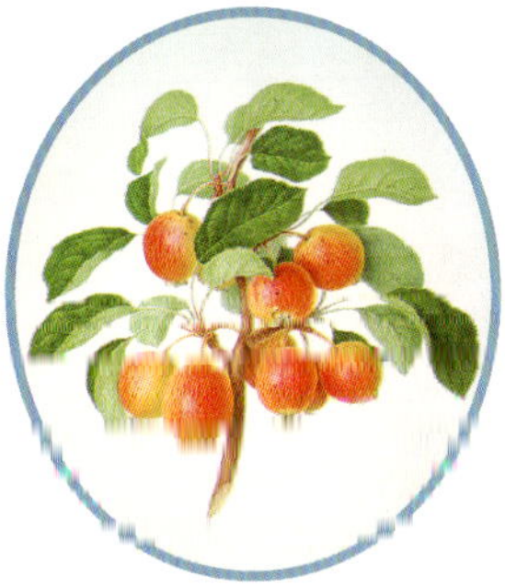

Malus sylvestris

HINWEISE

Therapeutische Wirkung
Verschafft das Gefühl innerer Reinheit; nützlich beim Fasten; sorgt für Ausgleich bei physischer, emotionaler und spiritueller Reinigung; wirkt heilsam bei Schamgefühlen und Erniedrigung.

Zubereitungsmethode
Sonnenmethode. Die ganze Blütendolde mit grünen Blättern von verschiedenen Bäumen pflücken.

Anwendung und Kombination
Als Badezusatz und für den inneren Gebrauch aus der Vorratsflasche; für Kompressen auf betroffene Körperteile; gegebenenfalls in Kombination mit anderen Essenzen wie Pine, Rock Water *und* Walnut.

Unterstützende Therapien
Lektüre des Buches John Bradshaw, Wenn Scham krank macht (siehe S. 140–141*).*

BEKRÄFTIGUNG

Die Liebe aus einer stärkeren Quelle wird meine Ganzheit wiederherstellen.

Schlüsselbegriffe
POSITIV: *Reinigung, innere Reinheit, spirituelle Entwicklung*
NEGATIV: *Unrein, unsauber, selbstverachtend*

Aufforderung
Über den Wunsch nach körperlichem Wohlergehen hinauswachsen und in der spirituellen Entwicklung wahre Heilung suchen.

FALLSTUDIE

Hanna, 32, war Yogalehrerin. Sie bekam einen Hautausschlag, der sich über Hals und Brust ausdehnte. Sie versuchte es mit Fasten, Homöopathie und Kräuterheilkunde. Sie ging sehr selbstkritisch mit sich zu Gericht, denn sie vertrat die Ansicht, daß sie als Yogalehrerin einen makellosen Körper haben müsse. Je mehr sie unternahm, um den Ausschlag loszuwerden, desto schlimmer wurde er. Hanna nahm *Holzapfel*essenz für Umschläge um den Hals und verwendete sie als Badezusatz. Nach einer Woche war der Ausschlag abgeheilt. Freunden gegenüber berichtete Hanna von ihren Erfahrungen mit ihrem eigenen Yogalehrmeister, den sie sechs Wochen vorher besucht hatte. Er hatte sie heftig zur Rede gestellt, und sie erkannte, daß sie sich diese Kritik sehr zu Herzen genommen und sich so beschämt gefühlt hatte, daß es ihr Schmerzen bereitete, an dieses erniedrigende Erlebnis auch nur zu denken. Hanna stellte die Therapie auf *Rock Water* und andere Essenzen um, die ihren Gefühlen allmähliche Heilung brachten.

ÜBERLIEFERUNG UND GEBRAUCH

❖ Der Apfel steht in enger Beziehung zum Sündenfall. Die Überlieferungen sind voller Geheimnisse. Eine Möglichkeit, die tiefere Bedeutung zu verstehen, ist die Einsicht, daß der Mensch die Wahl hatte und sich dafür entschied, die fünf Sinne als Geschenk anzunehmen, mit der bitteren Konsequenz, aus dem Paradies vertrieben zu werden. Wir haben die Unschuld des reinen Geistes verloren und uns mit der Unvollkommenheit der physischen Ebene arrangiert. Das war das Geschenk, das Eva Adam überreichte. Darin eingeschlossen waren nicht nur der Fluch der Vertreibung, sondern die Segnungen und das Geheimnis der Rückkehr. Indem wir uns dazu entschlossen, von der Frucht zu essen, haben wir unsere Unschuld verloren, aber gleichzeitig auch unsere Unwissenheit. Das Geheimnis, das sich uns eröffnet, enthält die Botschaft: Nur indem wir unsere Unschuld opfern und ihren Verlust beklagen und indem wir Herr unserer Sinne werden, finden wir einen Weg zur Erleuchtung des wiedererlangten Paradieses. Die bittere Erkenntnis der Trennung von der Urquelle wird zur Triebfeder der Erneuerung der Ganzheit.

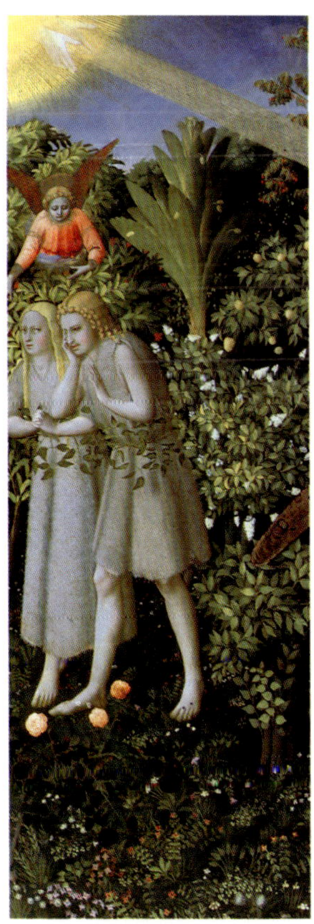

❖ Die Frucht enthält Mineralstoffe, die den Organismus reinigen. Der bittere Geschmack zügelt den Appetit.

Im Alten Testament symbolisiert der Apfel die Versuchung, der Adam und Eva erlagen, die zur Strafe aus dem Paradies vertrieben wurden.

Oenothera hookeri

Nachtkerze

Oenothera *gehört zur Gattung der Nachtkerzengewächse aus der Familie der Myrtenartigen. Sie ist in den gemäßigten Zonen der gesamten Welt verbreitet. Von der Nachtkerze sind 100 in Nord- und Südamerika heimische Arten bekannt. Sie wächst von Kansas bis Nevada und gedeiht auch in den Wüstengebieten bis ins nördliche Mexiko hinein. Seit dem 17. Jahrhundert ist sie auch in Europa vertreten, wo viele Arten in Neukombination entstanden sind. Alle einheimischen Arten sind zweijährig.*

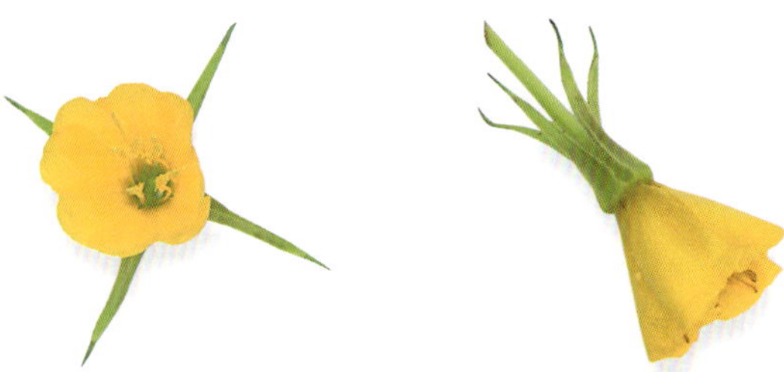

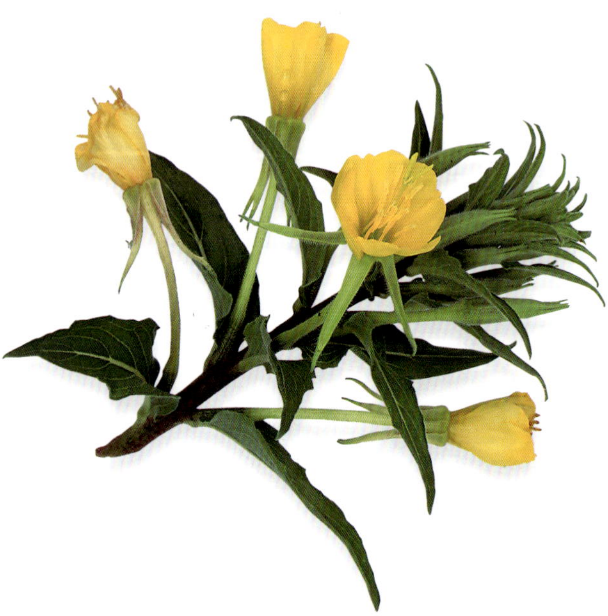

Die prächtigen gelben Blüten der Nachtkerze scheuen das Tageslicht und öffnen sich am Abend.

MERKMALE

Der Mond ergänzt die fehlende feminine Energie.

NAME

***Oenothera* setzt sich aus den griechischen Wörtern *oinos* = Wein und *therapa* = heilen zusammen. Entdecker dieser Pflanzenart war der englische Botaniker Sir W. J. Hooker (1785–1865).**

FARBE/STRUKTUR

Die zweijährige Pflanze besteht aus einer Rosette mit lanzettförmigen Blättern im ersten Jahr und einem bis 1,5 m hohen Blattstengel im zweiten. Die duftenden, auffällig gelben Blüten öffnen sich am Abend.

ERSCHEINUNGSBILD UND WACHSTUM

Die Blüten der Nachtkerze öffnen sich bei Einbruch der Dunkelheit und verströmen ihren Duft, um Nachtfalter anzulocken. Es ist faszinierend, zu beobachten, wie sich die Blütenblätter im Schein des Mondes ausbreiten. Der Kelch verliert allmählich an Spannung, der Druck läßt nach, so daß sich die vier herzförmigen, gelben Kronblätter aus dem Schoß befreien und voll entfalten können. Im ersten Jahr bringt die Nachtkerze nur eine Rosette aus fiedernervigen Blättern hervor. Im zweiten Jahr treibt der hohe Blütenstand aus. Die kelchförmigen Blüten sind anfangs gelb und gehen dann in Orangerot über, so als würden sie von den magnetischen Kräften des Mondes genährt und erwärmt.

ÜBERLIEFERUNG UND GEBRAUCH

In manchen alten Vorstellungen von der Entstehung des Planetensystems spielte der Mond eine bedeutende Rolle, denn aus ihm soll die Erde entsprungen sein. Die Hinwendung der Nachtkerze zum Mond wird demzufolge als Zeichen verstanden, daß sie sich ihrer ursprünglichen Nahrungsquelle, der Mutter Mond, zuwendet.

Aus einer sehr nahen Verwandten der *Oenothera hookeri*, der *O. biennis* oder Gewöhnlichen Nachtkerze, wird ein Öl gewonnen, das sich als heilkräftiges Mittel gegen Menstruationsbeschwerden erwiesen hat und den Körper auf die Schwangerschaft einstimmt. Man behandelt damit auch eine Reihe anderer Beschwerden wie Ekzeme, Asthma und Akne.

BEKRÄFTIGUNG
Ich werde mit Liebe in dieser Welt willkommen geheißen.

Schlüsselbegriffe
POSITIV: Sich öffnen, um emotionale Nahrung aufnehmen, Seelenschmerz heilen und Wärme für andere empfinden zu können.
NEGATIV: Zurückweisung, Angst vor Vater- bzw. Mutterschaft, Gefühl abgelehnt zu sein

Aufforderung
Liebe und Zuneigung in der Umgebung wahrnehmen und damit verbunden bleiben.

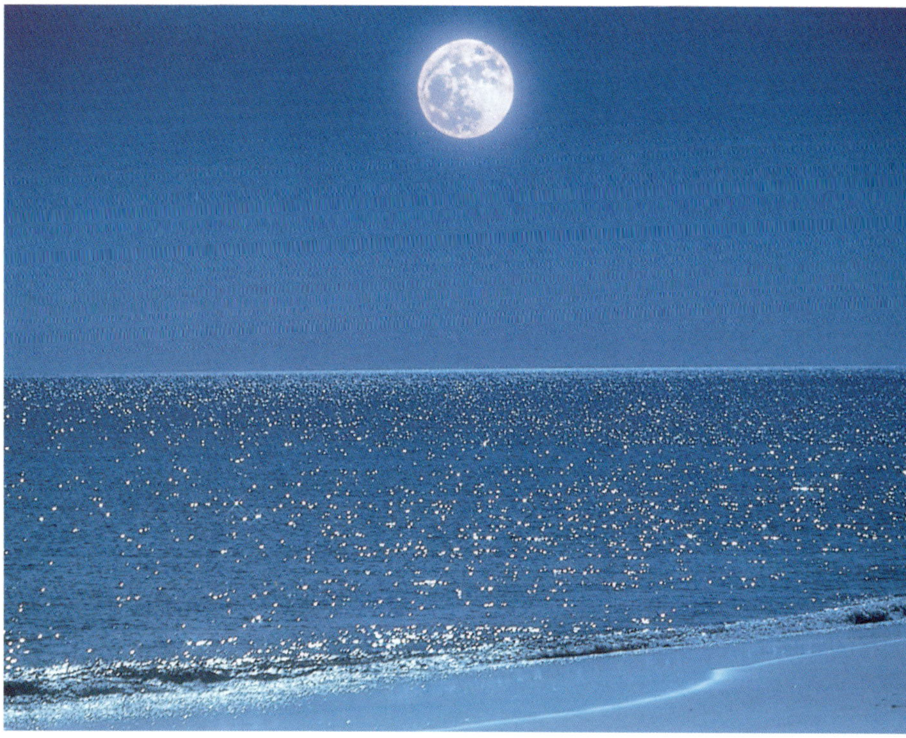

HINWEISE

Therapeutische Wirkung
Heilt im Mutterleib aufgenommene, peinigende Gefühle; entwickelt die Fähigkeit, sich emotional zu öffnen und tiefempfundene, hingebungsvolle Beziehungen zu knüpfen.

Zubereitungsmethode
Sonnenmethode unter Mondeinwirkung

Anwendung und Kombination
Mit Chicory *oder* Selfheal.

Unterstützende Therapien
Psychotherapie

Die Blüten der Nachtkerze öffnen sich bei Einbruch der Dunkelheit und sollten bei Mondschein gepflückt werden.

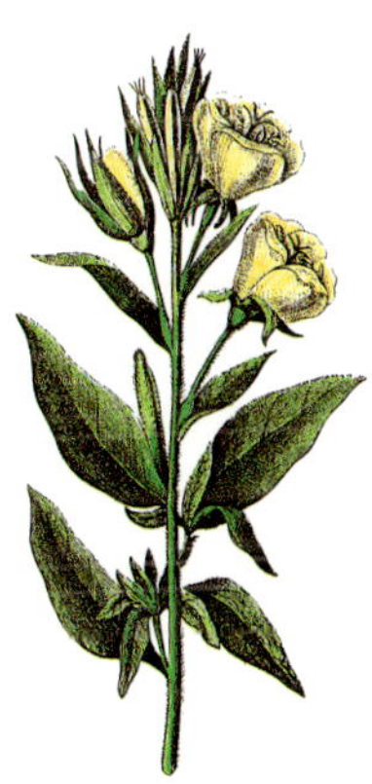

Oenothera hookeri

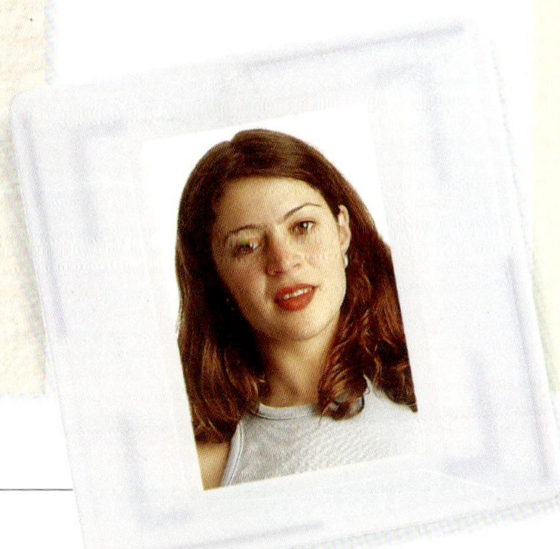

FALLSTUDIE

Karin war sehr unglücklich mit ihrem Studium und dem Leben an der Universität. Es gelang ihr nur mit Mühe, mit ihren Kommilitoninnen zurechtzukommen; sie fühlte sich gedemütigt und zurückgesetzt. Sie hatte Probleme mit ihrer Lebensplanung. Was sie auch anpackte, erwies sich als Fehlgriff, weil sie so unerträglich empfindsam reagierte. Während der Sitzungen mit ihrem Therapeuten stellte sich heraus, daß sie auf andere häufig übermäßig kritisch und herablassend wirkte. Nachdem sie einige Wochen lang *Nachtkerze* eingenommen hatte, wurde Karin klar, wie nachhaltig sie sich von ihrer Mutter entfremdet hatte. Allmählich und mit Hilfe eines Therapeuten kam die Erinnerung zurück, daß ihre Mutter vorgehabt hatte, sie abtreiben zu lassen. Das erklärte ihre unnatürliche Abneigung gegenüber Frauen und warum sie auf gar keinen Fall eigene Kinder haben wollte, obwohl sie glücklich verheiratet war. Das Verhältnis zu ihren Kommilitoninnen besserte sich zusehends. Alle Prüfungen bestand sie mit Bravour.

Karins Verhältnis zu ihrer Mutter war schwer belastet. Mit Hilfe der Essenz von Nachtkerze überwand sie das Gefühl, ein unerwünschtes Kind zu sein.

Olea europaea

Olive/Ölbaum

Der Ölbaum ist eine im Mittelmeergebiet, Zentralasien, Afrika und Australien heimische Gattung der Ölbaumgewächse. Olea europaea *ist die wichtigste Art und wurde auch in Kalifornien eingeführt. Der Ölbaum wird in großen Hainen kultiviert, und aus seinen Steinfrüchten, den Oliven, wird ein nahrhaftes, natürlich reines Speiseöl gewonnen. Das Holz des Ölbaums ist hart und feinstrukturiert und daher besonders wertvoll. So ist der Baum sowohl wirtschaftlich als auch für die Landwirtschaft ein bedeutender Faktor. Weitere Ölbaumgewächse sind Esche, Flieder und Jasmin.*

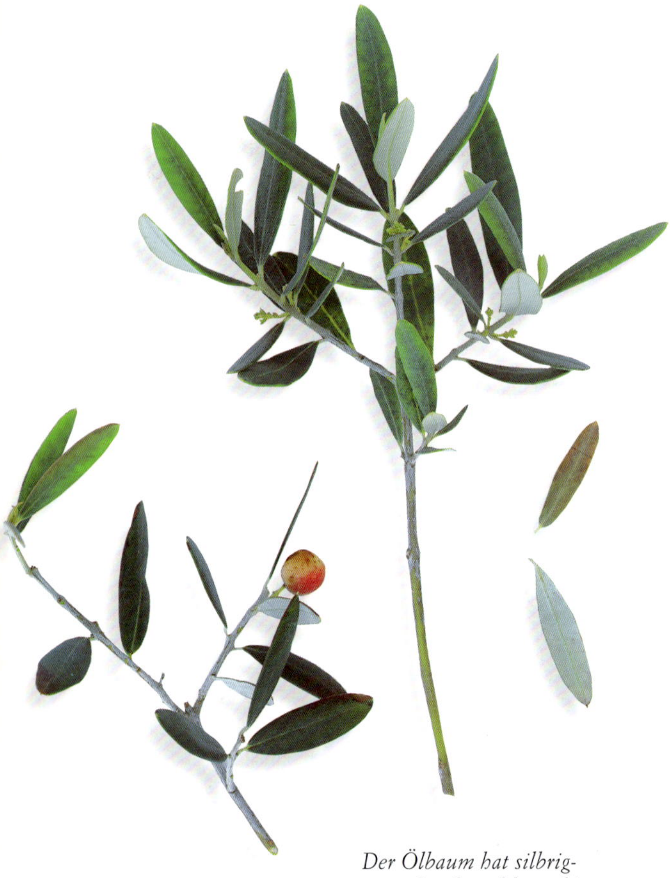

Der Ölbaum hat silbriggrünes Laub und kann bis 1500 Jahe alt werden.

MERKMALE

Die Kräfte der Sonne zur Erneuerung nutzen.

NAME
Olea europaea **ist der vermutlich aus dem östlichen Mittelmeerraum stammende Europäische oder Echte Olivenbaum.**

FARBE/STRUKTUR
Die traubig angeordneten, kleinen, weißen Blüten mit vierzipfliger Krone blühen im Hochsommer. Weiß ist die Farbe der transzendentalen Energie, die Zahl Vier symbolisiert Erdverbundenheit.

ERSCHEINUNGSBILD UND WACHSTUM
Ölbäume können 1500 Jahre und länger leben und tragen bis zuletzt reiche Ernte. Sie wachsen sehr langsam, es dauert zehn Jahre, bis sie 5 m hoch sind. Mit zunehmendem Alter werden sie immer knorriger. Die Krone ist licht und weit ausladend. Die Äste mit den länglichen, ledrigen Blättern sind nach unten geneigt und beugen sich der Schwerkraft. Sie passen sich den Kräften des Alterns an, die es ihnen erlauben, sich zu regenerieren. Wenn man sie abschneidet, erneuern sie sich selbst, indem sie kraftvoll austreiben. Der Ölbaum liebt die Sonne und trägt keine Früchte, wenn er nicht genügend Wärme bekommt. Dies kann als Hinweis darauf verstanden werden, daß er mit der Energie der Sonne reichlichen Erntesegen spendet, ohne sich zu verausgaben.

ÜBERLIEFERUNG UND GEBRAUCH

Die Archäologie hat Beweise erbracht, daß der Ölbaum in den alten Kulturen Europas eine bedeutende Rolle spielte. Unter anderem diente er als Symbol der Unsterblichkeit und Fruchtbarkeit. In der griechischen Mythologie heißt es, daß Athen nach der Göttin Athene benannt wurde, weil sie das schönste Geschenk für die Menschheit geschaffen hatte, den Ölbaum. Auch Apollo, der Sonnengott, steht mit dem Ölbaum in Beziehung.

Im Alten Testament erfährt Noah durch einen Olivenzweig, daß die Sintflut vorübergegangen und Friede auf Erden eingekehrt sei. Den Juden ist der Olivenzweig heilig, und sein Öl nährt die Sabbathlampe.

Jesus bestieg den Ölberg bei Jerusalem nach dem letzten Passahmahl und wurde hier von Judas verraten. Vom Ölberg ist er auch in den Himmel aufgefahren.

Seit Tausenden von Jahren wird das nahrhafte und Gesundheit spendende Olivenöl innerlich und äußerlich zu Heilzwecken angewendet.

BEKRÄFTIGUNG
Ich schöpfe Kraft aus dem Geist, um meine Pflichten zu erfüllen.

Schlüsselbegriffe
POSITIV: Erneuerung durch spirituelle Kraft; Beharrlichkeit; Energie richtig einsetzen.
NEGATIV: Erschöpfung; Entleerung; unkluger Einsatz von Energie

Aufforderung
Sich auf Kräfte jenseits der physischen Welt einstellen und Erneuerung anstreben.

HINWEISE

Therapeutische Wirkung
Wiederherstellung nach »Burnout« jeglicher Art, einschließlich Krankheit oder anhaltendem emotionalen Streß wie Scheidung. Olive verhilft zum Verständnis und zur Korrektur mißbräuchlichen Einsatzes von Energie und weckt das Verständnis für die spirituellen Quellen der Erneuerung.

Zubereitungsmethode
Sonnenmethode. Ein Blatt pflücken, die Blüte darauf legen und unverzüglich in Wasser geben.

Anwendung und Kombination
Aus der Vorratsflasche, als Badezusatz und für Salben

Unterstützende Therapien
Zeit für tägliche meditative Ruhepausen einlegen, möglichst in Kontakt mit Erde und Sonne. Falls in dieser Form nicht durchführbar, Yogahaltung einnehmen.

FALLSTUDIE

Kristina arbeitete den ganzen Tag im Büro, erledigte die Einkäufe während der Mittagspause und ging abends nach Hause, um sich um die Kinder zu kümmern. Nachdem sie sie zu Bett gebracht hatte, setzte sie sich bis zum Schlafengehen vor den Fernseher. Sie litt häufig unter Erkältungen, fühlte sich erschöpft und abgespannt, hatte aber keine Erklärung dafür, denn sie ernährte sich vernünftig und schlief sieben Stunden täglich. Nachdem Sie eine Woche lang *Olive* eingenommen hatte, erkannte Kristina, daß sie niemals wirklich ausgeruht war. Während der Zeit, die sie vor dem Fernsehgerät verbrachte, kamen ihre Gedanken nicht zur Ruhe, und nachts störten sie beunruhigende Träume. Sie bemühte sich, die Tagesabläufe weniger hektisch zu gestalten, indem sie sich zum Essen Zeit ließ und den Fernseher um neun Uhr abschaltete, damit ihr vor dem Zubettgehen noch eine ruhige Stunde blieb. Sie nahm weiterhin *Olive*, und einen Monat später beschloß sie, nur noch halbtags zu arbeiten, um mehr Zeit für sich selbst zu haben, ein Zustand, den sie inzwischen zu schätzen gelernt hatte. Die Erkältungen wurden immer seltener, und sie fühlte sich erfrischt und verjüngt.

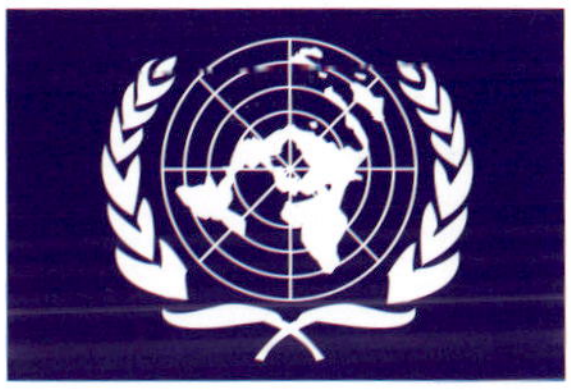

Auf der Fahne der Vereinten Nationen ist die Weltkugel von zwei Ölbaumzweigen umkränzt.

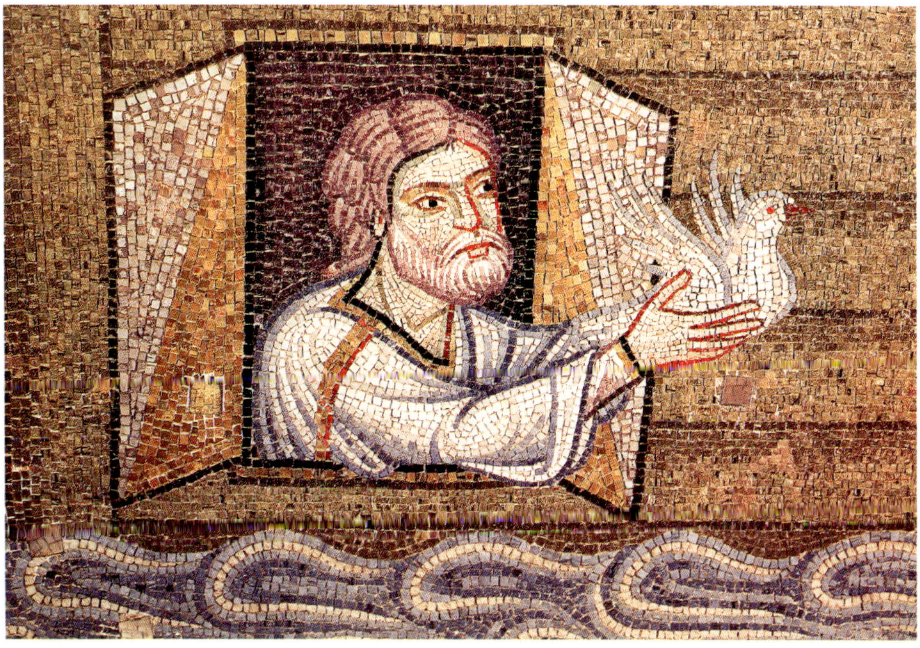

Als die Taube einen Ölbaumzweig zur Arche brachte, wußte Noah, daß die Sintflut vorüber war.

Ornithogalum umbellatum – Milchstern

Star of Bethlehem

Der Milchstern gehört zu einer Gattung der Liliengewächse oder Liliaceae, *einer der umfangreichsten Familien des Pflanzenreichs. Er ist von außergewöhnlicher Schönheit, und viele Milchsternarten werden für die Gewinnung von Blütenessenzen verwendet. Die ausdauernde Blütenpflanze ist auf der gesamten Welt verbreitet, vorwiegend in den gemäßigten Zonen Europas, in der Türkei, Syrien, im Libanon, in Palästina und Nordafrika.*

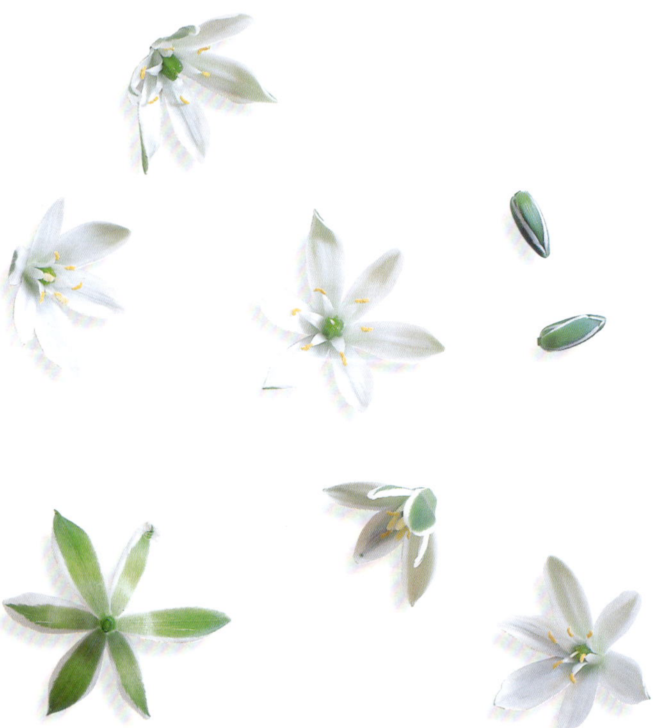

Stern von Bethlehem oder Milchstern sind die Bezeichnungen dieser Pflanze, aus der die Bach-Blütenarznei Star of Bethlehem *gewonnen wird.*

MERKMALE

Die vollkommene Symmetrie von Himmel und Erde heilt alte und frische Wunden der Seele.

NAME

Die Bezeichnung Stern von Bethlehem steht nicht nur mit Christi Geburt in Beziehung, sondern rührt daher, daß der Milchstern in Palästina weit verbreitet ist. ***Umbellatum*** **ist ein Hinweis auf die schirmähnliche Form der Blütendolden.**

FARBE/STRUKTUR

Jeweils drei Kelchblätter und drei Kronblätter von identischer Form bilden die gleichschenkligen Dreiecke des Sterns von Bethlehem und symbolisieren die vom Himmel herab und von der Erde aufwärts fließende Energie, die sich zu vollkommener Energie vereint. Jedes Blütenblatt hat auf der Unterseite einen breiten grünen Streifen, die langen, schmalen Blätter sind zartgrün mit einem silbrigweißen Streifen auf der Mittelachse. Grün ist die Farbe der Ausgeglichenheit. In der Mitte der Blüte bilden die Staubblätter eine kleine, sechszackige Krone mit goldenen Narben. Die Krone ist das Symbol göttlicher Ordnung des Denkens.

ERSCHEINUNGSBILD UND WACHSTUM

Wegen der runden, wasserhaltigen Form ihrer Zwiebeln bringt man die Liliengewächse mit den beruhigenden Eigenschaften des Mondes in Zusammenhang. Eine pergamentartige Schale hüllt die Zwiebel ein, und die Blüten reagieren überaus empfindlich auf Licht und öffnen sich nur bei Sonnenschein. Das symbolisiert unsere Sensibilität für schockartige Eindrücke und zeigt uns, wie wir uns davor schützen können.

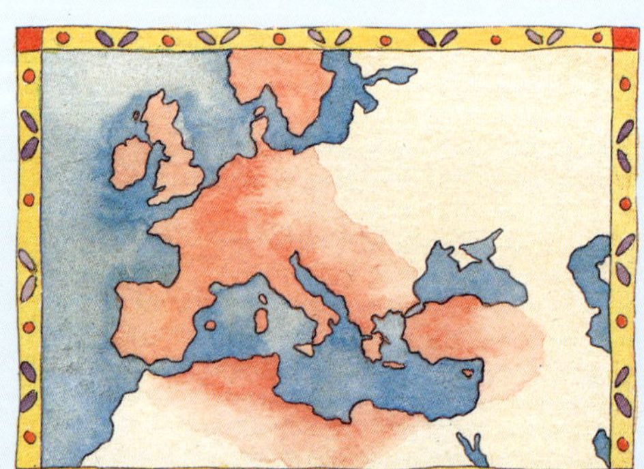

Europa und das Mittelmeergebiet sind die ursprüngliche Heimat des Milchsterns.

BEKRÄFTIGUNG
Ich löse mich behutsam von vergangenen Erschütterungen, um meinen Frieden zu finden.

ÜBERLIEFERUNG UND GEBRAUCH

- Muslimische Pilger ernähren sich auf dem Weg nach Mekka von getrockneten Milchsternzwiebeln.

- Homöopathen bereiten daraus eine Tinktur zu, die krebserregende Substanzen bekämpfen soll.

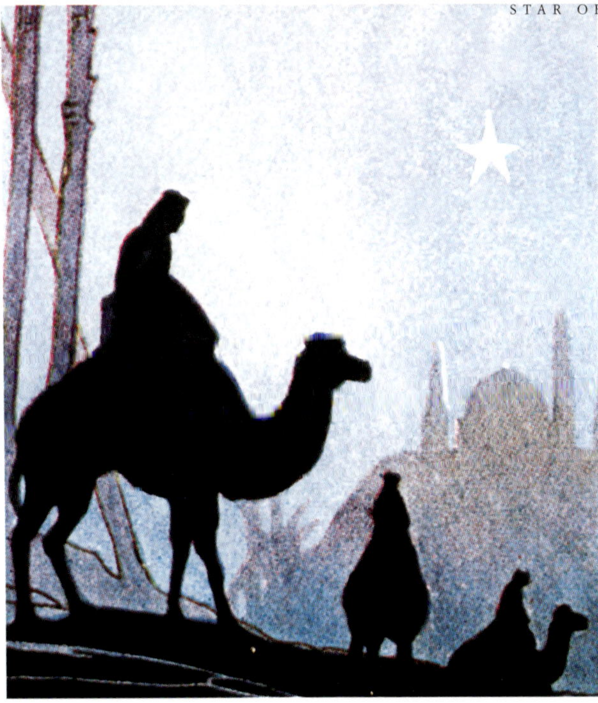

Schlüsselbegriffe
POSITIV: Verkrampfungen lösen, Frieden, Ruhe, Trost
NEGATIV: Schock, Trauma, Lähmung durch verdrängte Erinnerungen

Aufforderung
Mit Hilfe der Wahrnehmung himmlischer Harmonie auf Erden Ruhe und Genesung finden.

Der in Palästina heimische Milchstern oder Stern von Bethlehem steht in enger Beziehung zu Christi Geburt.

HINWEISE

Therapeutische Wirkung
Löst die lähmende Wirkung von unbewältigtem Schock und lindert die Folgen von Traumata; hilfreich bei der Wiederherstellung des geistigen, emotionalen und physischen Gleichgewichts.

Zubereitungsmethode
Kochmethode. Mit kurzem Stiel in voll erblühtem Zustand pflücken.

Anwendung und Kombination
Die Bach-Blüte Star of Bethlehem *ist wichtiger Bestandteil der* Rescue Remedy *oder* Five Flower Formula. *Sehr wirksam als Badezusatz, aber auch als Tropfen bei innerem Gebrauch und als Salbe.*

Unterstützende Therapien
Schonung von Geist und Körper

FALLSTUDIE

Nadine war ein glücklicher, ausgeglichener Mensch, aber seit einiger Zeit fühlte sie sich deprimiert und ängstlich, wußte aber nicht, wodurch dieser Zustand ausgelöst wurde. Nachdem sie einen Therapeuten zu Rate gezogen hatte, erkannte sie, daß sie von der Erinnerung an eine in die Brüche gegangene Beziehung verfolgt wurde. Das lag zwar schon einige Jahre zurück, aber es hatte noch andere Ereignisse gegeben, die ihr keine Ruhe ließen. Ihr wurde klar, daß ihr bedrückender Gemütszustand zum erstenmal nach einem Verkehrsunfall vor zwei Monaten aufgetreten war. Weil niemand dabei verletzt worden war, hatte sie den Schock, in Lebensgefahr geschwebt zu haben, rasch verdrängt. Nachdem sie eine Woche lang *Milchstern* eingenommen und darin gebadet hatte, fühlte sich Nadine viel ruhiger. Sie sah ein, daß der Unfall nötig gewesen war, um ihr vergangene emotionale Traumata, die sie nicht verarbeitet hatte, in Erinnerung zu rufen. Mit dem Gefühl der Sicherheit, das ihr die Blütenessenz vermittelte, war sie imstande, Unbewältigtes zu klären und Ordnung in ihr Leben zu bringen.

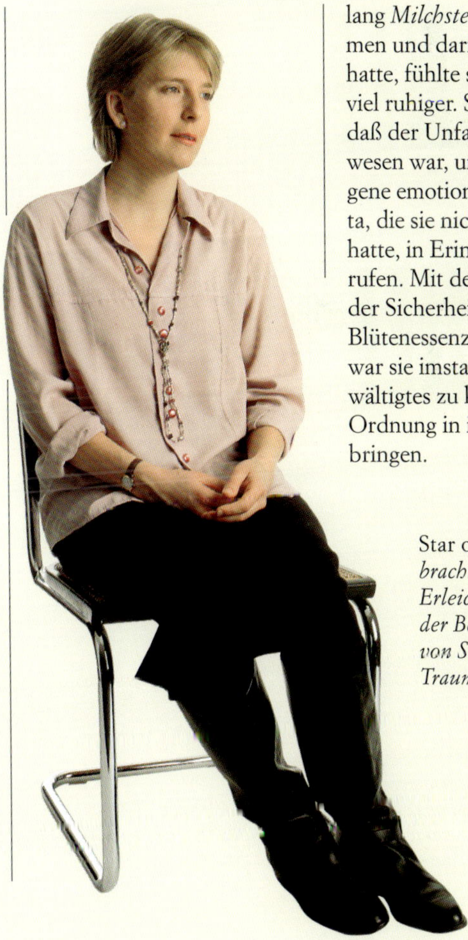

Star of Bethlehem *brachte Nadine Erleichterung bei der Bewältigung von Schock und Trauma.*

Paphiopedilum insigne

Venusschuh

Paphiopedilum *ist eine in Südostasien vorkommende Gattung der Orchideen und mit dem Frauenschuh nahe verwandt. Der Venusschuh ist im Himalaja und in den feuchten Wäldern östlich davon bis nach Neuguinea verbreitet. Die Gattung umfaßt etwa 60 Orchideenarten, die meisten davon Rosettenpflanzen. Manche sind jedoch Epiphyten und besiedeln andere Pflanzen, vorwiegend Bäume, ohne diesen Nährstoffe zu entziehen. Sie finden ihre Nahrung in der feuchten Luft und im Humus, der sich in der rissigen Rinde gebildet hat. Wieder andere sind Lithophyten und gedeihen auf Felsen und zwischen Steinen.*

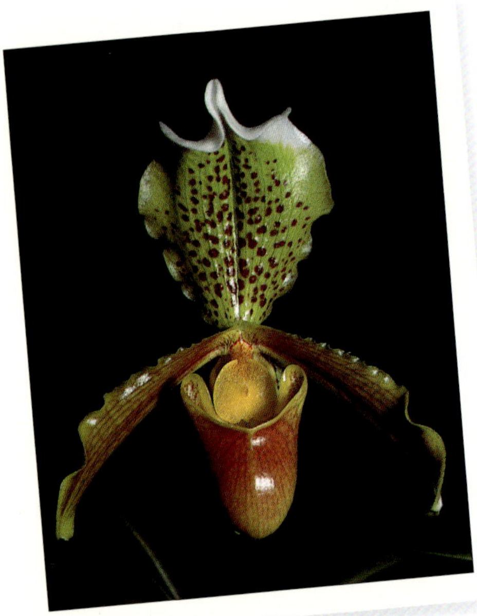

Die Blüten des Venusschuhs sind gewöhnlich gelblichgrün mit bronzefarbenen Adern, aber es kommen auch je nach Art andere Farbzusammenstellungen vor.

BEKRÄFTIGUNG
Ich bin fest verwurzelt in der göttlichen Ordnung.

Schlüsselbegriffe
POSITIV: Selbsterforschung.
NEGATIV: Unwissenheit über unser Selbst

Aufforderung
Erkenne dich selbst

MERKMALE

Alles Wissen liegt in uns verborgen.

NAME
Paphiopedilum ist nach _Paphia_ benannt, einem Beinamen der Aphrodite. Die Bezeichnung bedeutet Beutel an einem Stengel, _insigne_ heißt bemerkenswert.

FARBE/STRUKTUR
Der Venusschuh hat stark glänzende Blüten. Meistens haben die Blütenstiele, die bis 30 cm hoch werden können, nur eine Blüte, manchmal bilden sich auch Blütenpaare. Die Blüten werden etwa 12 cm groß. Normalerweise sind sie grün gefärbt mit gewellten weißen Rändern, es gibt aber auch braun gepunktete und gestreifte Sorten. Davon unterscheidet sich die sogenannte Lippe in Farbe und Form. Sie ist gewöhnlich gelblichgrün mit bronzefarbenen Adern.
Das auffallendste Merkmal des Venusschuhs ist das die Lippe bildende dritte Kronblatt, das wie ein tiefer, offener Beutel oder Holzpantoffel ausgebildet ist. Es symbolisiert, wie tief wir mit Hilfe der Essenz in unser Selbst eindringen können. Der Schuh hat in der Symbolsprache vielerlei Bedeutung, aber hier bezieht sich die Symbolik auf unsere Vorstellung vom Pfad des Lebens, die darüber bestimmt, mit welchem Grad bewußter Wahrnehmung wir ihn beschreiten.

ERSCHEINUNGSBILD UND WACHSTUM
Das Himalajagebirge gilt in der asiatischen Tradition als ein Gebiet von großer spiritueller Bedeutung, als Zufluchtsort für Männer und Frauen, die die reine Atmosphäre suchen, um innere Einkehr zu halten. Der Venusschuh entwickelt keine Luftknollen, die Wasser und Nährstoffe speichern, und unterscheidet sich darin von anderen Orchideenarten. Das ist als Zeichen von Einfachheit und Bescheidenheit zu verstehen, als wahres Bekenntnis zu uns selbst. Die Erdverbundenheit des Venusschuhs bedeutet, daß wir zu uns selbst finden müssen, solange wir auf Erden leben, und nicht bis zum Augenblick des Todes auf ein Wunder hoffen sollten.

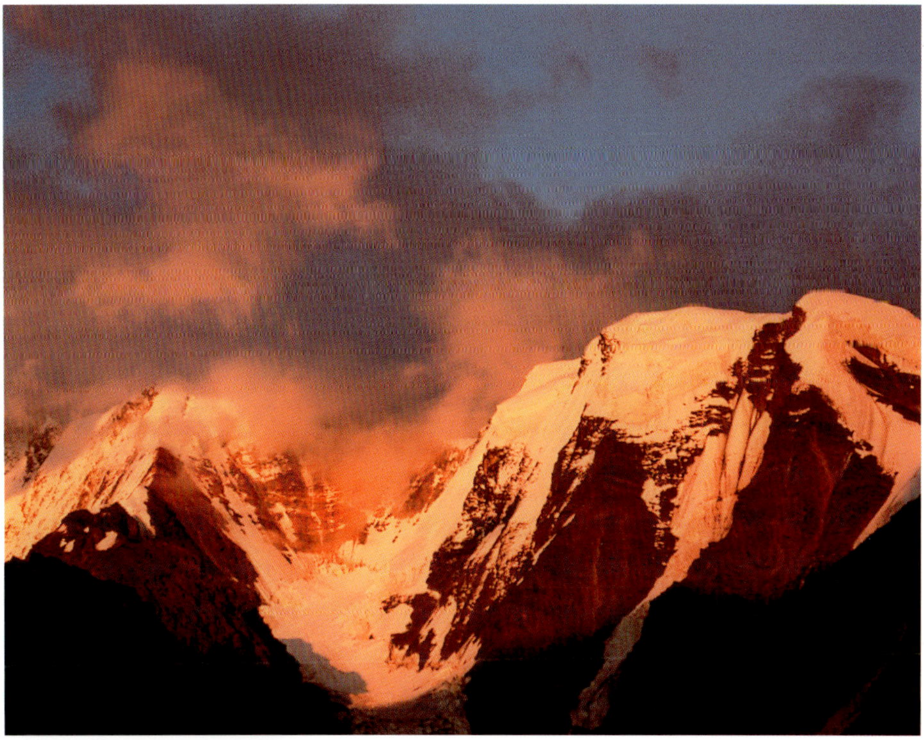

Die majestätische Bergwelt des Himalaja ist die Heimat des Venusschuhs und lädt ein zu Kontemplation und Entwicklung der Spiritualität.

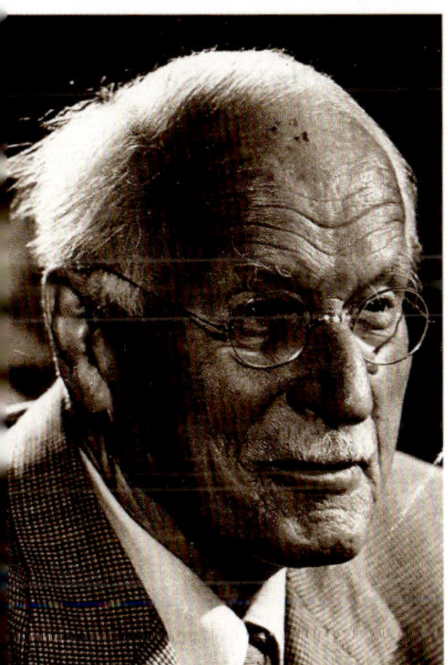

Der Psychotherapeut C.G. Jung (1875–1962). Psychotherapie wird als Ergänzung zur Blütentherapie empfohlen.

Kristalle und Edelsteine, am Körper getragen, unterstützen die Wirkung einer Blütentherapie.

HINWEISE

Therapeutische Wirkung
Hilft uns, die Geheimnisse des Lebens zu ergründen, um den Sinn des Daseins zu erfassen; unterstützt unsere Bemühungen zur Selbstfindung, indem wir das Unbewußte erschließen; hilfreich bei Selbsterkenntnis und Akzeptanz unseres Seins; verstärkt die Wirkung von Therapien.

Zubereitungsmethode
Kristallmethode. Man lese das Buch von Andreas Korte (siehe *S. 140-141).*

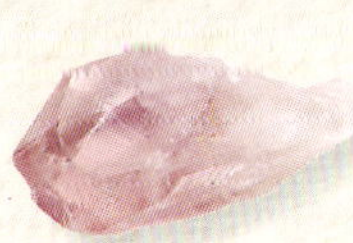

Anwendung und Kombination
Nach der Behandlung emotionaler und geistiger Blockaden als alleiniges Mittel anwenden.

Unterstützende Therapien
Früher oder später entdecken wir tief in uns selbst die Antworten auf folgende Fragen: Wer bin ich wirklich? Welches ist meine Aufgabe? Was tue ich auf Erden? Notieren Sie die Anworten, die ihnen spontan einfallen. Weitere Maßnahmen: Psychotherapie, Amethyste als Glücksstein tragen.

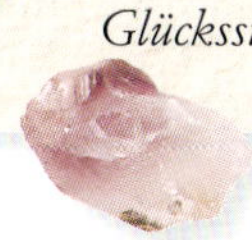

FALLSTUDIE

Georg, 59, ist Abteilungsleiter in einer Werbeagentur. Er kränkelte schon eine ganze Weile und bekam eine heftige Bronchitis, die auch nach 6 Monaten noch nicht geheilt war. Er hatte einen gesunden Appetit, trainierte regelmäßig und war glücklich verheiratet. Trotzdem hatte er Depressionen. Sein Homöopath riet ihm zu einer Aussprache, aber er lehnte ab mit der Begründung, er interessiere sich nicht für sich selbst. Aber er willigte ein, *Venusschuh* zu nehmen. Schon bald hatte er lebhafte Träume, unter anderem von einem Fuchs, der auf dem Dachboden hauste. Georg erkannte, daß der Fuchs er selbst war, sein verborgenes Ich. Er begann, die Träume niederzuschreiben und war über die Vielfältigkeit und Bedeutsamkeit seines inneren Lebens völlig begeistert. Er erkannte, daß er sich bisher ausschließlich aufs Geldverdienen konzentriert hatte, um sich Dinge leisten zu können, die er für sein Glück zu brauchen glaubte. Darüber hatte er den Sinn des Lebens, das Wesen des Menschseins vergessen. Nach drei Wochen hatte er sich von der Bronchitis erholt. Auch wurde er wieder glücklicher und seine Depressionen verschwanden.

Prunella vulgaris

Self-heal/Braunelle

Im Mittelalter gab es in den Apotheken eine große Menge von Kräutern zur Zubereitung von Säften, Tinkturen und Salben, die von Pflanzen aus der Familie der Lippenblütler oder Labiatae *stammten, zu der unter anderem auch die Minze gehört. Andere Mitglieder der Gattung hatten kleinere Blüten und enthielten oft heilsame Öle. Die Braunelle wirkt mehr auf den mentalen Aspekt als auf den physischen. Die Pflanze ist in Europa, Asien, Nordafrika, Nordamerika und Australien weit verbreitet.*

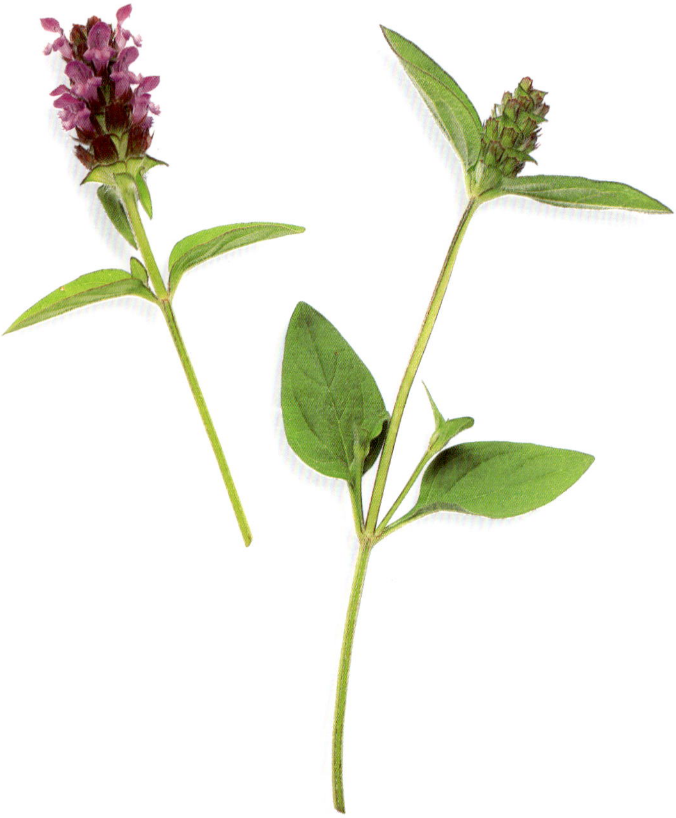

Die violetten Blüten der Braunelle liefern die Wirkstoffe der unter der Bezeichnung Self-heal *international bekannten Blütenessenz.*

MERKMALE

Wir verfügen über die Kraft, uns selbst zu heilen.

Name

Weitere Namen sind Brunelle (vom französischen *brun* = braun), und Braunheil. Eine andere Interpretation führt den Namen auf „*die Breuen*" zurück; so nannte man früher Halsentzündungen. Tatsächlich haben die Blütenstände Ähnlichkeit mit geschwollenen Mandeln. Die englische Bezeichnung *Self-heal* verweist unmißverständlich auf die Selbstheilungskräfte, die diese Pflanze mobilisiert. Andere englische Namen sind Zinkenkraut und Sichelkraut; darin kommt zum Ausdruck, daß man sich früher mit Sicheln und Harken mit spitzen Zinken häufig Verletzungen zuzog, die mit Braunelle behandelt wurden.

Farbe/Struktur

Die Blüten der Braunelle sind von einem strahlenden Blauviolett. Jede der kleinen Blüten hat einen zweilippigen Kelch; der obere Teil ist haubenartig gestaltet, der untere hängt vor und dient den Bienen als Landeplatz. Insgesamt wirkt die Blume wie eine schutzbietende Höhle. Bis zu zwölf Blüten bilden Scheinähren und wirken wie exotische, gefärbte Türmchen zwischen den grünen Laubblättern.

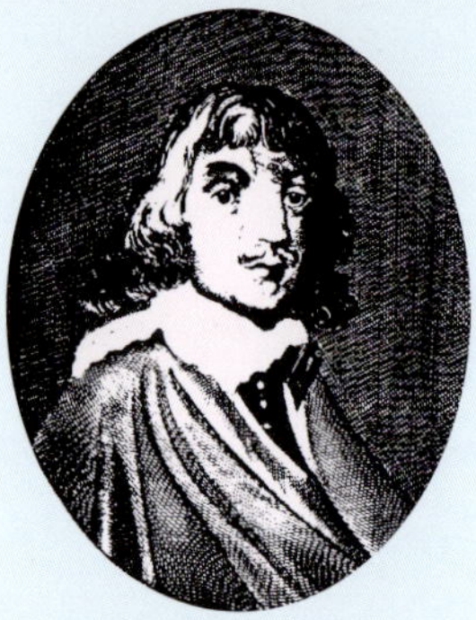

Der englische Naturforscher Nicholas Culpeper (1616–1654) beschrieb die Braunelle als eine sehr heilkräftige Pflanze.

Die Farbe Blau beruhigt und nährt das Kehlkopf-Chakra, Violett steht in Beziehung zum Scheitel-Chakra und der transformatorischen kreativen Energie.

Erscheinungsbild und Wachstum

Die Braunelle wächst auf Trockenwiesen, Brachflächen, in lichten Wäldern und an Waldrändern. Die Frucht besteht aus Vier kleinen Samenkapseln oder Nüßchen. Die Zahl vier steht in Beziehung zur Erdverbundenheit. Insofern wirkt sich die Heilkraft beruhigend auf das kreative Denken aus, damit es sich im Körper verankern kann.

BEKRÄFTIGUNG
Ich wecke die mir gegebenen Kräfte der Selbstheilung.

Schlüsselbegriffe
POSITIV: Motivation und Anleitung von innen
NEGATIV: Geschwächte Selbstheilungskräfte

Aufforderung
Mit dem Heiler in uns selbst Verbindung aufnehmen.

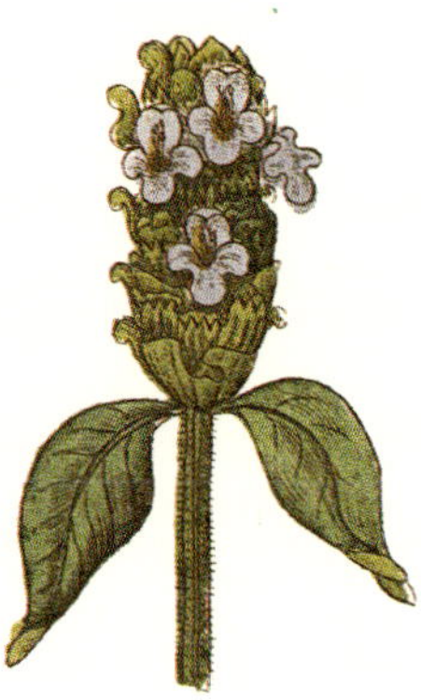

Prunella vulgaris

ÜBERLIEFERUNG UND GEBRAUCH

❋ Der englische Naturforscher Culpeper hat Braunelle als ein »spezielles Mittel für innere und äußere Wunden« bezeichnet. Für die innere Anwendung sei es als Sirup zu nehmen, für die äußere als Salbe oder Pflaster.

❋ *Prunella vulgaris* wird in chinesischen Arzneilisten der Han-Dynastie aus der Zeit von 206–220 v. Chr. erwähnt und zur Harmonisierung gestörter Leberfunktionen empfohlen. Die Blüten werden bei Kindern mit Leberbeschwerden angewendet. Auch für westliche Naturheilkundler steht am Anfang der Therapie eine Untersuchung der Leberfunktionen.

❋ Braunelle wird als Tonikum gegen Frühjahrsmüdigkeit und bei Rekonvaleszenz verordnet sowie zum Gurgeln bei Halsentzündungen. Auf geistiger Ebene beflügelt die *Self-heal*-Essenz die ersten Schritte zur Selbstheilung.

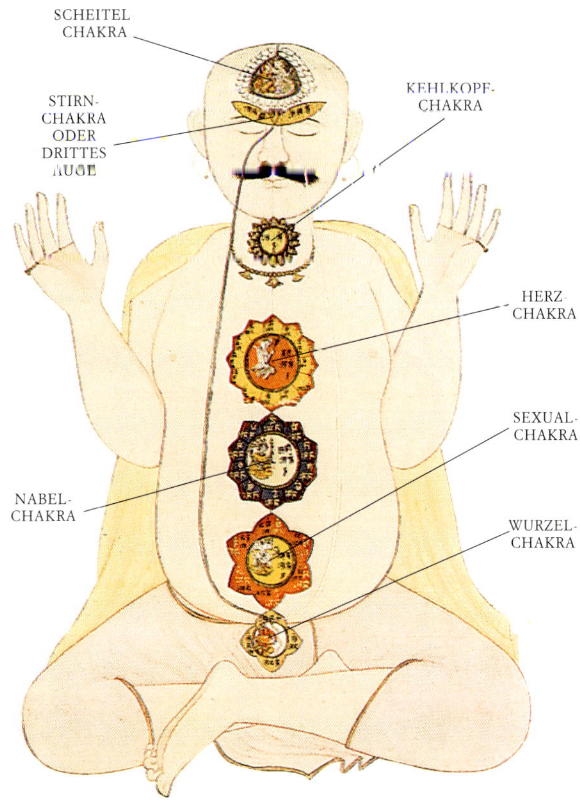

Die Blütenfarbe der Braunelle steht in Beziehung zu Kehlkopf- und Scheitel-Chakra.

HINWEISE

Therapeutische Wirkung
Hilft uns, wenn wir nicht mehr wissen, an wen wir uns wenden sollen, um Heilung zu erlangen; motiviert uns, gesund zu sein und einen Ausweg zu finden; schafft Klarheit über das, was wir tun müssen; verleiht uns Ausdauer beim Heilprozeß.

Zubereitungsmethode
Sonnenmethode

Anwendung und Kombination
Für den Gebrauch aus der Vorratsflasche als Zusatz zu allen anderen Essenzen, die bei emotionalen, geistigen und physischen Störungen Selbstheilungskräfte auslösen sollen (zum Beispiel mit Stern von Bethlehem gegen Schock oder mit Holzapfel gegen Hauterkrankungen); Verwendung als frische Pflanzentinktur, Blütenessenz oder Medium für Mischungen aus Blütenessenz und ätherischen Ölen.

Unterstützende Therapien
Self-heal *oder* Braunelle *ist die beste begleitende Medizin für alle Heilmethoden. Alle Ebenen, die der Heilung bedürfen, werden von der Arznei angesprochen.*

FALLSTUDIE

Konrad, 35, war vom Lungenkrebs genesen. Er hatte entsetzliche Angst, die Krankheit könnte wieder ausbrechen. Nachdem er *Self-heal* eingenommen hatte, ließ er sich akupunktieren, was ihm gut bekam. Zwei Jahre später meldete er, daß er sich kerngesund fühle und schwor darauf, daß die Essenz ihm den Weg gewiesen habe, ein erneutes Ausbrechen der tückischen Krankheit zu verhindern.

Prunus cerasifera – Kirschpflaume

Cherry Plum

Die Kirschpflaume gehört zur bedeutenden Familie der Rosengewächse oder Rosaceae. *Fossilienfunde zeigen, daß verschiedene Gattungen, darunter* Prunus, *zu den ältesten Pflanzen der Erde zählen. Die Familie der Rosengewächse umfaßt Apfel, Kirsche, Pflaume, Pfirsich, Himbeere und Stachelbeere und natürlich alle Arten von wilden und gezüchteten Rosenarten. Die Kirschpflaume ist auf dem Balkan und in Südosteuropa heimisch.*

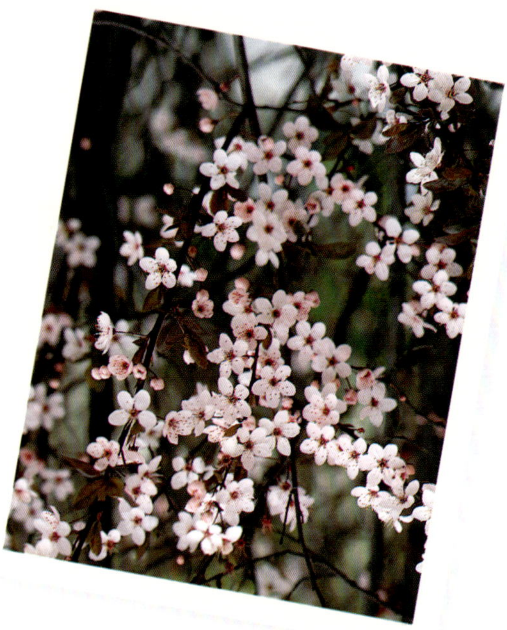

Die Kirschpflaume wurde aus Südosteuropa nach England eingeführt und zur Pflanzung von Hecken genutzt. Im Februar entfaltet sie ihre reiche Blütenpracht.

MERKMALE

Mit dem Licht der Hoffnung die Dunkelheit überwinden.

NAME

Prunus ist das lateinische Wort für Pflaumenbaum. _Cerasifera_ ist der Hinweis darauf, daß der Baum Kirschen oder kirschenartige Früchte trägt.

FARBE/STRUKTUR

Die Blüten der Kirschpflaume sind schalenförmig, 2 bis 3 cm groß und wachsen an kurzen Trieben. Sie öffnen sich zeitig im Frühjahr vor dem Laubaustrieb. Die Kirschpflaume blüht schon Ende Februar und damit früher als alle anderen _Prunus_-Arten und trotzt dem letzten Aufbäumen des abklingenden Winters. Die weißen Blüten bilden einen starken Kontrast zum dunklen Braun der Borke und bringen Licht in die Düsternis der Wintertage. Man sieht darin einen Hinweis auf den Willen, sich unter schwierigsten Umständen zu behaupten und die Dunkelheit mit Licht zu erfüllen.

Die Blüten sind von reinem Weiß und bestehen aus fünf Kelchblättern und fünf Kronblättern mit zahlreichen Staubfäden. Sie stehen einzeln oder in Gruppen. Fünf ist die Zahl der Sinne, Weiß repräsentiert Reinheit. Die Kirschpflaume erfüllt unser sensorisches Wahrnehmungsvermögen mit Reinheit und Erleuchtung.

ERSCHEINUNGSBILD UND WACHSTUM

Der laubwerfende Baum wird 3 bis 4 m hoch. Bei manchen Arten sind die Äste der jungen Bäume mit Dornen bewehrt.

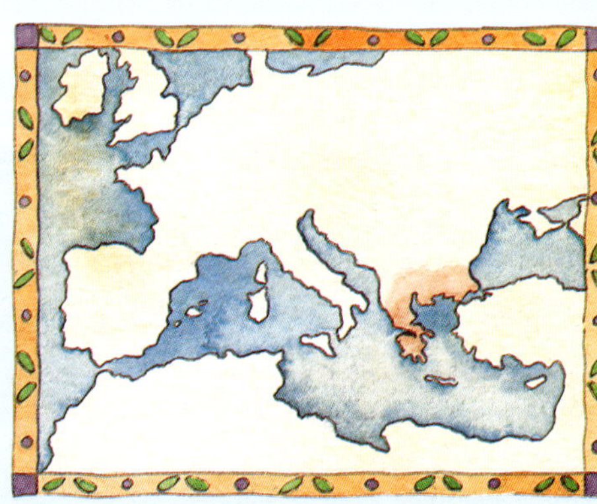

Die natürliche Heimat der Kirschpflaume sind der Balkan und Südosteuropa.

BEKRÄFTIGUNG
Ich stelle mich der inneren Finsternis, denn ich stehe im Schutz der Gnade einer höheren Macht.

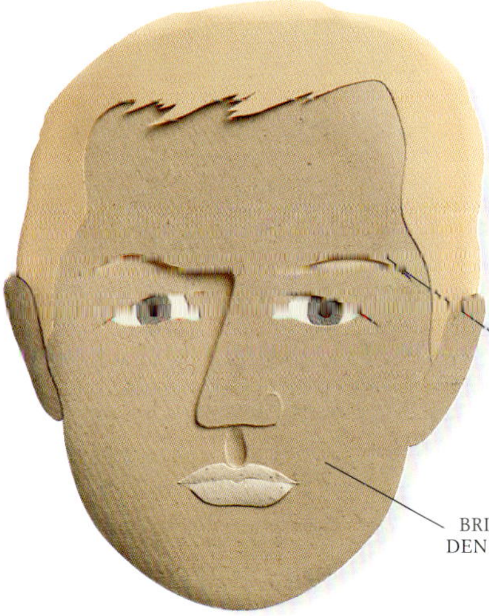

Die Bachblüten-Arznei Cherry Plum ermutigt den Geist, sich einer höheren Macht anzuvertrauen.

FALLSTUDIE

Kerstin wurde als Kind häufig geschlagen. Das hat auch seelische Narben hinterlassen. Die Anwendung der Blütentherapie und Besuche beim Heilpraktiker während mehrerer Jahre hatten ihr die erwünschte Hilfe gebracht, und sie war im allgemeinen glücklich und zufrieden mit ihrem Leben. Deshalb versetzte es ihr einen gewaltigen Schock, als sie die vier Jahre alte Tochter einer Bekannten vorübergehend in Obhut nahm und plötzlich Angst davor bekam, sie könnte das Kind schlagen. Sie wußte zwar genau, daß sie dazu nicht fähig sein würde, aber die Vorstellung, sie könnte die Kontrolle verlieren, ließ sie nicht los. Diese Zwangsvorstellungen verflüchtigten sich vollständig, nachdem sie nur zwei Tage lang *Kirschpflaume* eingenommen hatte.

Schlüsselbegriffe
POSITIV: Selbstbeherrschung; Vertrauen in eine höhere Macht
NEGATIV: Angst vor Verlust der Beherrschung, den Anforderungen nicht gewachsen zu sein, zu schädlichen Handlungen fähig zu sein.

Aufforderung
Sich einer höheren Macht anvertrauen, die unserer Persönlichkeit Mut und Frieden bringt.

ÜBERLIEFERUNG UND GEBRAUCH

Hecken aus Kirschpflaume wurden zum Schutz von Obstgärten angepflanzt und machen die schutzgewährenden Eigenschaften der Pflanze augenscheinlich. Die robusten Stämme werden zum Aufpfropfen von Zwetschgen, Mirabellen und Schattenmorellen verwendet. Die Frucht der Kirschpflaume ist klein und kirschenähnlich, im unreifen Zustand glänzend grün, in der Reife rot oder gelb. In warmen Klimazonen, wo sie ihre volle Reife erlangt, ist sie genießbar.

HINWEISE

Therapeutische Wirkung
Befreit den Geist von quälenden Vorstellungen, sich selbst oder anderen Schaden zufügen zu können oder den Verstand zu verlieren; bringt Ruhe und Frieden; festigt den Geist.

Zubereitungsmethode
Kochmethode. Die blühenden Zweige von so vielen Bäumen wie möglich pflücken.

Anwendung und Kombination
Für den inneren Gebrauch aus der Vorratsflasche; auch als Badezusatz und Salbe. Wichtiger Bestandteil der Notfallessenz Rescue Remedy.

Unterstützende Therapien
Verinnerlichung und die höheren Kräfte der Hilfsbereitschaft und Führung wecken.

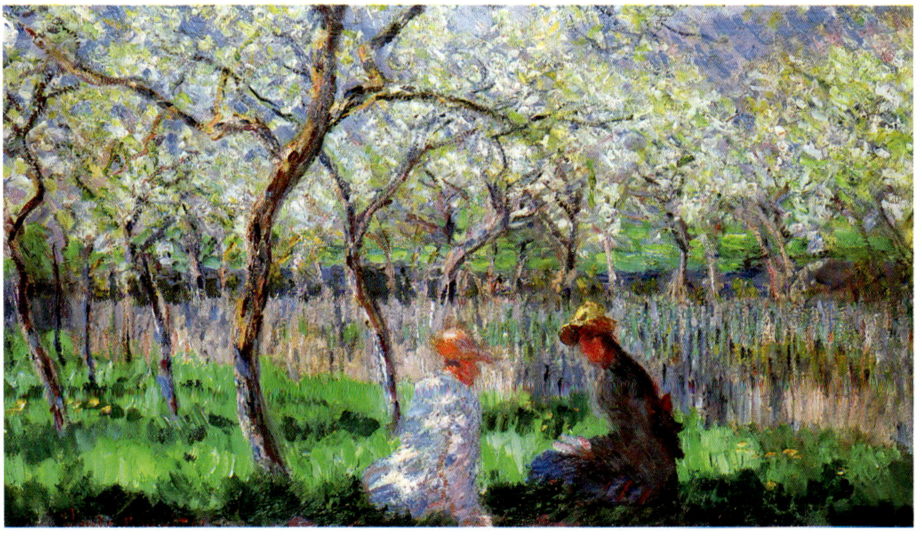

Kirschpflaumenbäume wurden oft als schützende Hecken umObstgärten angepflanzt.

Quercus robur

Oak/Eiche

Quercus, *die Eiche, ist eine Gattung der Buchengewächse mit 500 bis 600 laubwerfenden und wintergrünen Arten in Europa, Asien, Nord- und Mittelamerika. Zur gleichen Familie zählt auch die Kastanie. Manche Wälder werden von Eichenbäumen beherrscht.*

*Die zu den sommergrünen Arten gehörende Sommer-Eiche (*Q. robur*) wird bis 50 m hoch und erreicht ein Alter von 500 – 800, manchmal sogar 1000 Jahren.*

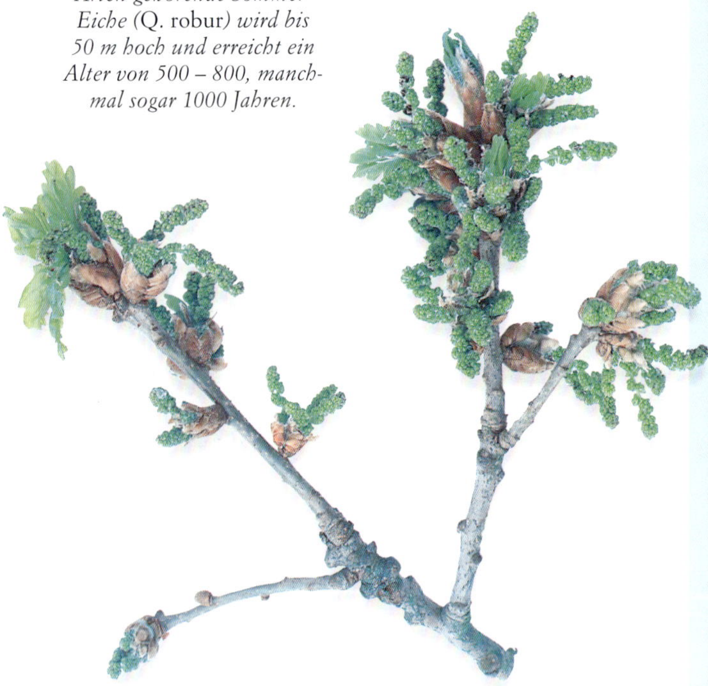

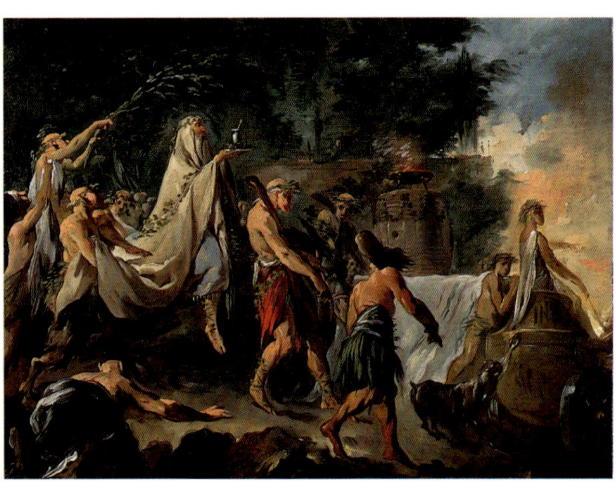

Bei alten Kulturvölkern war die Eiche Bestandteil magischer Beschwörungen und Zeremonien.

MERKMALE

Aus tiefen Wurzeln kommt die Kraft, anderen selbstlosen Beistand zu gewähren.

NAME

***Quercus* ist das lateinische Wort für Eiche, *robur* bedeutete Stärke, Kraft, Festigkeit.**

FARBE/STRUKTUR

Die Eiche ist eine eingeschlechtliche oder monözische Pflanze, denn die männlichen und weiblichen Blüten wachsen am selben Baum. Blütezeit ist im Hochsommer, wenn das Jahr sich wendet. Die gelblichen männlichen Blütenstände bilden hängende Kätzchen; die weniger zahlreichen, gelblichgrünen weiblichen sind ährig oder kopfig mit überlappenden Schuppen, die sich verdichten und den harten Eichelkelch bilden.

ERSCHEINUNGSBILD UND WACHSTUM

Die Eiche wächst langsam. Es dauert 60 Jahre, bis sie die ersten Blütenstände hervorbringt. Die waldbildenden Bäume werden bis 30 m hoch. Die Ausdehnung des Wurzelwerks unter der Erde soll die gleichen Maße haben wie Stamm und Krone. Es sind kraftvoll wirkende Bäume mit knorrigen Stämmen. Die sich horizontal ausbreitenden Äste wirken wie ausgestreckte Arme, die der Schwerkraft trotzen und bereit zu sein scheinen, allen zu helfen, die sich in ihren Schutz begeben. Dieses Zeichen der Hilfsbereitschaft wird noch durch die Tatsache bestärkt, daß jeder Eichenbaum bis zu 43 verschiedenen Spezies aus Flora und Fauna Lebensraum und Unterschlupf bieten kann. Es gibt Eichen, die von holzfressenden Insekten ausgehöhlt wurden und dennoch Generationen überdauern, bis sie plötzlich zusammenbrechen. Dies kann auch Menschen widerfahren. Sie helfen, wo es nur geht, bis sie selbst unter der Bürde der Verantwortung in die Knie gehen.

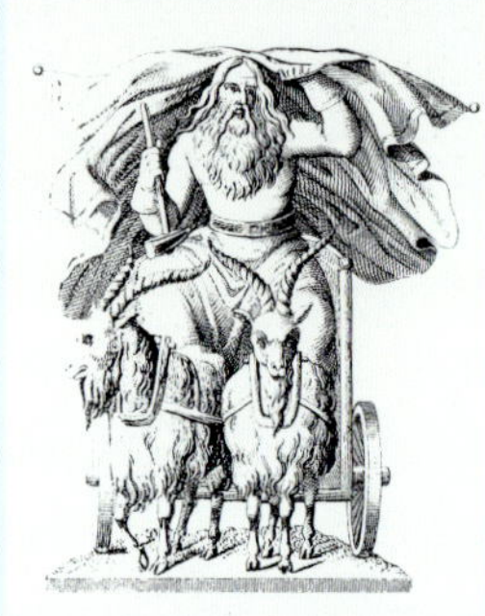

Die Eichel ist dem Gott des Donners, Thor, geweiht.

BEKRÄFTIGUNG

Fest verwurzelt in der Natur nutze ich meine Kraft mit Umsicht und Flexibilität.

Schlüsselbegriffe

POSITIV: *umsichtige Stärke; konstruktives Denken, Eigenverantwortung*
NEGATIV: *Depressionen nach Belastung, übertriebenes Engagement für andere; chronische Erschöpfung*

Aufforderung

Mit den Kräften haushalten und flexibel auf Anforderungen reagieren.

ÜBERLIEFERUNG UND GEBRAUCH

❁ Eicheln, so heißt es, waren das erste Nahrungsmittel in der Frühgeschichte der Menschheit. In der Kräuterheilkunde wurde Eichenrinde seit alters her wegen ihrer adstringierenden Wirkung auf die Schleimhäute bei der Behandlung von Gastroenteritis, starkem Durchfall, Fieber und Halsentzündungen angewendet. Äußerlich hilft sie bei Krampfadern, Hämorrhoiden, Frostbeulen, Schweißfüßen, Verbrennungen und Hauterkrankungen.

❁ Das harte, feste Holz der Eiche wird als Bauholz und beim Schiffsbau verwendet.

❁ In westlichen Kulturen ist die Eiche der Mutter Erde, Juno, Jupiter und Thor, dem nordischen Gott des Donners, geweiht. Einer alten Überlieferung zufolge soll die Eiche der erste Baum gewesen sein. Die Römer glaubten, daß sie den Menschen erschaffen habe. Bei allen großen Festen der Druiden galt die Eiche als magischer Baum. Im christlichen Glauben ist sie ein Symbol der Standhaftigkeit Jesu. Die Juden sehen in ihr ein Zeichen göttlicher Gegenwart. In China symbolisiert sie unbeugsame Kraft, weil sie sich dem Wind nicht beugt und dadurch zerbrechen kann.

Die sich nach allen Seiten hin waagerecht ausbreitenden Äste der Zweige verleihen dem Baum eine mächtige, kraftvolle Statur.

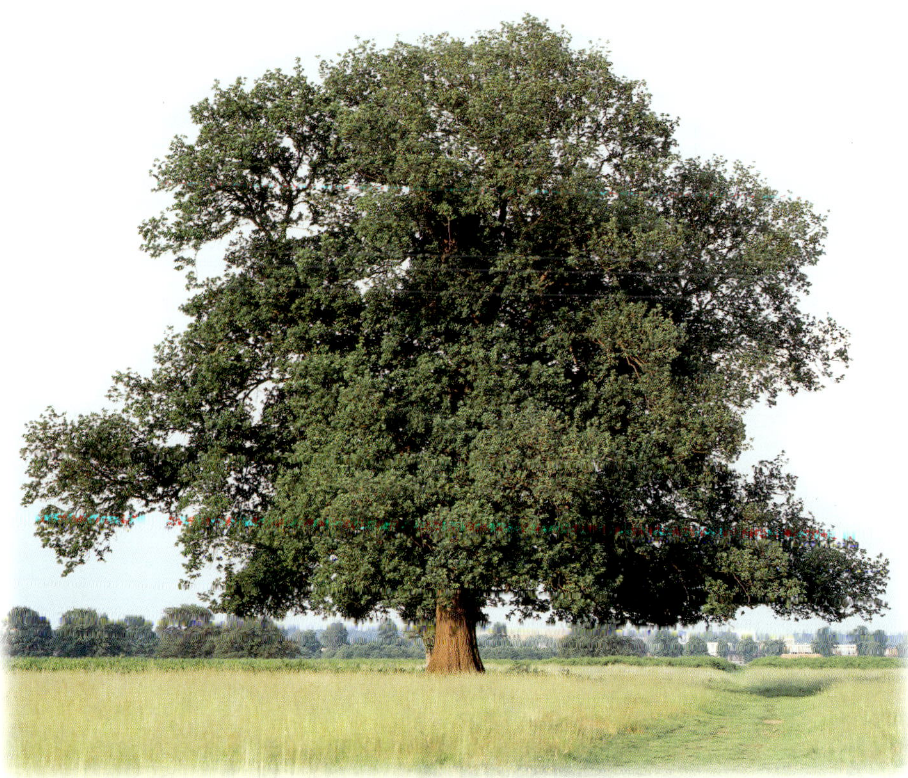

HINWEISE

Therapeutische Wirkung
Hilft uns, nachgeben zu können; schützt uns davor, die Lasten anderer auf uns zu nehmen; bringt uns Tapferkeit und bewegliche Stärke.

Zubereitungsmethode
Sonnenmethode. Nur die weiblichen Blüten von so vielen Bäumen wie möglich pflücken.

Anwendung und Kombination
Für den inneren Gebrauch aus der Vorratsflasche, als Badezusatz und Lotion, besonders für den Nacken- und Schulterbereich.

Unterstützende Therapien
Häufiger ausspannen und sich amüsieren; Verantwortung delegieren.

FALLSTUDIE

Felicitas erholte sich von einer Krebserkrankung und ernährte sich nach einer strengen Diät. Die Zubereitung der Speisen machte ihr keinen Spaß. Der Therapeut gab ihr *Oak*. Nach Einnahme der Bachblüte *Oak* beschloß sie, sich einer Rekonvaleszenzgruppe anzuschließen und ayurvedisch kochen zu lernen. Sie fühlte Kraft und Vitalität zurückkehren.

Rosa canina

Wild Rose/Heckenrose

Die Familie der Rosengewächse oder Rosaceae *umfaßt laubwerfende, ausdauernde Sträucher, Stauden und Bäume. Mit 122 Gattungen und etwa 3400 Arten ist sie sehr umfangreich und in den gemäßigten Zonen der Nordhalbkugel verbreitet. Zu ihr gehören unter anderem Apfel, Birne, Pflaume und Kirsche. Fossilien von Rosenstöcken, die man auf prähistorischen Siedlungsplätzen gefunden hat, deuten darauf hin, daß Rosen schon vor Tausenden von Jahren kultiviert wurden.*

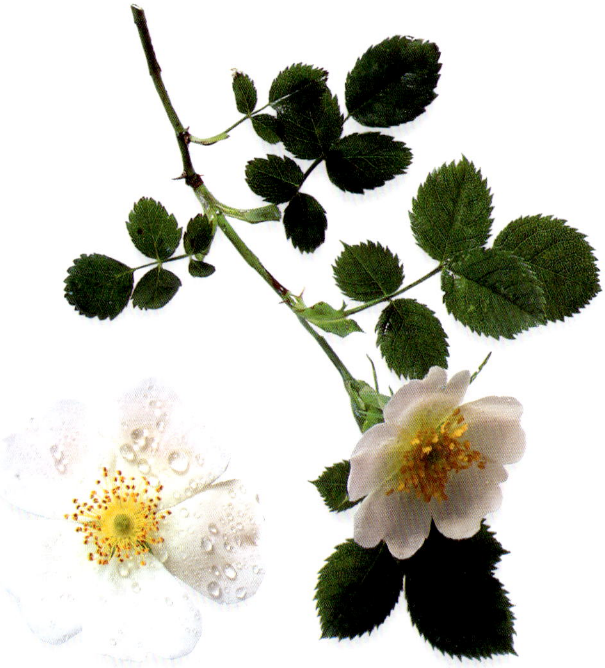

Die Schönheit der Rosenblüten und ihr Wohlgeruch haben zu allen Zeiten Dichter inspiriert und zur Legendenbildung beigetragen.

MERKMALE

In Freud und Leid das Leben genießen.

NAME

Die Heckenrose wird wegen der langen Dornen, die wie Hundezähne aussehen, auch Hundsrose genannt. Außerdem soll sie ein hilfreiches Mittel gegen Bisse tollwütiger Hunde sein. Weitere, teils veraltete Bezeichnungen sind Hundsdorn, Hagedorn und Hagebutte.

FARBE/STRUKTUR

Die Hecken- oder Hundsrose ist ein laubwerfender Strauch mit dornenbewehrten, nach unten hängenden Zweigen. Die fünf großen, flachen, herzförmigen Blütenblätter sind weiß, bisweilen rosa angelaufen oder tiefrosa. Ihre Zartheit und der sinnliche Duft lassen uns das Irdische angenehm erscheinen, aber die Dornen sind eine Warnung,

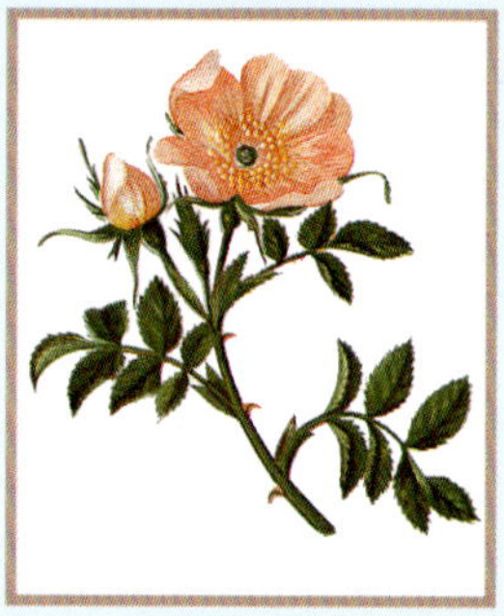

Rosa canina

daß das Leben auch schmerzvoll sein kann.

ERSCHEINUNGSBILD UND WACHSTUM

Die robuste, anspruchslose Pflanze wächst an Waldrändern und auf steinigen Hängen. Mit Hilfe ihrer derben Dornen zieht sie sich an anderen Sträuchern hinauf zum Licht. Ihre Botschaft an uns lautet: Was uns Schmerzen bereitet, ist bei richtigem Einsatz dazu geeignet, uns eine verläßliche Hilfe zu sein.

ÜBERLIEFERUNG UND GEBRAUCH

Die Rose steht seit alters her in Beziehung zur Liebe. Sie erinnert uns an die Vergänglichkeit alles Irdischen. Wenn wir lieben, müssen wir gewärtig sein, daß es zu schmerzhafter Trennung kommen kann.

In der Tradition des Hinduismus dienen mit Rosenwasser gefüllte Flaschen in Gestalt einer Blume, sogenannte Rosensprenggefäße, der symbolischen Reinigung.

Die Frucht der Rose, die Hagebutte, hat Ähnlichkeit mit einem leuchtendroten Gefäß. Sie ist fleischig, enthält viele Samenkörner und ist reich an Vitamin C, das uns vor Krankheiten schützt. Es ist jedoch nicht einfach, den stärkenden Inhalt der Früchte zu verzehren.
Wenn man Saft aus Hagebutten herstellen möchte, muß man ihn vor dem Trinken durch ein sehr feines Sieb gießen.

BEKRÄFTIGUNG
Ich greife nach dem Leben in Erwartung von Freude und Schmerz.

Schlüsselbegriffe
POSITIV: Begeisterung, Vitalität, Zielsetzung
NEGATIV: Resignation, Apathie, Abgeschlagenheit, sich gehenlassen

Aufforderung
Willens sein, Schmerzen zu ertragen, um sie zu überwinden. Das Leben so gestalten, daß es Begeisterung auslöst.

HINWEISE

Therapeutische Wirkung
Erneuert das Interesse am Leben und an der Gesundheit, deshalb hilfreich bei degenerativen Krankheitszuständen; erinnert diejenigen, die infolge anhaltender Apathie an geringer Vitalität leiden und sich vom Leben benachteiligt fühlen, daß die Welt voller Schönheit, aber auch voller Schmerzen ist und daß mit dem Sein in der materiellen Welt Motivation und Kraft verbunden sind.

Zubereitungsmethode
Kochmethode. Mit kurzem Stiel und einigen Blättern in voll erblühtem Zustand von verschiedenen Büschen pflücken.

Anwendung und Kombination
Zum inneren Gebrauch aus der Vorratsflasche; als Lotion zum Einreiben über dem Herzen; in Kombination mit Braunelle, Zinnie, Crowea, Thymian *oder* Borretsch, *je nach Art der Störungen und Leiden.*

Unterstützende Therapien
Stellen Sie sich folgende Fragen:
Seit wann interessiere ich mich nicht mehr fürs Leben? Was könnte meinen Lebenswillen wiedererwecken? Was hält mich zurück? Welches sind meine nächsten Schritte? Liebesgedichte lesen; die eigenen Gefühle in Verse setzen; den Duft der Rosen einatmen; Aromatherapie, vorzugsweise mit Rosenöl und Kiefernöl, um den physischen Leib zu beleben; Blütenessenzen als Badezusatz verwenden oder im Raum zerstäuben.

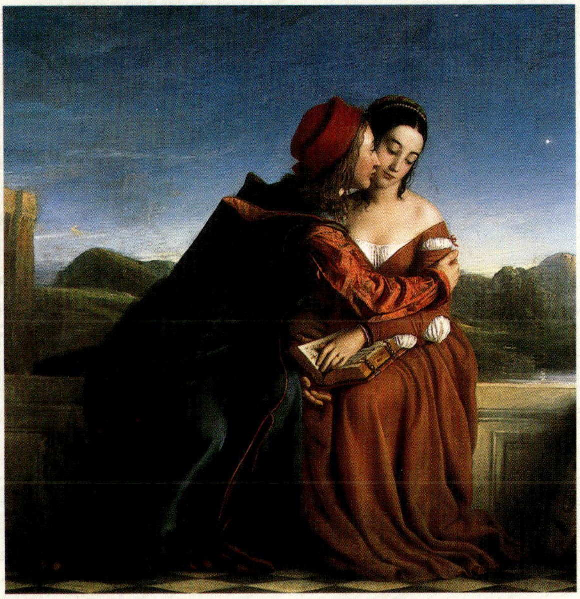

Die Lektüre der Werke großer Dichter ist eine Quelle der Erbauung und öffnet die Augen für die Schönheit des Lebens.

Massagen mit Rosen- und Kiefernöl unterstützen die Wirkung von Wild Rose.

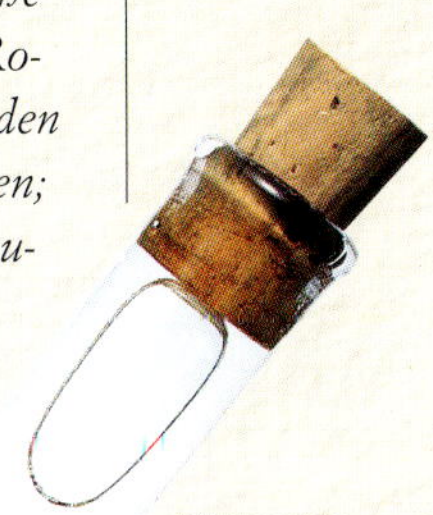

KIEFERNÖL

FALLSTUDIE

Alfred hatte Diabetes; das war vor einem Jahr bei einer Untersuchung festgestellt worden.
Weil er es zu mühsam fand, auf die richtige Nahrung zu achten, ging er kaum noch aus und schränkte seine gesellschaftlichen Aktivitäten stark ein. Als nach der Einnahme der Pharmaka, die er verschrieben bekommen hatte, leichte Nebenwirkungen auftraten, setzte er sie kurzerhand ab. Auf Anraten eines Freundes suchte er einen Therapeuten auf. Dieser verschrieb ihm *Wild Rose.* Zwei Wochen nach der ersten Einnahme erkannte Alfred, daß er seine Gesundheit und sein Wohlbefinden vernachlässigte, und entschloß sich, auf ein anderes Medikament gegen Diabetes umzusteigen. Er konnte sich nun auch mit seinen Freunden über die Konsequenzen unterhalten, welche die Krankheit mit sich brachte. Nachdem er *Wild Rose* einen weiteren Monat lang eingenommen hatte, stellte er fest, daß nach dem plötzlichen Tod eines engen Freundes sein Leben keinen Inhalt mehr hatte. Nach einigen Besuchen beim Therapeuten brach der Schmerz offen aus, und Alfred konnte mit guten Freunden und Bekannten darüber sprechen und die Trauer teilen. Allmählich gewann er seine Lebensfreude zurück.

Solanum quadriloculatum – Solanum

Wild Potato Bush

Solanum *gehört wie Kartoffel, Tomate, Aubergine, Paprika und die bekannte Zierpflanze Korallenstrauch zu den Nachtschattengewächsen oder* Solanaceae. *Die weite Verbreitung dieser Pflanzenfamilie über Südamerika hat zu der Vermutung geführt, daß sie ursprünglich dort heimisch war. Man findet* Solanaceae *aber auch in fast allen tropischen und gemäßigten Zonen der Welt. Viele prachtvoll blühende Arten werden als Zierpflanzen in Europa kultiviert, darunter der Korallenstrauch* (S. pseudocapsicum)*, die Engelstrompete* (Datura suaveolens)*, die Weihnachtskirsche aus Südafrika und der Känguruhapfel aus Australien.*

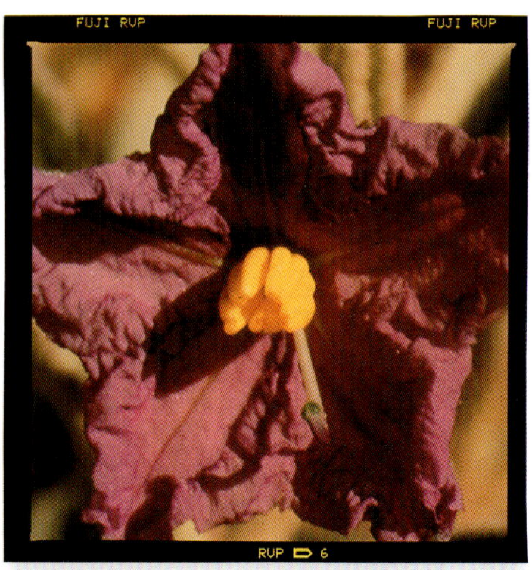

Der Wild Potato Bush *hat purpurfarbene, fünfzählige Blüten und goldgelbe Staubblätter.*

MERKMALE

Die Beschränkungen des Körpers überwinden.

NAME

Die Bezeichnung *Solanum* hat ihre Wurzel im Wort *sol* für Sonne. Nachtschatten ist ein Hinweis auf die enge Beziehung der Pflanze zu Licht und Dunkelheit. Alchimisten und Mystiker stützten sich auf diese Gegensätzlichkeit in ihren Beschreibungen des menschlichen Körpers. Sie sehen uns von Dunkelheit umgeben, weil die Unermeßlichkeit des Geistes im Körper gefangen ist; aber gleichzeitig ist der Körper diejenige Lebensform, in der wir das Licht wahrnehmen.

FARBE/STRUKTUR

Der *Wild Potato Bush* hat fünfzählige, spitz zulaufende, purpurrote Blüten. Die intensive Purpurfarbe steht im Zusammenhang mit der energetischen Schwingung des Stirn-Chakras oder Dritten Auges. Die fünf Blütenblätter verweisen auf die fünf Sinne (Sehen, Hören, Schmecken, Riechen, Tasten) und deuten an, daß wir unsere Sinne beherrschen können. Die kräftig ausgebildeten, goldgelben Staubblätter in der Blütenmitte zeigen gerade nach oben. Gelb ist die Farbe der feurigen Stärke, so daß die Pflanze dem Körper Energie zuführt, indem sie auf ihn Einfluß nimmt.

ERSCHEINUNGSBILD UND WACHSTUM

Die tomatenähnlichen Früchte sind ungenießbar, aber es gibt Nachtschattengewächse mit eßbaren Pflanzenteilen. Andere sind zwar giftig, enthalten aber wie der Stechapfel *(Datura stramonium)*, der in geringen Dosen als homöopathisches Mittel verwendet wird, medizinisch zum Teil wertvolle Wirkstoffe. Daß in dieser Pflanzenfamilie so viele Gattungen vertreten sind, deren Früchte als Nahrungsmittel dienen, ist ein Hinweis auf die enge Beziehung zum menschlichen Organismus. Die psychotropen Eigenschaften mancher Arten sprechen den Geist an und führen Veränderungen im Bewußtsein herbei. Der Stechapfel beispielsweise diente schon im alten Inkareich als Rauschmittel, mit dessen Hilfe unter rituellem Einfluß sich der Ätherleib vom physischen Körper löste und Verbindung mit dem Reich der Ahnen aufnahm. Die Nachtschattengewächse bieten uns also viele Möglichkeiten: Sie sehen schön aus, sind giftig und ernähren uns. *Solanum quadriloculatum* befreit uns zudem von dem einengenden Bewußtsein der Körperlichkeit.

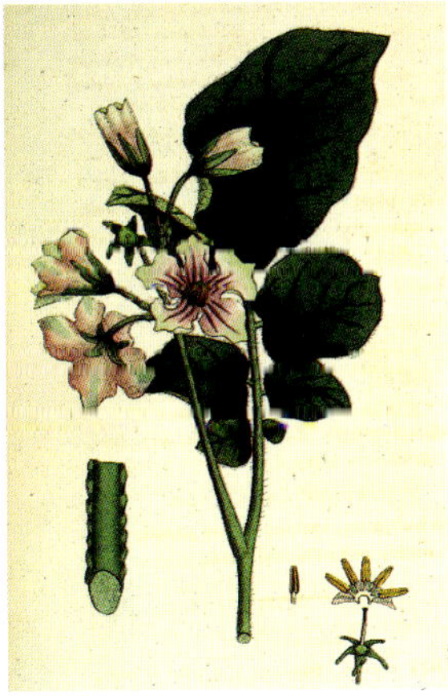

Solanum quadriloculatum

BEKRÄFTIGUNG

Mit erneuerter Energie befreie ich mich von allen Gebrechen.

Schlüsselbegriffe

POSITIV: Vitalität, Freiheit, Transzendenz

NEGATIV: Niedergedrückt, physisch belastet, behindert oder apathisch

Aufforderung

Sich mit dem physischen Körper identifizieren und Beschränkungen überwinden.

HINWEISE

Therapeutische Wirkung

Verleiht dem physischen Körper das Gefühl von Freiheit und Vitalität, deshalb hilfreich in der Schwangerschaft, bei Fettleibigkeit und bei einer schwächenden Krankheit.

Zubereitungsmethode

Sonnenmethode

Anwendung und Kombination

Innerlich aus der Vorratsflasche morgens und abends; wichtiger Bestandteil der Dynamis-Essenz *(siehe S. 125).*

Unterstützende Therapien

Alle Freizeitbetätigungen, die dem Körper Bewegung verschaffen und den Wunsch nach Bewegung wecken wie Spaziergänge, Tanzen, Tischtennis; den kreativen Geist wirken lassen, wenn es an Antrieb mangelt.

FALLSTUDIE

Marion hatte ein chronisches Herzleiden und mußte darauf achten, körperliche Anstrengungen zu meiden.
Im Sommer ließ sie die Sonne ihren Körper wärmen, während sie im Garten arbeitete oder in der Natur spazierenging.
Aber während der langen Wintermonate verlor sie jegliche Lust, sich zu bewegen. Wenn es dann Frühling wurde, hatte sie Angst, die kleinste körperliche Betätigung könnte sie überanstrengen. Sie begann ihren Körper als einen Feind zu betrachten, der ihr nichts als Schwierigkeiten bereitete. Lieber setzte sie sich vor das Fernsehgerät und vegetierte vor sich hin.
Als sie *Wild Potato Bush*-Essenz einnahm, hatte sie manchmal das Gefühl, sich schütteln zu wollen. Anfangs ängstigte sie das, aber als sie mit der Einnahme fortfuhr, erkannte sie, daß sie über mehr Vitalität verfügte, als ihr bewußt gewesen war. Ihr Körper versuchte ihr mitzuteilen, daß sie aufstehen und sich bewegen solle.
Als es Frühjahr wurde, verging die Apathie rascher als in den vorangegangenen Jahren.

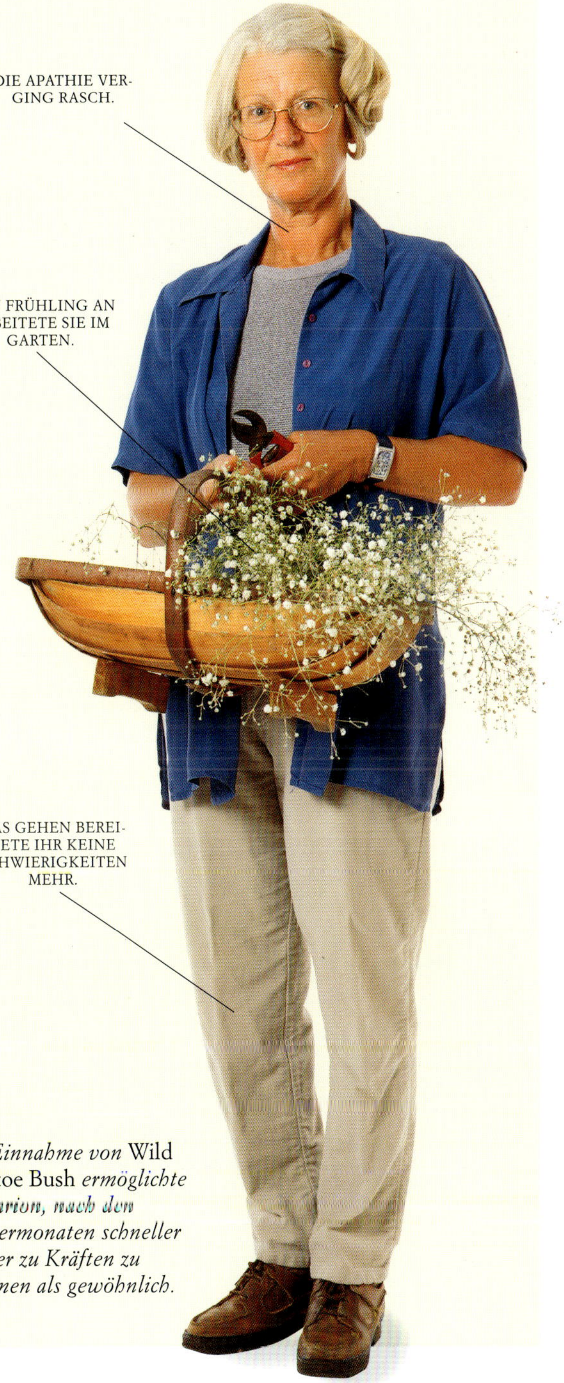
DIE APATHIE VERGING RASCH.
VON FRÜHLING AN ARBEITETE SIE IM GARTEN.
DAS GEHEN BEREITETE IHR KEINE SCHWIERIGKEITEN MEHR.

Die Einnahme von Wild Potatoe Bush *ermöglichte es Marion, nach den Wintermonaten schneller wieder zu Kräften zu kommen als gewöhnlich.*

Syringa vulgaris

Flieder

Flieder ist eine Gattung der Ölbaumgewächse oder Oleaceae. *Die überwiegend sommergrünen Sträucher oder kleinen Bäume sind in den gemäßigten und tropischen Zonen der gesamten Welt verbreitet. Zur Familie gehören unter anderem Ölbaum, Esche, Forsythie und Jasmin.* Syringa vulgaris *ist die bekannteste Art und stammt aus Südosteuropa und Kleinasien. Die Sträucher werden bis 10 m hoch. Schon im 16. Jahrhundert wurde der Flieder aus Persien in Nordeuropa eingeführt, wo er sich rasch eingewöhnte und den kühleren Witterungsverhältnissen anpaßte, ohne sein Aussehen zu verändern oder im Wuchs zu verkümmern. Flieder ist folglich eine hilfreiche Pflanze für diejenigen Menschen, die ihr eigenes Wachstum unter dem Zeichen der Bescheidenheit und Einpassungsfähigkeit neu beginnen.*

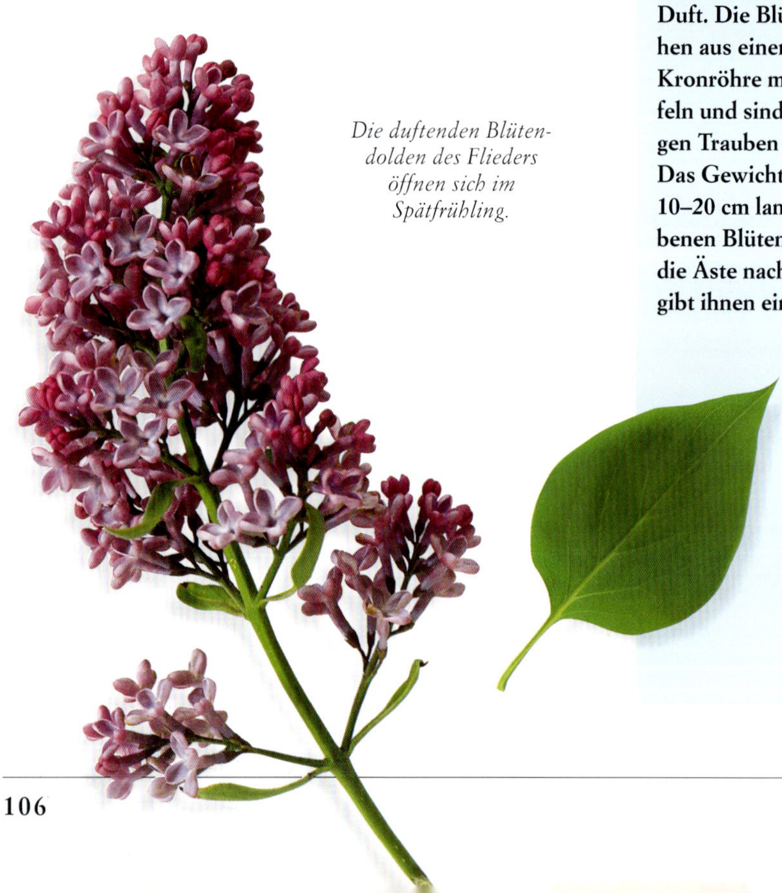

Die duftenden Blütendolden des Flieders öffnen sich im Spätfrühling.

MERKMALE

Der flexible Umgang mit den Gefühlen fördert den Zufluß von Energie.

NAME

Weitere, teils veraltete Bezeichnungen sind Türkischer oder Spanischer Flieder, Lilak und Pfeifenstrauch, weil man die hohlen Äste als Pfeifenstiele verwendete. *Syringa* **bedeutet Röhre und liefert den Hinweis auf die therapeutische Anwendung bei Erkrankungen der Wirbelsäule, die im Grunde ein Rohr ist, durch das die Nervenbahnen verlaufen.**

FARBE/STRUKTUR

Junge Fliederbüsche haben gerade nach oben weisende Äste, die sich erst später zu den Seiten hin verzweigen. Der Flieder blüht im Mai und verbreitet einen starken Duft. Die Blüten bestehen aus einer langen Kronröhre mit vier Zipfeln und sind in vielblütigen Trauben angeordnet. Das Gewicht der etwa 10–20 cm langen, lilafarbenen Blütenstände zieht die Äste nach unten und gibt ihnen ein elegantes Aussehen. Die lila Farbe der Blütentrauben steht in Beziehung zu den heilenden Schwingungen des Scheitel- oder Kronen-Chakras. Ihre Pyramidenform enthält die doppelte Bedeutung von Integration und Konvergenz. Und auch hier wieder zeigt sich eine Verbindung zur Wirbelsäule. Hier laufen die Nervenbahnen aus allen Körperteilen zusammen, bevor sie ins Gehirn übergehen. Die Funktionen der Wirbelsäule werden von oben gesteuert. Die Blätter des Fliederstrauchs bilden ungeteilte, glattrandige Herzformen und werden bis 10 cm lang. Wenn man die Wirbelsäule als das zentrale Organ des physischen Körpers bezeichnet, ist das Herz das Zentrum unserer Gefühle. Demzufolge unterstützt der Flieder unsere Empfindungen mit Flexibilität und Feinsinn.

ERSCHEINUNGSBILD UND WACHSTUM

Das purpurne Kernholz der Fliederäste und -stämme ist ein Hinweis auf das Heilpotential innerhalb der Struktur der Wirbelsäule.

BEKRÄFTIGUNG

Ich reagiere flexibel und passe mich an. Das Leben verleiht mir die Kraft.

Schlüsselbegriffe

POSITIV: Löst Versteifung und starre Haltung; öffnet die Chakren.
NEGATIV: Erstarrung; Verhärtung; verkümmerter Charakter

Aufforderung

Der Wirbelsäule Energie zuführen, damit die Lebenskraft Blockaden der Weiterentwicklung beseitigen kann.

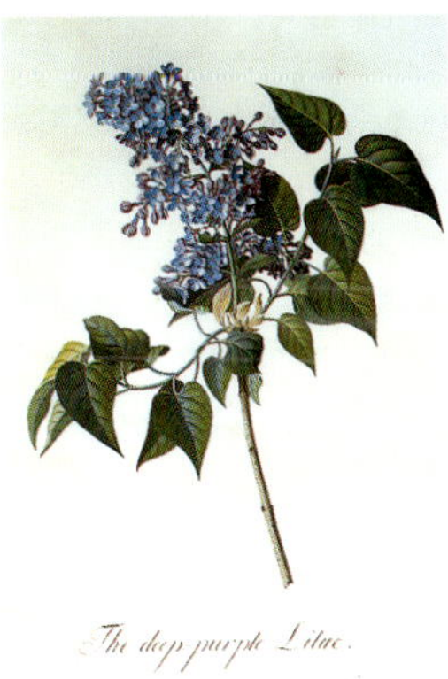

Syringa vulgaris

ÜBERLIEFERUNG UND GEBRAUCH

Im 19. Jahrhundert war es in manchen englischen Dörfern Brauch, mit der Überbringung eines Fliederzweiges die Auflösung eines Verlöbnisses kundzutun.

HINWEISE

Therapeutische Wirkung
Hilfreich bei der Behandlung aller Aspekte, welche die Wirbelsäule betreffen, läßt zum Beispiel Entzündungen abklingen, befreit eingeklemmte Nerven; wirkt entspannend auf die Muskulatur, stellt somit die natürliche Lage der Wirbelsäule wieder her und erhöht ihre Beweglichkeit; aktiviert subtile Nervenbahnen in der Wirbelsäule und stimmt die Schwingungen der Chakren aufeinander ab.

Zubereitungsmethode
Kochmethode

Anwendung und Kombination
Innerlich aus der Vorratsflasche; als Zusatz zu Löwenzahnöl *und zu Salben; in Kombination mit* Löwenzahn, Braunelle *oder* Wilder Kartoffel.

Unterstützende Therapien
Yoga; in Verbindung mit Osteopathie oder kraniosacraler Therapie bei Rückenproblemen.

Flieder-Essenz ist hilfreich für die Wirbelsäule und eingeklemmte Nerven.

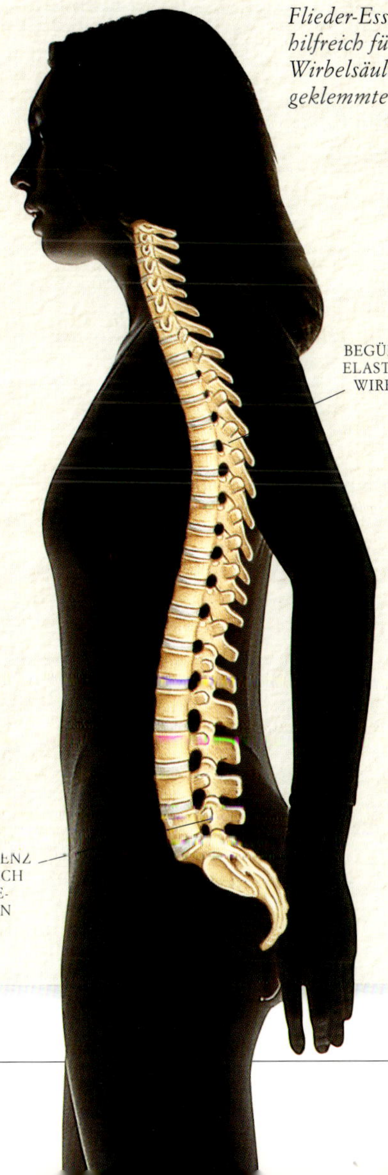

FALLSTUDIE

Jenny hatte sich als Vierzehnjährige beim Trampolinspringen eine Rückgratverletzung zugezogen.

Seit 15 Jahren quälten sie Rückenschmerzen. Mit 21 hatte sie zum ersten Mal Osteopathen, Chiropraktiker und Akupunkteure aufgesucht. Die Behandlungen hatten vorübergehende Linderung gebracht, aber schon nach zwei Tagen traten die Schmerzen wieder auf. Schon bei der geringsten geistigen Belastung fing ihr Rücken heftig zu schmerzen an. Seit sie jedoch *Flieder*-Essenz einnahm, ließen die lästigen Beschwerden spürbar nach, denn die Essenz beruhigte ihr Gemüt und linderte die Schmerzen.

Taraxacum officinale

Löwenzahn

Löwenzahn ist eine auf der gesamten Nordhalbkugel verbreitete Gattung der Korbblütler oder Compositae, *der größten Pflanzenfamilie unserer Erde. Wie alle Mitglieder dieser Familie ist der Löwenzahn unverwüstlich und äußerst vital. Er breitet sich ungeniert aus, sehr zum Ärger von Gartenbesitzern, aber zur Begeisterung von Naturfreunden, die über die Schönheit blühender Löwenzahnwiesen ins Schwärmen geraten. Zur Familie der* Compositae *gehören so unterschiedliche Blütenpflanzen wie das Gänseblümchen, die Sonnenblume, der Kopfsalat und die Dahlie.*

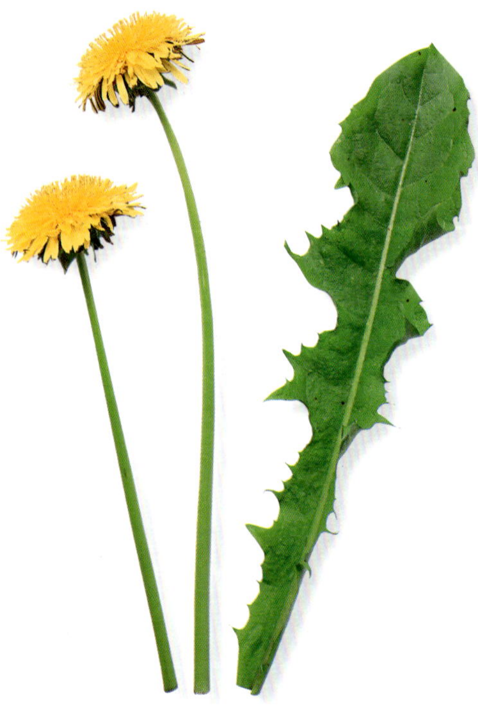

Die schweren, goldgelben Blüten des Löwenzahns sitzen auf schlanken Stielen.

MERKMALE

Verwurzelt und dennoch frei wirkt die energetische Vitalität entspannend und belebend.

NAME

Weitere, zum Teil veraltete Bezeichnungen sind Butterblume, Kuhblume, Hundeblume, Maiblume, Pusteblume und Pfaffenröhrlein. *Taraxacum* ist vom griechischen Wort für eßbar abgeleitet, *officinale* bedeutet, daß die Pflanze medizinisch verwendbar ist. Der englische Name *Dandelion* ist vom französischen *Dent-de-lion*, Zahn des Löwen übernommen.

FARBE/STRUKTUR

Die Blüte des Löwenzahns wirkt wie ein goldgelb sprühendes Feuerwerk. Sein Wesen ist strahlende Energie in höchster Konzentration. Jeder Blütenkopf besteht aus hundert gelben Zungenblüten. Trotzdem ist dieses energiegeladene Kraftpaket leicht und wird von einem schlanken Röhrenstiel getragen.

ERSCHEINUNGSBILD UND WACHSTUM

Nach der Blüte entstehen aus den Blütenblättern Samen mit fallschirmähnlichen Flughaaren und bilden kugelige Federkronen. Beim geringsten Windhauch segeln sie graziös davon.
Aus Wurzelschnittlingen von der langen Pfahlwurzel entstehen neue Pflanzen – ein weiteres Zeichen für die ungebrochene Vitalität, welche die Pflanze auch unter der Erde besitzt. Der Löwenzahn breitet sich ungestüm aus und besiedelt Wiesen und Gärten.
Er versteht es, mit seinen Kräften haushälterisch umzugehen. Bei Nacht, wenn die Pflanze ruht, und bei zu intensiver Hitze schließen sich die Blüten.

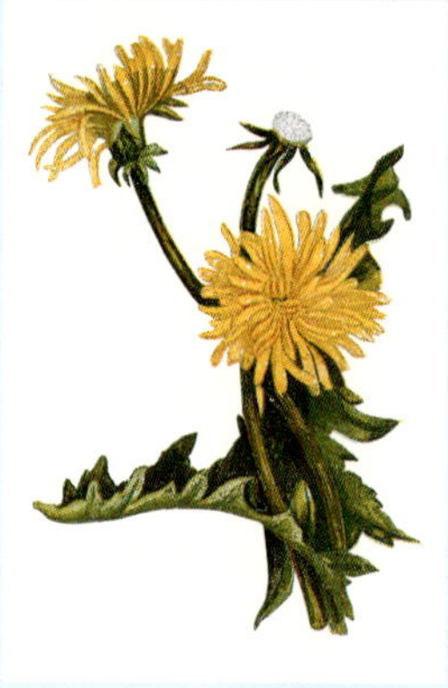

Taraxacum officinale

ÜBERLIEFERUNG UND GEBRAUCH

Löwenzahn ist heilsam für die Blase, reinigt das Blut von giftigen Substanzen und beugt prämenstruellen Verspannungen vor. Er ist ein Mittel für die Leber, deren Funktionen er unterstützt. Er hemmt die Bildung von Gallensteinen und läßt Warzen verheilen. In manchen Fällen lassen sich Magenkrämpfe durch Löwenzahntee lindern. Ein hilfreiches Mittel auch bei Verstopfung.

Schlüsselbegriffe
POSITIV: *Befreiung; dynamische Energie; Körperbewußtsein*
NEGATIV: *Perfektionismus; physische Spannungen, mangelnde Körperwahrnehmung*

Aufforderung
Sich bewußt werden, auf welche Weise motorische Reaktionen und Gefühle zur Verhärtung der Muskulatur und anderer Gewebeteile führen.

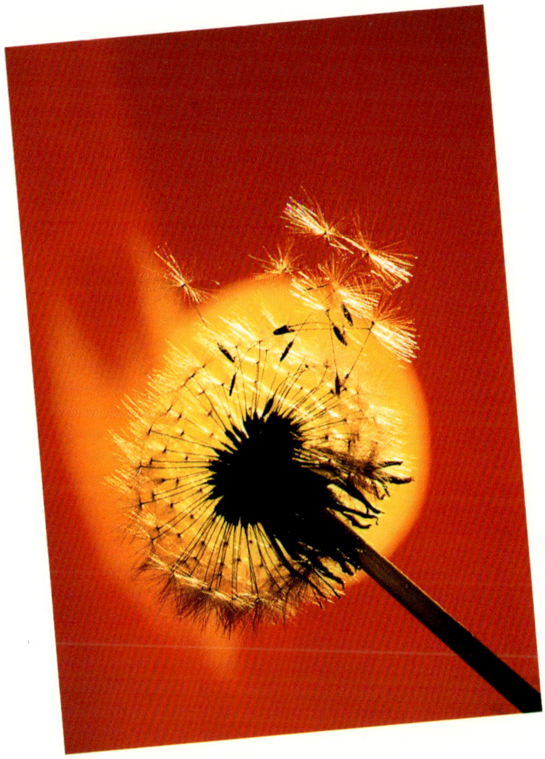

Nach der Blüte schweben die Löwenzahnsamen an kleinen Fallschirmen durch die Luft.

BEKRÄFTIGUNG
Ich liebe die Freiheit.

FALLSTUDIE

Justina, 40, berufstätige Mutter, nahm Pharmaka gegen prämenstruelle Schmerzenein, um weiterhin arbeiten zu können.
Statt auf die Stimme ihres Körpers zu hören, die ihr riet, zur Schonung ihrer Kräfte Ruhepausen einzulegen, trieb sie sich an den Rand der Erschöpfung begleitet von Migräneanfällen. Sie begann mit der Einnahme von *Löwenzahn*-Essenz und merkte allmählich, daß die Schmerzmittel an den Migräneanfällen mitschuldig waren. Außerdem begeisterte sie sich fürs Tanzen. Je mehr sie tanzte, desto leichter ließen sich die Spannungen lösen. Nach einiger Zeit erinnerte sie sich an ihre Kindheit und an die in der Familie vorherrschende Ansicht, daß nur eine Krankheit Nichtstun entschuldbar machte. Sie sah ein, daß es Zeiten gab, wo man die Hände in den Schoß legen sollte. Nach sechs Monaten vergingen die Schmerzen, und sie litt nicht mehr unter Migräneanfällen.

HINWEISE

Therapeutische Wirkung
Hilft überaktiven Personen, Entspannung zu finden; macht die Ursachen unerklärlicher Beschwerden und Schmerzen verständlich; im Zusammenwirken mit Öl oder Salbe hilfreich bei verhärteten Muskeln und verspannten Gliedern.

Zubereitungsmethode
Sonnenmethode; Ölinfusion unter Sonneneinwirkung

Anwendung und Kombination
Als Massageöl, Salbe, Badezusatz und innerlich aus der Vorratsflasche.

Unterstützende Therapien
Body awareness; Massagen; Ausdruckstanz oder ähnliche Übungen; Körperpsychotherapie; Aromatherapie

Löwenzahn liebt hellen Sonnenschein. Die Essenz sollte deshalb durch Ölinfusion unter Sonneneinwirkung gewonnen werden.

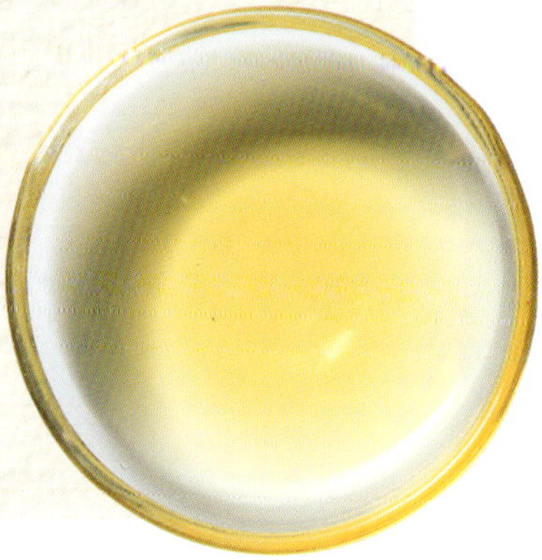

Löwenzahn-*Essenz im Massageöl löst Verspannungen und beruhigt.*

Thymus vulgaris

Thymian

Thymian ist ein Würzkraut aus der über Eurasien und Nordafrika verbreiteten Familie der Lippenblütler oder Labiatae. *Aus dieser etwa 200 Gattungen umfassenden Pflanzenfamilie stammen die meisten medizinisch genutzten Kräuter. Thymian liebt die Wärme und die trockenen, steinigen Böden des Mittelmeergebiets.*

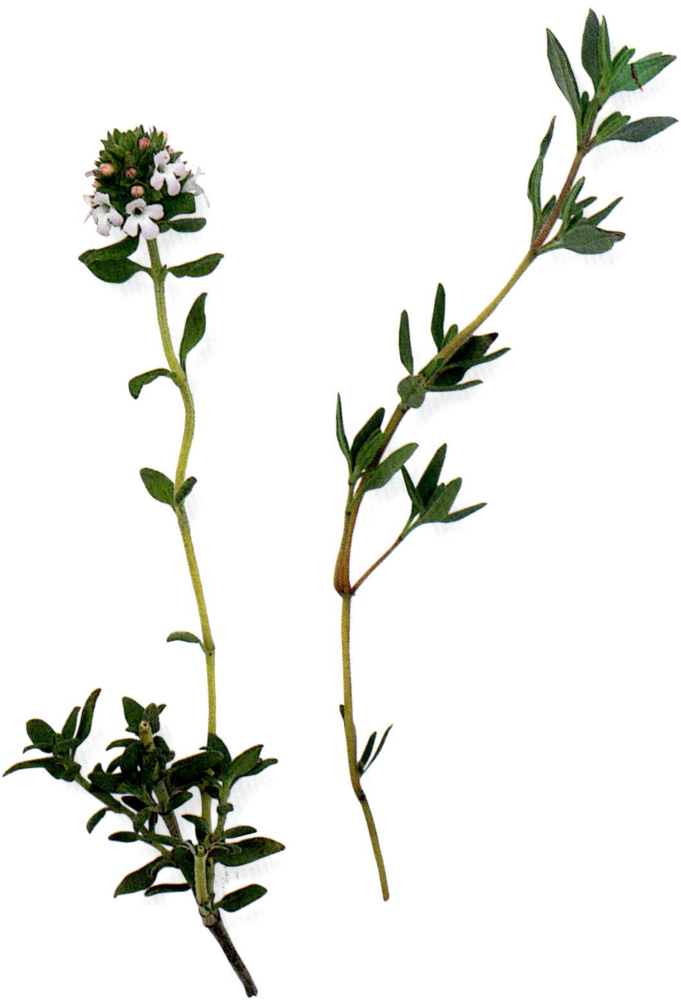

Der würzige Duft des Thymians ist über Meilen im Umkreis wahrnehmbar.

MERKMALE

Feurige, erdverbundene Kraft fördert Gesundheit und Leistungsfähigkeit.

NAME

Andere Bezeichnungen sind Gartenthymian und Quendel. In Thymian verbinden sich die griechischen Wörter *thuein* = Räucherwerk, das bei Zeremonien und Riten angezündet wurde, und *thymus* für Mut. *Thumos* bedeutet auch Duft. Viele Tiere setzen Duftnoten, um ihr Revier abzustecken und Eindringlinge zu warnen. *Vulgaris* ist die Bezeichnung von gemein. Thymian ist ein allgemeines Mittel gegen heraufziehende Angst.

FARBE/STRUKTUR

Die kleinen, in Scheinquirlen angeordneten Blüten sind oft rötlichviolett, kommen aber auch in anderen Farben vor. Die kleinen, länglichen Blätter duften aromatisch. Mit den vorspringenden Staubbeuteln sieht die Blüte aus wie ein offener Mund, der Angreifer abschrecken soll.

ERSCHEINUNGSBILD UND WACHSTUM

Thymian ist ein niedriger, buschiger Strauch mit kurzbehaarten, graugrünen, aromatisch duftenden Blättern. Die sich reich verzweigenden Äste sind gewöhnlich mit kleinen weißen Haaren bedeckt.
Ein hervorstechendes Merkmal der Lippenblütler sind kantige Stengel. *Thymus vulgaris* hat fast quadratische, grünlichbraune Stengel, die im zweiten Wachstumsjahr verholzen. Dadurch wirkt die Pflanze erdverbundener als viele andere Mitglieder dieser Familie. Mit ihnen gemeinsam hat er die Anordnung der Blätter. Aus jeder Blüte entwickeln sich vier Samen. Thymian ist ein Symbol für Zuverlässigkeit und Schutz. Die auffallend kleinen Blätter sind ein Zeichen dafür, daß die Pflanze ihre ganze Kraft darauf konzentriert, ein antiseptisch wirkendes, ätherisches Öl zu erzeugen.

BEKRÄFTIGUNG

Ich besinne mich auf meine guten Motive, damit mein Leben ohne Furcht ist.

Schlüsselbegriffe

POSITIV: Schutz, Tapferkeit
NEGATIV: Vireninfektionen, Unzulänglichkeit

Aufforderung

Zum Kämpfer werden und Mut und Willen aufbringen, das Ziel zu erreichen.

ÜBERLIEFERUNG UND GEBRAUCH

❖ Die alten Griechen pflegten zu sagen, daß ein tapferer Mensch nach Thymian rieche. Römische Legionäre badeten in Thymianwasser, um ihre Kampfkraft zu steigern. Im Mittelalter bestickten Ritterfräulein Tüchlein mit Thymianzweigen und einer Biene, um den Kämpfern Mut zu machen.

❖ Bevor die schottischen Highlanders in den Kampf zogen, tranken sie Tee aus wildem Thymian. Im alten Ägypten wurde Thymian neben anderen Kräutern zum Einbalsamieren benutzt. Seine Fähigkeit, Mikroorganismen abzutöten, verhindert den Zerfall von pflanzlichen und anatomischen Präparaten.

❖ Der Volksaberglaube empfahl jungen Mädchen, ein Zweiglein Thymian, Lavendel und Minze ans Mieder zu stecken, um die Aufmerksamkeit ihres Liebsten zu erlangen. Thymian allein wirkte anziehend auf Feen.

❖ Thymian wurde als Allheilmittel unter anderem gegen Kater und Übelkeit empfohlen. Sein ätherisches Öl ist antiseptisch, antiviral und stimuliert die Abwehrkräfte.

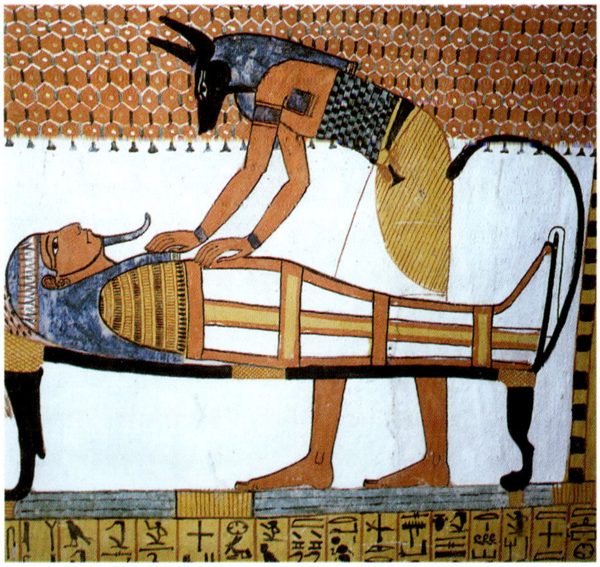

Im alten Ägypten wurden zum Einbalsamieren Heilkräuter verwendet, darunter auch Thymian.

❖ Das im Thymianöl enthaltene Thymol kann über 1200 schädliche Toxine abtöten, die den Körper befallen.

FALLSTUDIE

Thomas, der viele Jahre in einer Firma beschäftigt war, dachte daran, sich selbständig zu machen. Sorgen bereiteten ihm jedoch die mit der Selbständigkeit verbundenen Schwierigkeiten. Die Gedanken quälten ihn so sehr, daß er an Grippe erkrankte. Er bekam Thymianessenz verschrieben und erkannte, daß er die Krankheit seinen Ängsten zu verdanken hatte und daß er Zeit brauchte, mit sich ins Reine zu kommen. Er sah das Gesicht seines Vaters vor sich, der ihn auslachen würde, falls er Schiffbruch erlitte, und der von Mißgunst erfüllt wäre, wenn sein Sohn Erfolg hätte.

Nach zwei Wochen stellte er eine Liste zusammen, um was er sich alles kümmern müsse. Nachdem er eingesehen hatte, daß er die Angst vor dem Vater nur von innen heraus bekämpfen könne, stellte er sich den offenen Mund der Thymianblüte und dessen abschreckende Wirkung vor und setzte dieses Bild gegen die Mißgunst des Vaters ein. Sein bisheriges Streben war darauf ausgerichtet gewesen, den Vater eifersüchtig zu machen, und bei dieser Vorstellung hatte er das eigentliche Ziel aus den Augen verloren.

Thomas wurde klar, daß er im Grunde nichts anderes erstrebte als ein vernünftiges Auskommen und daß es sich lohne, seinen Plan zu verwirklichen. Thymian hatte ihm dabei geholfen, seine wahren Motive zu erkennen. Er fühlte sich nun stark genug für den Schritt in die Selbständigkeit.

HINWEISE

Therapeutische Wirkung
Thymian *wirkt anziehend auf Personen, die uns inspirieren, helfen und uns zu großen Leistungen ermutigen können. Das Kraut führt auch heilsame Kräfte aus dem Unsichtbaren heran. Es wacht über unsere Abwehrkräfte.*

Zubereitungsmethode
Sonnenmethode und Extraktion für verstärkte körperliche Wirkung

Anwendung und Kombination
Für den inneren Gebrauch aus der Vorratsflasche, als Badezusatz und bei örtlicher Anwendung zwei Tropfen aus der Vorratsflasche auf die unversehrte Haut; verträgt sich gut mit Zwiebel- *und* Salbei*essenz gegen Virusinfektionen oder mit Knoblauch gegen Candidiasis; ein wirksames Begleitmittel zu* Lavendel, *um starke Energiezuflüsse aus neuerlangter Inspiration zu kräftigen und zu formieren; gemeinsam mit* Borretsch *zur Linderung von Zukunftsängsten.*

Unterstützende Therapien
Körpertraining, um die feurigen Energien zu mobilisieren; Polaritytherapie, Aikido oder Qi-Gong.

Valeriana officinalis

Baldrian

Der auf der Nordhalbkugel und in Südamerika mit über 200 Arten weit verbreitete Baldrian ist eine Gattung der Baldriangewächse oder Valerianaceae. *Es handelt sich um sehr anpassungsfähige Stauden, die unter unterschiedlichsten Standortbedingungen gedeihen. Die getrocknete Wurzel der Pflanze verströmt einen eigenartigen Geruch, der Katzen zur Raserei treiben kann.*

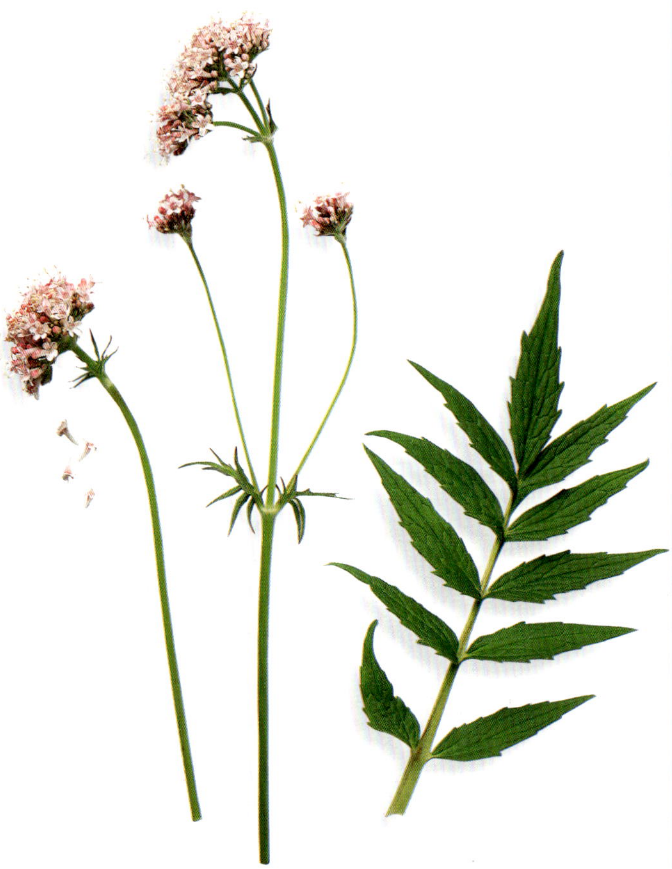

Die Trugdolden mit kleinen, rosa Blüten entfalten sich im Hochsommer.

MERKMALE

Bringt Stärkung, die uns entspannt und beruhigt.

NAME

Weitere, teils veraltete Bezeichnungen sind Arznei-, Echter, Großer oder Gemeiner Baldrian, Therikawurz, Katzenwurz, Katzenbaldrian, Denemarcha und Tenemarg. *Valeriana* **ist vom lateinischen** *valere* **= gesund abgeleitet.** *Officinalis* **verweist auf die medizinische Verwendung.**

FARBE/STRUKTUR

Die Baldrianblüten sind sehr klein, weißlich bis rotlila und sind zu schirmförmigen Trugdolden gruppiert. Ihr Geruch ist vanilleartig und sehr intensiv. Auch die lanzettförmigen, gefiederten, blaugrünen Blätter haben einen eigenartigen Geruch, der an Meerrettich erinnert. Die Baldrianpflanze wird bis 2 m hoch und 40 bis 80 cm breit. Den Blüten ist nicht anzusehen, welche Kräfte sie bergen. Auf den ersten Blick wirken sie wie Menschen, die sich mangelhaft ernähren und auf Körperhygiene keinen besonderen Wert legen. Die Stengel sind dürr und saftlos und brechen leicht, besonders wenn die Pflanze noch jung ist. Die Samen sind hellbraun, flach und tränenförmig.

ERSCHEINUNGSBILD UND WACHSTUM

In getrocknetem Zustand riechen Baldrianwurzeln ranzig wie abgestandener Schweiß, denn sie enthalten ebenfalls Valeriansäuren. Man deutet dies als Hinweis darauf, daß zuviel Arbeit und Vernachlässigung der emotionalen Aspekte den Geist verkümmern läßt.
Trotzdem wirkt Baldrian beruhigend und verjüngend. Die Wurzel ist ein kurzes, walzenförmiges Rhizom mit weißlichen Nebentrieben. Sie reichert die sie umgebende Erde mit Phosphor an und verwandelt sie in nährstoffreichen Humus. Phosphor leuchtet in der Dunkelheit und lockt Würmer an. Die Baldrianwurzel ist stark und lebensbejahend und bildet einen deutlichen Gegensatz zu den hinfällig aussehenden Blüten.
Dank seines strengen Geruchs wird Baldrian weder von Krankheiten noch von Schädlingen befallen. Er besitzt die Eigenschaft, Schaden von sich fernzuhalten und die Entstehung von Mikroorganismen zu fördern.
Es ist eine Pflanze, die uns dazu ermuntert, zu unseren eigenen Ausdrucksformen zu finden.

HINWEISE

Therapeutische Wirkung
Lindert die Auswirkungen von Streß, Erschöpfung, unruhigem Schlaf und Verspannungen als Folge von Überarbeitung; harmonisiert zwischenmenschliche Beziehungen, indem er erweitertes Verständnis für Stärkung und Unterstützung von innen heraus schafft; erschließt die Freude und den Humor des Augenblicks; verhilft uns dazu, das Recht auf Leben und Freude unserer Kindheit einzufordern, damit wir denen, die wir lieben, aufrichtigere Begleiter werden.

Zubereitungsmethode
Sonnenmethode

Anwendung und Kombination
In Kombination mit anderen beruhigenden Essenzen wie Kamille, Gardenie *zur Heilung von Beziehungen.*

Unterstützende Therapien
Sich nicht überarbeiten, sondern Zeit zum Ausspannen nehmen, zum Beispiel einen Film anschauen, spazierengehen.

Schlüsselbegriffe:
POSITIV: Freiheit, Humor, spontanes Handeln, Wärme
NEGATIV: Überarbeitet, überangepaßt, gestörte Beziehungen

Aufforderung
Kindheitstraumata auflösen und das Recht auf Leben in Freude einfordern, auf daß alle Beziehungen in Harmonie verlaufen.

BEKRÄFTIGUNG
Mein inneres Feuer läßt mich entspannt und glücklich sein.

ÜBERLIEFERUNG UND GEBRAUCH

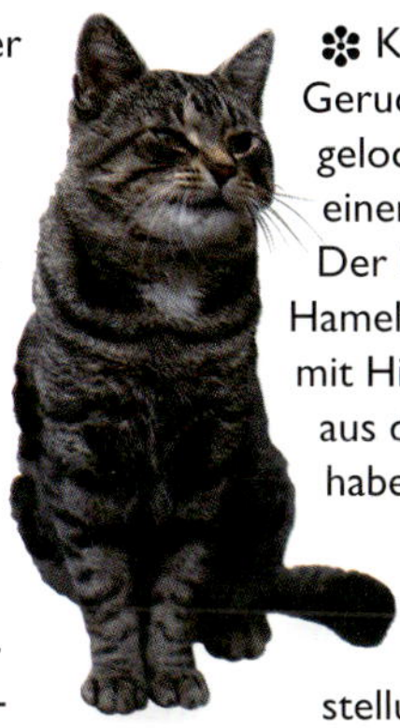

❋ Kräuterheilkundler aus vielen Kulturen haben die Baldrianwurzel medizinisch angewendet. In Europa verwendete man sie seit Hunderten von Jahren als Mittel gegen Nervosität, hysterische Ausbrüche und epileptische Anfälle, ausgelöst durch Gefühlsstörungen wie Zorn und Furcht. Im Ersten und Zweiten Weltkrieg diente Baldrian zur Linderung erschütternder Kriegserlebnisse.

❋ Baldrian wird zur Bekämpfung von Schmerzen eingesetzt, zum Beispiel bei Migräne, und in der Schulmedizin als Beruhigungsmittel. Baldriantee schont die Nerven.

❋ Katzen werden vom Geruch des Baldrians angelockt und verfallen in einen Rauschzustand. Der Rattenfänger von Hameln soll die Ratten mit Hilfe des Baldrians aus der Stadt gelockt haben.

❋ Baldrian wird bei der Parfümherstellung als Fixativ verwendet, um zarteren, wohlriechenderen Düften mehr Intensität zu verleihen.

❋ Streitsüchtige Eheleute werden friedfertiger durch Baldrian. Baldrian hat die Eigenschaft, zu entspannen und Freude zu wecken.

Katzen werden vom Geruch der Baldrianwurzeln angelockt.

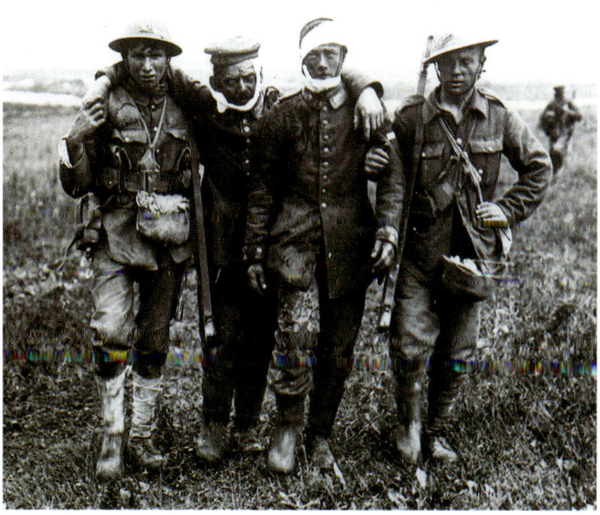

In den beiden Weltkriegen wurden Schockeinwirkungen mit Baldrian behandelt.

FALLSTUDIE

Jennifer, 35, fand keinen ruhigen Schlaf mehr. Sie behandelte ihre Kinder so ungerecht und streng, daß sie sich in der Schule ungezogen aufführten. Ihre Bekannten bekamen sie nur noch selten zu Gesicht und machten ihr Vorhaltungen. Nachdem man ihr *Baldrian* verschrieben hatte, erkannte Jennifer, daß sie sich viel zu sehr um ihre Arbeit kümmerte. Zwar sorgte sie noch für ihre Kinder, aber nur oberflächlich und ohne mütterliches Engagement. Jennifer erinnerte sich daran, wie unerfreulich ihre eigene Kindheit verlaufen war. Sie war das älteste von fünf Geschwistern und hatte die jüngeren versorgen müssen, während die Eltern zur Arbeit gingen. Nur selten hatte sie Gelegenheit gehabt, mit Gleichaltrigen zu spielen. Sie erkannte, daß sie in ihrem Beruf völlig aufging, weil sie niemals richtig gelernt hatte, zu spielen. Nach und nach trat sie aus der Isolation heraus und schloß sich ihren Bekannten an. Sie hatte auch wieder Freude an ihren Kindern.

Verbascum thapsus

Königskerze

Die Königskerze ist eine Gattung der Braunwurzgewächse oder Scrophulariaceae. *Zur gleichen Familie gehören auch Gauklerblume, Fingerhut und Löwenmaul. Es gibt etwa 250 Verbascum-Arten, die wegen ihrer auffälligen Schönheit als Blütenstauden kultiviert werden. Wild wachsend findet man die Königskerze vorwiegend unter trockenen, steinigen Standortbedingungen, auf Wiesen und in lichten Wäldern. Die wichtigsten Verbreitungsgebiete der im östlichen Mittelmeergebiet beheimateten Pflanze sind Europa, Nordafrika und Kleinasien.*

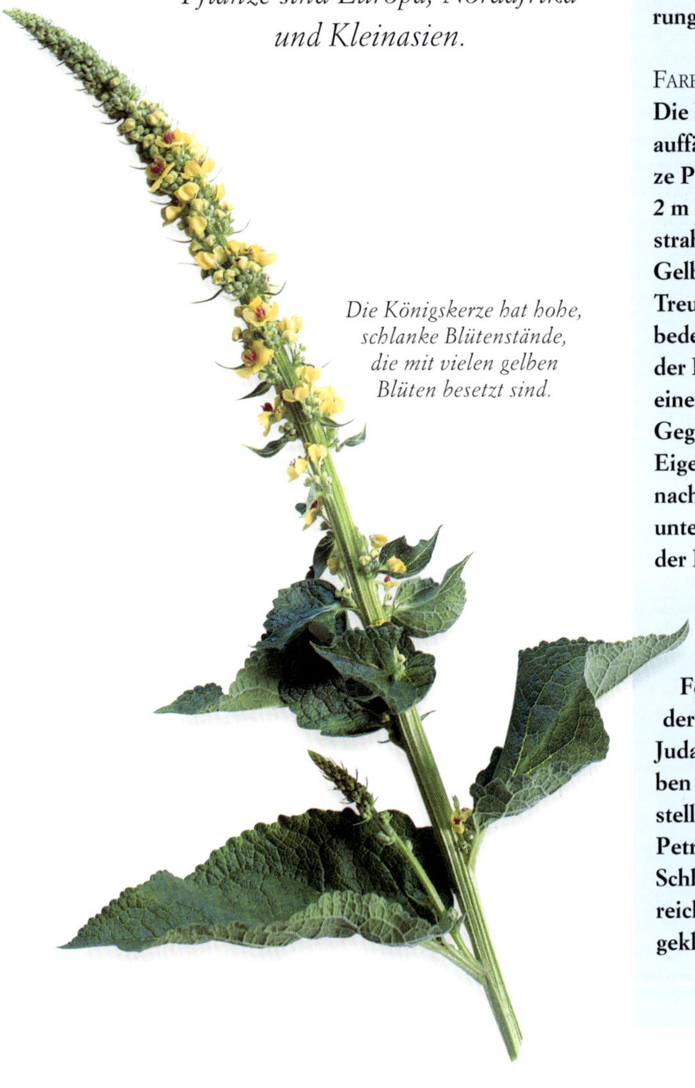

Die Königskerze hat hohe, schlanke Blütenstände, die mit vielen gelben Blüten besetzt sind.

MERKMALE

Sei aufrecht und wahrhaftig, damit deine Integrität im Licht erstrahlt.

Name

Weitere Bezeichnungen sind Wollkraut und Fackelkraut. Im englischen Sprachraum ist neben *mullein* auch die Bezeichnung Aaronsstab und Feenstab üblich, obwohl mit den Aaronstabgewächsen (*Araceae*) kein Zusammenhang besteht. *Verbascum* ist vermutlich von lateinisch *barbascum* = bärtig abgeleitet, bezogen auf die filzige Behaarung der Pflanze.

Farbe/Struktur

Die Königskerze ist eine auffällige, stattliche, stolze Pflanze. Sie wird bis 2 m hoch. Die Blüten strahlen in einem warmen Gelb, das in der Heraldik Treue und Beständigkeit bedeutet. Wie so häufig der Fall, kann die Farbe einen Hinweis auf die Gegensätzlichkeit der Eigenschaften bieten, je nach Umständen und unter Berücksichtigung der Farbabstufungen. Gelb bedeutet nämlich auch Hinterhältigkeit und Feigheit, weshalb in der christlichen Kunst Judas Ischariot oft in gelben Gewändern dargestellt ist. Andererseits ist Petrus, der Träger des Schlüssels zum Himmelreich, häufig in Goldgelb gekleidet.

Erscheinungsbild und Wachstum

Die Blütezeit der Königskerze erstreckt sich von Juni bis September. Die großen, behaarten, Flügeln ähnlichen Blätter verleihen der Pflanze eine engelhafte Qualität. Wenn wir Zeit und Unterstützung finden, unser Selbst für uns in Anspruch zu nehmen, können wir uns von den Lähmungen eigensüchtigen Stolzes befreien.

Die Königskerze versteht es sehr geschickt, Feuchtigkeit zu nutzen. Von den hohen, schlanken Blütenständen tropft das Regenwasser auf die darunter liegenden Blätter und rinnt von diesen zu den Wurzeln hinab. Auch die samtige Behaarung der Blätter dient dazu, Feuchtigkeit zu speichern. Außerdem hält sie Schädlinge ab, die sich von den Blättern ernähren wollen.

BEKRÄFTIGUNG
Ich bin meinem besseren Ich treu.

Schlüsselbegriffe
POSITIV: Wahrhaftigkeit, Aufrichtigkeit, Gewissenhaftigkeit
NEGATIV: Selbstbetrug, Unehrlichkeit, Verwirrung

Aufforderung
Sich der inneren Führung anvertrauen und ein aufrichtiges Leben führen.

HINWEISE

Therapeutische Wirkung
Hilft uns, auf unsere innere Stimme zu hören; fördert die Entwicklung des Gewissens und der inneren Moral; verhilft zu höherer Einsicht, mit der wir unsere Fehler erkennen.

Zubereitungsmethode
Sonnenmethode. Die Blüten nur von kräftigen Pflanzen pflücken.

Anwendung und Kombination
Gute Wirkung mit Selfheal, Amazonas-Seerose *und* Sonnenblume.

Unterstützende Therapien
Sich zuverlässigen Menschen anvertrauen, Tagebuch führen.

ÜBERLIEFERUNG UND GEBRAUCH

Die Blätter der Königskerze wurden früher in Schuhe gelegt, damit im Winter die Füße warm bleiben. Wegen der feinen Haare hat man sie als auch Zunder zum Entfachen von Feuern benutzt.

In der Odysseus-Sage hat die Zauberin Circe Odysseus' Männer in Schweine verwandelt. Er selbst konnte der Verwandlung entgehen, weil er sich mit den Blättern der Königskerze schützte, die er von Merkur bekommen hatte. Die Kraft der Königskerze verlieh Odysseus Unverletzlichkeit und bewahrte ihn davor, in seine animalische Natur zurückversetzt zu werden.

Früher wurde die Königskerze im übertragenen Sinn als Lichtbringer bezeichnet. Sie diente als Lampendocht, was in der volkstümlichen Bezeichnung Kerzendochtkraut anklingt. Man tauchte die Stengel in Talg oder Pech und verwendete sie als Fackeln, Kerzen und Lampendochte.

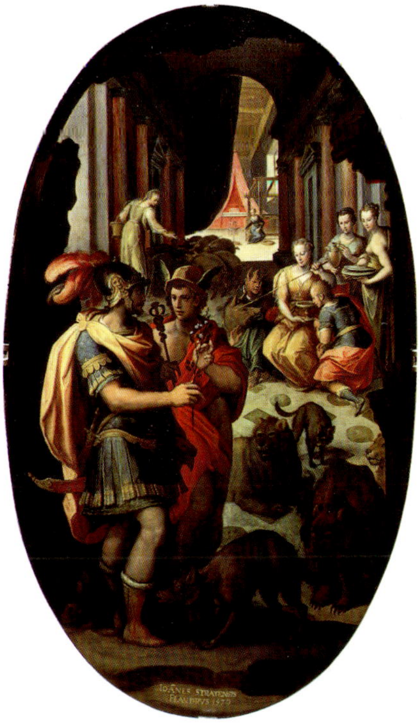

Die Königskerze gab Odysseus die Kraft, der Zauberin Circe zu widerstehen.

In manchen Gegenden, zum Beispiel in Irland, betrachtete man die Königskerze als Mittel gegen Lungenerkrankungen. Man hat sie sogar unter Tabak gemischt. Dieser schädigt zwar die Lunge, aber die Königskerze bringt Heilung. Für Kräuterumschläge bei Entzündungen und Prellungen wird sie noch heute verwendet.

Die getrockneten Blüten der Königskerze waren ein Mittel gegen Bronchitis, Erkältungen, Husten und Heuschnupfen. Man legte die Blüten kurz in heißes Wasser und trank den Auszug. In Olivenöl getauchte Blüten sind hilfreich bei Ohrenschmerzen. Die Königskerze beseitigt Barrieren, die unbeschwertes Atmen verhindern und unsere innere Stimme dämpfen.

FALLSTUDIE

Wilhelm, Mitte 30, geschieden, teilte sich das Sorgerecht für die beiden Söhne mit seiner ehemaligen Frau.
Die erzieherischen Pflichten erwiesen sich als viel schwieriger, als er angenommen hatte. Er bat seine Freundin um Unterstützung, obwohl er insgeheim auf eine Aussöhnung mit seiner Frau hoffte. Wilhelm begann *Königskerze* einzunehmen. Er bekam Gewissensbisse und faßte den Entschluß, zu seiner neuen Lebensgefährtin aufrichtiger zu sein. Auch die Beziehungen zwischen ihm und seiner geschiedenen Frau verbesserten sich.

Victoria amazonica oder *regia*

Amazonas-Seerose

Die Familie der Seerosengewächse oder Nymphaeaceae *umfaßt neun Gattungen und etwa 90 Arten. Dazu gehört auch die Lotosblume. Seerosen sind auf der ganzen Welt in Teichen, Seen und Flüssen verbreitet. Die* Victoria amazonica *ist eine von zwei Arten, die in tiefen Gewässern leben. Sie gedeiht unter tropischen Bedingungen in den Seitenarmen des Amazonas.*

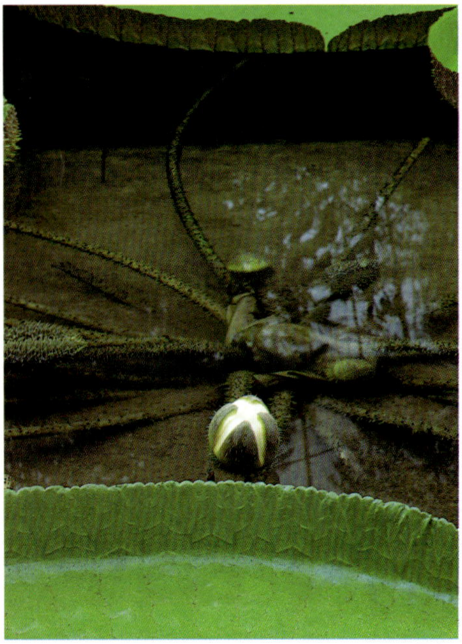

Die Amazonas-Seerose ist die größte ihrer Art und wird bis 30 cm breit.

MERKMALE

Spirituelle Disziplin läßt Weisheit reifen.

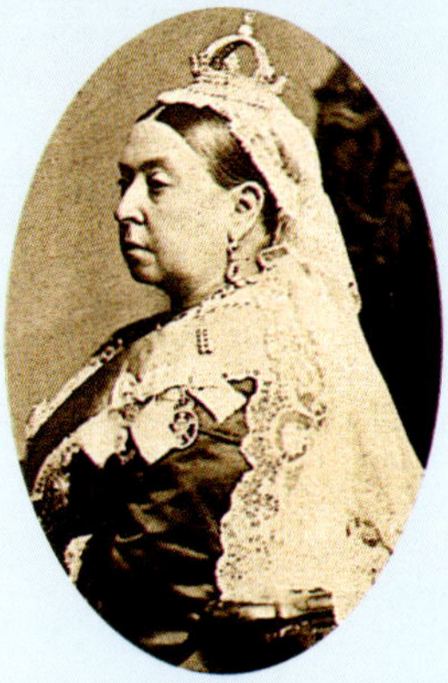

Die Amazonas-Seerose ist nach Königin Victoria von England benannt.

NAME

Weitere Bezeichnungen im englischen Sprachraum sind Riesenseerose und Königin-Victoria-Seerose. *Nymphaeaceae* **kommt von** *Nymphen*, **den weiblichen Naturgottheiten der griechischen Mythologie, insbesondere den Wassernymphen.**

FARBE/STRUKTUR

Die Amazonas-Seerose bietet einen prachtvollen Anblick. Sie bildet sich aus kräftigen Rhizomen, die tief im Schlamm von Flüssen und Teichen liegen. Die vielblättrigen weißen Blüten erscheinen im Sommer und öffnen sich nur nachts. Die Staubblätter sind mit kleinen Stacheln bewehrt. Die Farbe wechselt im Zustand der Reife rasch von Weiß zu Rotviolett. Weiß ist die Farbe des Übergangs, der Veränderung und symbolisiert das Vermögen, über die Grenzen des Irdischen hinauszugehen. Purpur befindet sich am entgegengesetzten Ende des Spektrums und hilft uns, das Leben mit Hilfe der Sinne aktiv zu beeinflussen und zu gestalten.

ERSCHEINUNGSBILD UND WACHSTUM

Die Amazonas-Seerose entwickelt ein im Durchmesser 2 m großes Blatt mit einem aufgestellten Rand, der 10 bis 15 cm hoch wird. Es sieht aus wie eine riesiges rundes Tablett, das auf der Wasseroberfläche schwimmt. Es ist hellgrün mit vielen kleinen Erhebungen und Rippen und auf der Unterseite rotviolett. Blatt und Blüte schwimmen anmutig auf dem Wasser. Der Kreis ist das Symbol der vollkommenen Form, und in der Natur übernimmt das Blatt die Funktionen des Gasaustauschs. Der senkrechte Rand der Amazonas-Seerose verweist auf Schutz, und die kleinen Stacheln der Staubblätter dienen der Abschreckung von Insekten. Selbst im Kulturanbau zeigt sich die Pflanze als unanfällig gegen Schädlinge – ein weiterer Hinweis auf ihre Beziehung zu Kraft und Reinheit.

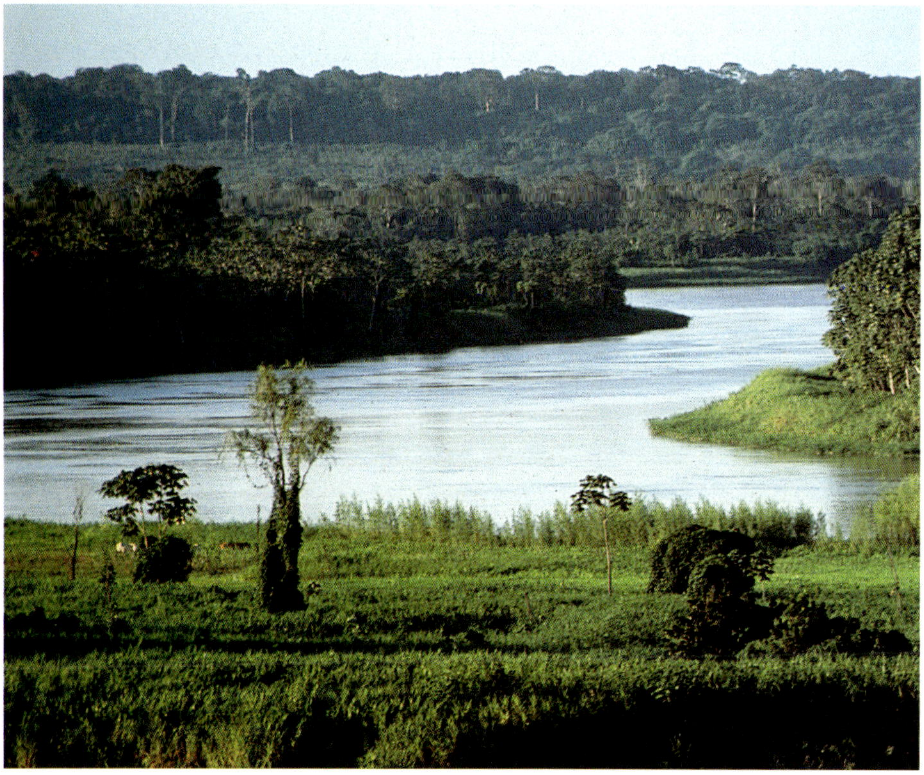

Die Amazonas-Seerose wächst in den Nebenarmen und stillen Gewässern des Amazonas.

BEKRÄFTIGUNG

Ich erlange perfektes physisches, emotionales und spirituelles Wohlbefinden.

Schlüsselbegriffe

POSITIV: Ausgleich und Anmut; ewige Jugend
NEGATIV: Physische Vernachlässigung; Vergänglichkeit; Tod

Aufforderung:

Den Körper hegen und pflegen, denn er ist das geheiligte Behältnis für Geist und Seele.

HINWEISE

Therapeutische Wirkung
Wirkt als Tonikum für das subtile Energiesystem des Körpers; gibt den Gefühlen Auftrieb und schärft die bewußte Wahrnehmung, indem es die Energieabsorption der äußeren Membranen der Wirbelsäule und die Fließgeschwindigkeit der Nervenflüssigkeit erhöht (bringt zusätzliche Lebenskraft und erhöht die Fähigkeit, Weitsicht zu entwickeln und schädliche Gefühle abzustoßen); führt dem Körper einen mächtigen Schub natürlicher Energie zu, die den transformatorischen Prozeß des Sterbens und physioligischen Vergehens unterstützt.

Zubereitungsmethode
Kristallmethode. Man lese das Buch von Andreas Korte (siehe *S. 140–141).*

Anwendung und Kombination
Gebrauch im Anschluß an die Läuterung emotionaler Aspekte oder nach Herbeiführung emotionalen Ausgleichs; vorzugsweise als alleiniges Mittel aus der Vorratsflasche oder zusammen mit Rubin-*Elixier.*

Unterstützende Therapien
Patchouli-*Öl, um Probleme zu klären und als Stärkungsmittel, Hatha-Yoga, vegetarische Ernährung; Verinnerlichung der Lehren der Weisen.*

ÜBERLIEFERUNG UND GEBRAUCH

❀ Wie die Lotosblume steht die Seerose traditionell in Beziehung mit dem Einwirken des Geistes auf die Materie. Indem die Seerose tief im Schlamm verankert ist, durch die Wasserschichten emporsteigt und darüber schwebt, die frische Luft atmend und das Sonnenlicht aufnehmend, repräsentiert sie den menschlichen Körper als Medium zur Umwandlung von Materie in reinen Geist.

FALLSTUDIE

Anna-Marie, Ende 50, war überaus erschöpft, deprimiert und völlig apathisch. Mit der Einnahme von *Amazonas-Seerosen*-Essenz fühlte sie sich allmählich kräftiger und unternehmungslustiger. Eine Woche später begann sie mit Yoga und ernährte sich makrobiotisch. Nach einem Monat hatte sie sich körperlich erholt und verspürte den Wunsch, die Yoga-Übungen in privater Umgebung fortzusetzen. Sie hatte ihr Selbstbewußtsein wiedererlangt. Einen Monat später schloß sie sich einer Meditationsgruppe an. Sie hatte ihr Gleichgewicht und die volle Lebenskraft wiedergefunden.

Zinnia elegans

Zinnie

Die Zinnie ist ein Mitglied der größten aller Pflanzenfamilien, der Korbblütler oder Asteraceae, *zu der auch die Sonnenblume gehört. Es gibt knapp 20 Zinnienarten in Amerika, vor allem in Mexiko heimische Kräuter und Halbsträucher. Die Zinnie liebt sonnige Standorte sowie nährstoffreiche Böden und blüht üppig vom Frühsommer bis zum Spätherbst. Größer als die* Zinnia elegans *ist die* Z. grandiflora *oder Präriezinnie, die von den Zuni-Indianern Südamerikas als fiebersenkendes Mittel verwendet wurde. Die gesamte Pflanze wurde zerrieben und auf glühende Steine gestreut. Der Patient mußte die aufsteigenden Dämpfe inhalieren.*

MERKMALE

Durch Verspieltheit übersteigerten Ernst mildern.

NAME
Die Pflanze ist nach dem deutschen Botaniker J. G. Zinn (1725–1759) benannt.

FARBE/STRUKTUR
Die Blütenköpfe sind aus röhrenförmigen Scheiben und zungenförmigen Randblüten gebildet. Sie sind unterschiedlich, vorwiegend weiß, gelb, orange, rot und violett gefärbt. Für die Gewinnung der Essenz sind wahrscheinlich die leuchtendroten am besten geeignet. Es ist die Farbe, die von Kindern bevorzugt wird. Die Zinnie stammt aus Mexiko, einem Land, das für seine Farbenfreude bei Umzügen und Volksfesten bekannt ist. Sie hilft uns, uns mit der Einfachheit unserer kindlichen Natur zu verbinden.

ERSCHEINUNGSBILD UND WACHSTUM
Die Zinnie wird als Zierpflanze kultiviert, und es gibt eine große Zahl farbenprächtiger Züchtungen, darunter Einjährige, mehrjährige Stauden und Halbsträucher. Sie ist sehr widerstandsfähig gegen Schädlinge und Krankheiten. Alle diese Merkmale sind Zeichen dafür, daß sich die Pflanze einen großen kreativen Freiraum verschafft und sich in ihrer Entwicklung nicht behindern läßt.

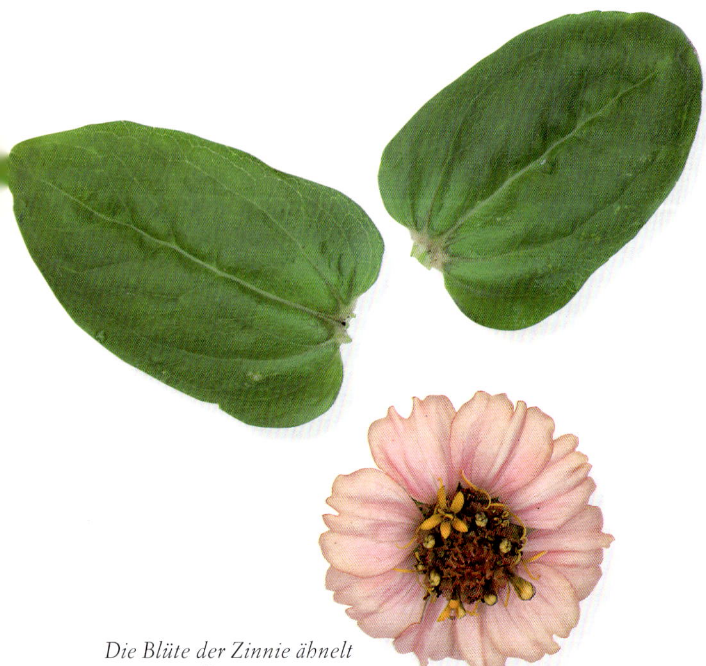

Die Blüte der Zinnie ähnelt einem geöffneten Auge mit langen Wimpern.

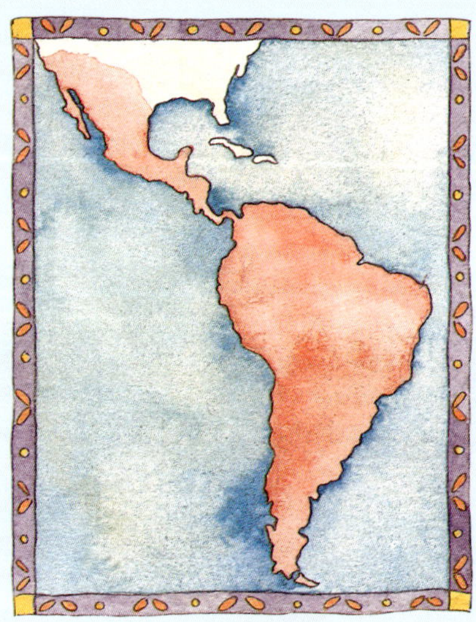

Die Zinnie gedeiht üppig in den warmen Zonen Mittel- und Südamerikas.

BEKRÄFTIGUNG

Spiel und Lachen bereichern mein Leben. Ich verkörpere die Liebe, die ich mit anderen teile.

Schlüsselbegriffe

POSITIV: *Gute Laune, Verspieltheit, Großzügigkeit, Frohmut*

NEGATIV: *Übersteigerte Ernsthaftigkeit, schwache Vitalität*

Aufforderung

Durch Verspieltheit emotionale und mentale Vergiftung abbauen, um Liebe freizügig zu geben und zu empfangen.

HINWEISE

Therapeutische Wirkung

Die Zinnie beeinflußt jenen Teil des Gehirns, der natürliches, nicht anerzogenes Verhalten steuert. Wenn dieser Bereich unseres Steuerorgans dominiert, reagieren wir übermäßig aggressiv oder unangemessen unterwürfig. Unsere Beklemmungen und Ängste, Unsicherheiten und Erschöpfungszustände beherrschen unser Handeln, so daß wir unzufrieden und abgestumpft werden. Die Zinnie sensibilisiert unser Wahrnehmungsvermögen für das nährende Potential in unserem Umfeld, mit dessen Hilfe wir Bitterkeit überwinden und frohen Mutes sein können.

Zubereitungsmethode

Sonnenmethode

Anwendung und Kombination

Für den inneren Gebrauch aus der Vorratsflasche; bei äußerlicher Anwendung zwei Tropfen in die unverletzte Haut einreiben; in Kombination mit Kamille *und/oder* Baldrian.

Unterstützende Therapien

Biochemische Gewebesalze zeigen nützliche Wirkung; freudige Erlebnisse; mit Kindern spielen.

FALLSTUDIE

Sarah, 40, befand sich seit einiger Zeit in Behandlung, weil sie als Kind mißhandelt und gedemütigt worden war.

Anstatt sich als Opfer zu fühlen, hatte sie sich angewöhnt, mit Wut und Trotz auf die Angriffe ihrer Peiniger zu reagieren. Die Behandlung schien gute Fortschritte zu machen. Allerdings ärgerte sie sich immer häufiger über die Menschen in ihrer Umgebung, und sie begann, ihnen zu mißtrauen. Jedes noch so unbedeutende Anzeichen, das auf Zurücksetzung hindeutete, betrachtete sie mit Argwohn. Nachdem sie eine Woche lang *Zinnie* eingenommen hatte, legten sich diese Zwangsvorstellungen, und sie gewann sogar ihren Humor zurück. Ein weiteres Beispiel für die segensreiche Wirkung von *Zinnien*essenz ist der Fall der siebzigjährigen Hermine, die ein Nervenleiden hatte und ständig gereizt war. Auch sie nahm *Zinnie*, und nach zwei Monaten war sie die Freundlichkeit in Person. Ihre positive Einstellung und lebensfrohe Natur erforderten keine weitere Behandlung mehr.

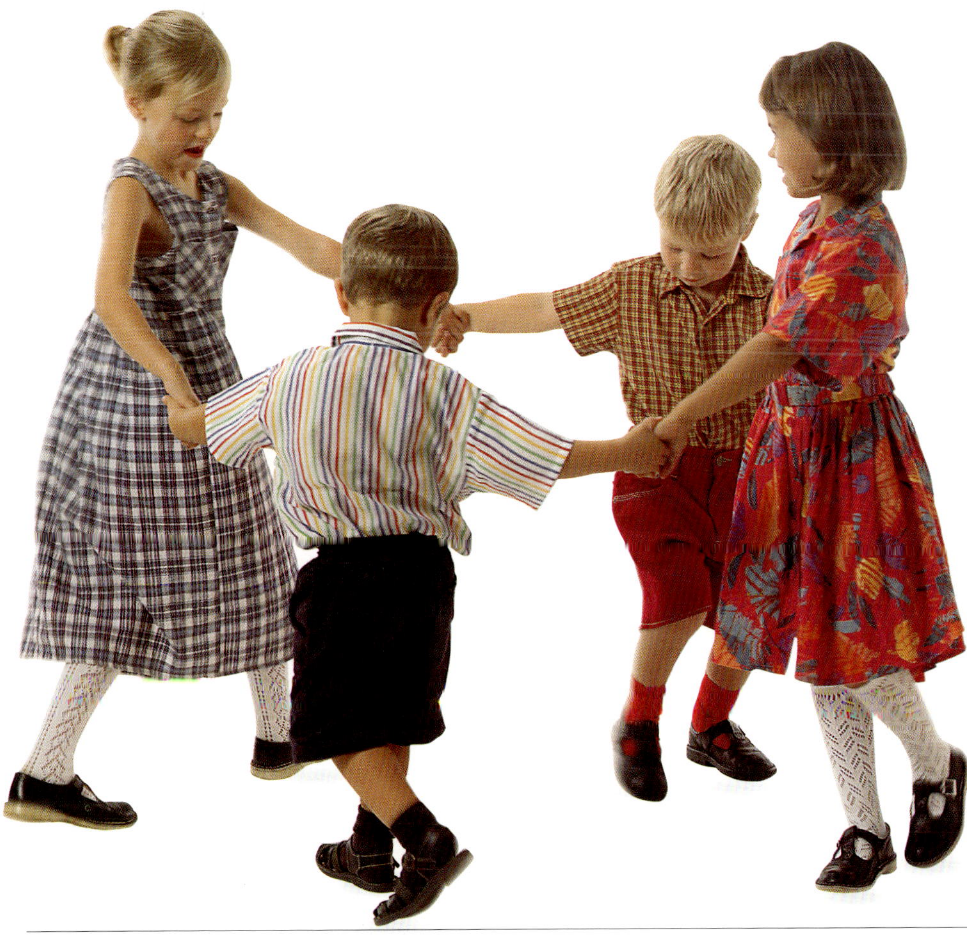

Die Staubblätter in der Mitte der Zinnienblüte erinnern an Kinder, die Ringelreihen tanzen.

Unterstützende Therapien

Um die Wirkung der energetischen Schwingungen der Blütenessenzen zu unterstützen, ist es wichtig, ergänzende Heilmethoden verstehen und anwenden zu können. Die Essenzen allein sind nicht imstande, den Heilprozeß zu vollenden. In diesem Kapitel sind lediglich einige von vielen Möglichkeiten erwähnt, die zum Erfolg der Blütentherapie beitragen können. Falls Sie selbst Heilpraktiker sind und die Blütentherapie anwenden, sollten Sie Ihre Grenzen erkennen und die weitere Behandlung Ihrer Patienten dafür ausgebildeten Therapeuten überlassen.

Akupressur und Shiatsu

Die Akupressur hat sich aus der Akupunktur entwickelt und setzt statt Nadeln die Fingerkuppen ein, um Stauungen im Energiestrom längs der Meridiane aufzulösen. Shiatsu heißt auf deutsch »Fingerdruck« und ist die in Japan entwickelte Druckmassage. Sie bedient sich derselben Meridiane und Druckpunkte, setzt aber andere Techniken zu ihrer Stimulation ein.

Affirmation

Affirmation ist eine Methode, das Unterbewußtsein durch positives Denken zu beeinflussen und negative Einflüsse auszuschalten: Dazu wird ein Begriff oder Satz häufig wiederholt. Dadurch kann Unbewußtes oder Verdrängtes an die Oberfläche geholt. Negativen Auswirkungen können wahrgenommen und beseitigt werden.

Aromatherapie

Die heilkräftigen Eigenschaften ätherischer Öle aus Pflanzen wie Rose oder Lavendel werden schon seit

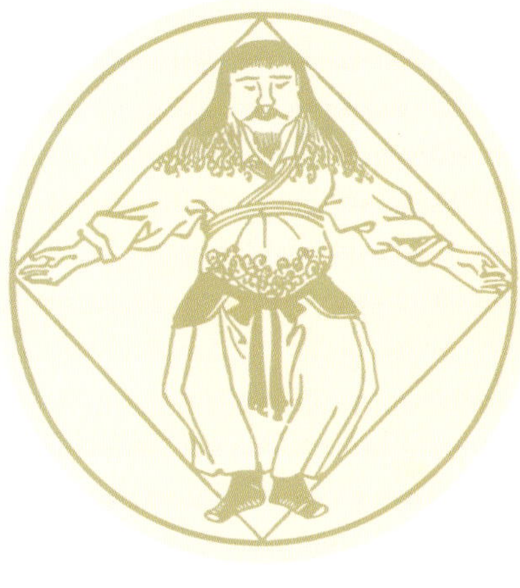

Viele Behandlungsmethoden haben ihren Ursprung in den Kulturen Südostasiens.

mindestens 5000 Jahren genutzt. Angenehme Düfte sind in der Lage, unsere Stimmungen zu beeinflussen. Die ätherischen Öle der verschiedenen Pflanzen wirken unterschiedlich; manche regen an, andere beruhigen. Bei Aromatherapie-Massagen werden die ätherischen Öle mit Trägerölen vermischt. Die Wirkstoffe werden im Stoffwechsel verarbeitet.

Awareness techniques

Um unser Bewußtsein zu entwickeln, müssen wir unsere Aufmerksamkeit auf die einzigartige Erfahrung zu richten, daß wir uns in einem Körper und in dieser Welt befinden. Bei dieser Behandlungsmethode geht es darum, in der Gegenwart zu bleiben, indem wir wahrnehmen, was wir empfinden, fühlen, berühren, hören, visualisieren, denken und sehen. Sie ermöglicht uns, vernünftig zu denken.

Biochemische Gewebesalze

Dr. med Wilhelm Heinrich Schüßler (1821–1898) stellte fest, daß es zwölf Mineralsalze gibt, die die wichtigsten Nährstoffe der Zellen sind, und daß alle Krankheiten auf eine Störung des Mineralhaushalts zurückzufüh-ren sind. Eines dieser biochemischen Heilmittel, das bei Verdauungsstörungen, Schwindelanfällen und Sodbrennen angewendet wird, ist Natriumphosphat. Es reguliert den Säurespiegel in den Zellen.

Biodynamische Therapie

Diese Behandlungsmethode versucht, das ungehinderte Fließen der Energie durch den Körper zu fördern. Sie gründet auf der Erkenntnis, daß der

Bioenergiefluß unterbrochen wird, wenn wir psychische Ereignisse wie Streß unterdrücken, statt sie zu verarbeiten. Die Folge sind Spannungen und Krankheit. Bei der biodynamischen Therapie werden Massagen und Körperübungen im Zusammenwirken mit therapeutischer Beratung dazu genutzt, Spannungen aufzulösen und die gestaute Bioenergie wieder frei fließen zu lassen.

Body awareness oder Sensory awareness

Diese Methode wurde von Charlotte Selver auf der Grundlage der Arbeiten von Elsa Gindler entwickelt. Elsa Gindler litt an Tuberkulose, aber indem sie sich die Funktionen des Organismus bewußt machte, konnte sie die erkrankten Lungen ruhen lassen und sich selbst von der Krankheit kurieren. Der Berliner Psychoanalytiker und Begründer der Gestalttherapie, Fritz Perls, wurde durch ihre Arbeit stark beeinflußt.

Counseling

Ein guter Heilpraktiker wird seine Patienten darin unterstützen, sich den Lebensumständen anzupassen, die Auslöser von Beschwerden sind. Sie üben Methoden ein, mit denen Sie ihre Probleme bewältigen können. So lernt der Patient, neue Denk- und neue Verhaltensmuster anzunehmen, die dazu führen, daß die Beschwerden nachlassen oder ganz verschwinden. Es werden verschiedene Verfahren angewendet, unter anderem Gesprächstherapie, Neurolinguistisches Programmieren und Gestalttherapie.

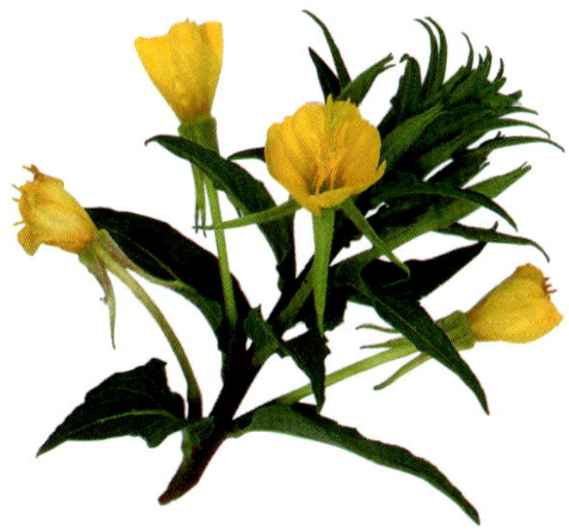

Das Öl der Nachtkerze wird in der Aromatherapie als Trägeröl für ätherische Öle benutzt.

Focusing

Der Psychologe Eugene Gendlin stellte eine Untersuchung an, um festzustellen, was die erfahrensten Psychotherapeuten mit ihren Patienten unternahmen. Er fand heraus, daß es die therapeutische Unterstützung eines natürlichen Vorgangs war, den er Focusing nannte und der es den Patienten erlaube, ihr Bewußtsein mit den körperlichen Erfahrungen zu verbinden. Er machte daraus eine Lehrauffassung und nannte sie Focusing.

Fünf- Rhythmen-Tanz

Die von Gabriel Roth entdeckten fünf Rhythmen sind fünf natürliche Körperrhythmen und entsprechen den fünf Elementen. Sie können jede Bewegung, die Ihnen angenehm ist, auf der Basis einer Musik zu diesen Rhythmen erforschen. Das Verfahren ist sehr wirksam darin, gestaute Energie im Körper zum Fließen zu bringen und Ihre Energie auf harmonische und erfreuliche Weise anzuregen.

Gesprächstherapie

Gesprächstherapie ist der weltweit verbreitetste Grundkurs für Heilpraktiker. Die Therapeuten werden dahingehend ausgebildet, daß sie eine respektvolle, anteilnehmende und verständnisvolle Haltung gegenüber ihren Patienten einnehmen können. Auf diese Weise werden unterbewußte Barrieren abgebaut. Dem Patienten wird so eine ebensolche offene, vertrauensvolle Haltung ermöglicht.

Gestalttherapie

Diese Therapie hat ihren Namen von einer psychologischen Theorie der Wahrnehmung, die besagt, daß wir ständig danach streben, auf allen Bewußtseinsebenen ein organisiertes, sinnvolles und harmonisches Ganzes zu bilden. Gestalt-Therapeuten leiten Patienten dazu an, verschiedene Techniken einzusetzen, um sich auf den Augenblick zu konzentrieren. Dies erlaubt ihnen, wahrzunehmen, wie sie ihr Leben gestalten, statt nach dem Warum zu fragen.

Hatha-Yoga

Ha bedeutet Sonne, tha ist der Mond. Unter Hatha-Yoga versteht man die Integration gegensätzlicher Aspekte der Person einschließlich der rechten und linken Hälfte von Körper und Geist. Es ist die gebräuchlichste Form der Yogapraxis und schließt ein Pranayama – Atemregulierung durch Ausatmen, Einatmen und Atemanhalten – sowie Asanas – Streckhaltungen wie Kobra, Pflug und Baum – ein.

Homöopathie

Der Begriff ist von den griechischen Wörtern homöos = ähnlich und pathie = Leiden abgeleitet. Ein homöopathisches Präparat erzeugt in einem gesunden Körper jene Symptome, zu deren Linderung es benutzt wird. Das Prinzip lautet: »Ähnliches mit Ähnlichem heilen.« In der Schulmedizin wird eine Krankheit durch ein entgegengesetztes Mittel behandelt.

Kinesiologie oder Muskeltest

Die Kinesiologie erforscht Haltung, Bewegung und Gestik sowie nicht verbale Kommunikation, um die menschliche Persönlichkeit besser zu verstehen. Machaelle Small Wright von Perelandra Essences wendet die Kinesiologie an, um festzustellen, welche Essenzen angewendet werden sollen (*siehe* Seite 140-141).

Kraniosacrale Therapie

Der Therapeut setzt sich manuell in Einklang mit den subtilen Bewegungen der Knochen und Membranen des Schädels und Sacrums. Blockaden der kranialen Beweglichkeit zu beseitigen, verstärkt die Gesundheit des zentralen Nervensystems und hebt die Fähigkeit des Körpers, Ausgleich zu finden und gesünder auf Krankheiten zu reagieren.

Kreative Visualisierung

Dieses Verfahren nutzt die Kräfte der Vorstellung, um schlafende Bilder in der Psyche freizusetzen. Imagination hat starken Einfluß auf Körper und Geist. Geführte Visualisierung kann die Imagination unterstützen, um verschiedene Bewußtseinsebenen zu verstärken. Aktive Imagination kann unseren Zugang zum Unbewußten ausdehnen und helfen, Träume zu vervollständigen.

Kristall-Edelsteintherapie

Kristalle und Edelsteine sind die mineralischen Blüten der Erde. Seit den Anfängen der Zivilisation werden sie als Quellen irdischen Lichts eingesetzt und verehrt. Eine Broschüre des Resonanzzentrums in Mannheim bezeichnet sie als kleine, hochwirksame Energiegeneratoren mit definiertem Frequenzspektrum, die im Schwingungssystem des Körpers das ergänzen, was ihm zu seiner Harmonie fehlt. Die Edelsteintherapie wird oft gemeinsam mit der Blütentherapie angewendet. (*siehe S. 140 f. Korte und Johnson*).

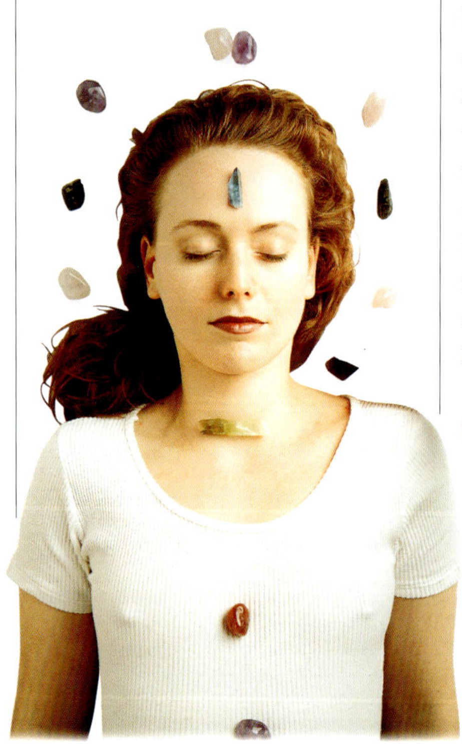

In Verbindung mit den Möglichkeiten der Edelsteinheilung läßt sich die Wirkung der Blütentherapie steigern.

Neue Blütenessenzen

Neue Entwicklungen auf dem Gebiet der Blütentherapie nutzen neue Erkenntnisse von den energetischen Schwingungen.

- Auf Grundlage der Qi-Punkte der Akupunktur haben Dr. Vasudeva und Dr. Kadambii Barnao die australischen Essenzen erforscht und auf sogenannten *acu maps* bestimmte Blüten bestimmten Qi-Punkten zugeordnet. Mit Hilfe der acu maps werden die »Microvita«-Cremes und -Lotionen angewendet.
- Schmerzende Körperstellen werden berücksichtigt, um zu diagnostizieren, welche Bach-Blütenarznei angemessen ist.
- Die Flower Essence Society of California hat eine Reihe von Verbindungen aus Blütenessenzen und aromatherapeutischen Ölen zusammengestellt. Sie sind sehr wirksam, weil sie die physischen Eigenschaften der Öle, die durch die Haut in den Körper eindringen oder als Duftstoffe das Gehirn beeinflussen, mit den subtilen Eigenschaften der energetischen Schwingungen der Blütenessenzen verbinden.

NLP oder Neurolinguistisches Programmieren

Diese Kommunikationsmethode und Psychotherapie beruht auf systematischer Analyse außergewöhnlicher Menschen und Ereignisse. Eines der Hauptanliegen des Neurolinguistischen Programmierens ist die Vermittlung neuer Denk- und Verhaltensweisen, um das Leben lebenswerter zu gestalten. Das Ziel des Neurolinguistischen Programmierens ist die Selbsterneuerung durch aktives Verstehen und das Ausschöpfen der psychologischen Ressourcen.

Osteopathie

Einst den alternativen Heilmethoden zugeordnet, ist die Osteopathie heute in vielen Ländern, einschließlich der Vereinigten Staaten, wo sie von Andrew Taylor begründet wurde, ein allgemein anerkanntes Verfahren zur Behandlung der Knochen. Der Osteopath behandelt das Knochengerüst, um das Allgemeinbefinden zu bessern. Das Verfahren beruht auf der Annahme, daß Krankheiten hauptsächlich eine Folge mechanischer Veränderungen der Struktur sind, vor allem im Bereich der Wirbelsäule und des Brustkorbs.

Pendeln

Pendeln wird von vielen Blütentherapeuten angewendet, um die für den jeweiligen Patienten geeigneten Blütenessenzen zu bestimmen. Dazu benötigt man ein Pendel, und die Essenzen müssen bereitstehen. Das Pendel kann man sich mit einem Stück Schnur und einem Gewicht selbst anfertigen. Stellen Sie fest, in welche Richtung das Pendel ausschlägt, wenn Sie »nein« beziehungsweise »ja« sagen. Heftig kreisende Bewegungen bedeuten Ja, Seitwärtsbewegungen sind das Zeichen von Nein. Die Pendelbewegungen lassen sich auch durch andere Techniken überprüfen, zum Beispiel indem Sie auf die Reaktionen des Patienten warten.

Polaritytherapie

Diese Körpertherapie ist eine ganzheitliche Heilmethode. Sie hilft, durch Ernährung, Berührung, Übungen und innere Einstellung die Energiekreisläufe des Körpers auszugleichen. Der Therapeut verwendet dabei in einer integrativen Form das Wissen und die Techniken von Kraniosacraler Therapie, Akupressur, Osteopathie und Reflextherapie.

Psychotherapie

Psychotherapie besteht im wesentlichen darin, die Ursachen von Beschwerden zu analysieren. Die Probleme werden tiefgreifend erforscht und ihre Auswirkungen auf das allgemeine Verhalten des Patienten analysiert. Mit Methoden wie Counseling und NLP werden sie daraufhin behandelt und aufgelöst.

Radionik

Die instrumentelle Radiästhesie wurde in den 1920er Jahren von dem amerikanischen Arzt Albert Abrams entwickelt. Sie heilt den abwesenden Patienten mit Hilfe spezieller radionischer Geräte, die die Schwingungen seines Energiefelds messen. Vor Behandlungsbeginn bittet ihn der Therapeut um einen »Zeugen«, beispielsweise eine Locke oder etwas Blut, anhand dessen Schwingungen er den Grad der vorliegenden Störung bestimmt und entsprechende Therapien verordnet.

Reiki

Diese Methode wurde von dem Japaner Dr. Mikao Usui Ende des 19. Jahrhunderts entwickelt. Ihm zufolge besitzt jeder Mensch einen Funken der universellen Energie, die durch Handauflegen aktiviert werden kann. Auf diese Weise kann ein Zustand tiefer Entspannung erreicht werden, die den Körper vitalisiert und die Selbstheilungskräfte weckt.

Vibrational

Heilpraktiker verwenden oft ein Vega-Testgerät. Das Gerät arbeitet nach dem Prinzip des elektrischen Widerstands, wodurch die zur Energie einer Person passende Essenz herausgesucht wird. Meistens werden Akupunkturpunkte damit getestet. Wenn Übereinstimmung mit der richtigen Essenz gefunden wurde, meldet dies das Gerät mit einem Signalton.

Yoga

Yoga bedeutet »einspannen« oder »mitmachen«. Das Ziel dieser Kontemplationspraxis ist es, dem Ausübenden Erleuchtung zu verschaffen und seine Seele mit dem Höchsten Wesen zu vereinigen. Um das zu erreichen, wenden die Yogis die acht Stufen des Yogapfades an: *Yama* – Abstinenz, *Nyama* – Gelübde der Reinheit und Askese, *Asana* – Sitzhaltungen, *Pranayama* – Atemregulierung, *Pratyahara* – Widerstand gegen Ablenkung, *Dharana* – Konzentration, *Dhyana* – Kontemplation oder Meditation und *Samadhi* – Einswerdung.

Mischungen und Kombinationen

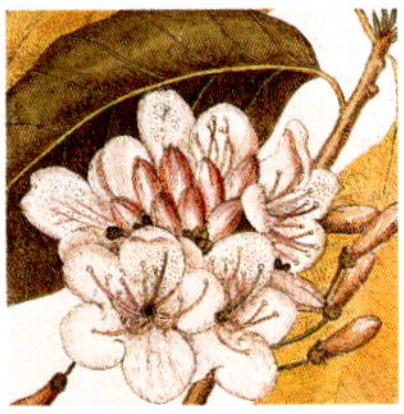

Einer der Bestandteile von Bach's Rescue Remedy *ist* Rock Rose.

Viele Hersteller von Blütenessenzen stellen Essenzen aus verschiedenen Blüten zusammen, bei der der Synergieeffekt größer ist als die Summe der Bestandteile. Bei manchen Kombinationen ist eine Blütenessenz mit dem ätherischen Öl oder der Tinktur derselben Pflanze vermischt. Informieren Sie sich über die in der Aromatherapie angewendeten ätherischen Öle und deren Eigenschaften und bereiten Sie sich Ihre eigenen Mischungen. Aus den Broschüren der Hersteller erfahren Sie, welche Präparate zu diesem Zweck zur Verfügung stehen.

Die nachstehende Liste enthält alle in diesem Buch erwähnten Essenzkombinationen, auch wenn die dafür verwendeten Blumen nicht alle beschrieben werden. Wenn Sie die Mischungen selbst zubereiten möchten, finden Sie die Adressen von Herstellern und Vertriebsfirmen auf Seite 139. Dort können Sie für sich die benötigten Essenzen bestellen.

Rescue Remedy/Notfalltropfen

• *Bach-Blütenarzneien*

Bach entwickelte eine Kombinationsessenz, die er *Rescue Remedy* nannte. Sie wird auch als die 39. Bach-Blüte bezeichnet, besteht aus fünf Blüten und wird seit Jahren überall auf der Welt bei Notfällen angewendet. Die Mischung ist auf alle Menschentypen abgestimmt und wirkt vor allem gegen Schock.

Dandelion Oil/Löwenzahnöl

• *The Flower Essence Society of California (FES)*

Ein ausgezeichnetes Massageöl für Muskelverspannungen und Menstruationskrämpfe. Auch als Badezusatz hervorragend geeignet. Die Mischung besteht aus Olivenöl als Trägeröl sowie Rosmarinöl, Rhizinusöl, Löwenzahnessenz und Kräutertinktur.

DIE FÜNF BLÜTENESSENZEN IN DR. BACHS *RESCUE REMEDY* (NOTFALL-ARZNEI)

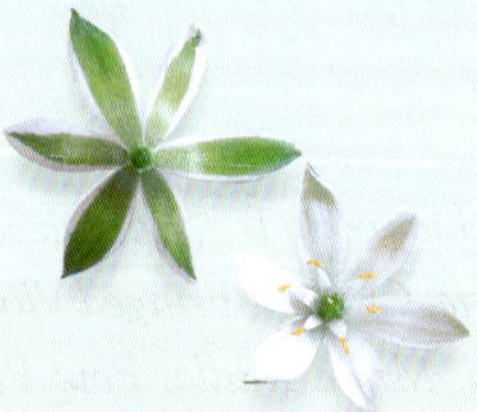

Star of Bethlehem
für Trost nach dem Schockerlebnis

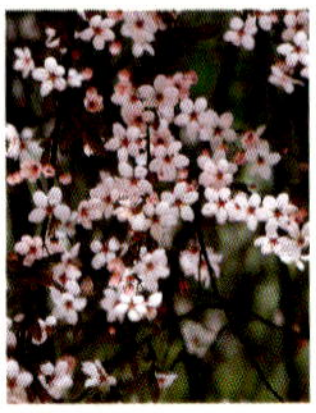

Cherry Plum
gegen die Angst, die Kontrolle über sich selbst zu verlieren.

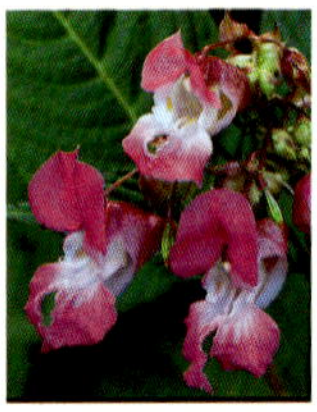

Impatiens
gegen geistige Überreizung

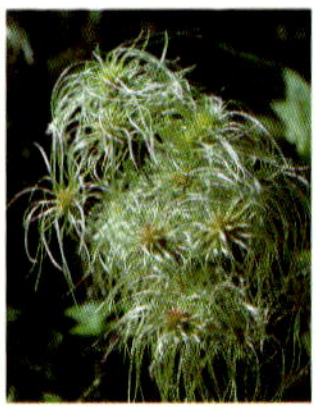

Clematis
gegen geistige Abwesenheit. Viele Menschen reagieren auf Notfälle, indem sie in Lethargie verfallen.

Rock Rose
für Mut, um mit der Situation fertig werden zu können.

Dynamis-Essenz
• *Busch-Blütenessenz*
Hilfreich zur Wiedergewinnung von Antrieb und Lebenslust, harmonisiert die Vitalkräfte nach Krankheiten. Es besteht aus *Old Man Banksia, Macrocarpa, Crowea, Wild Potato Bush* und *Banksia Robur*.

Immune Formula
• *Desert Alchemy*
Kräftigt das Abwehrsystem, indem es unser Bewußtsein für Grenzen und Individualität aktiviert. Die Essenz enthält *Bougainvillea, Fire Prickly Pear Cactus, Foothills Paloverde, Klein's Pencil Cholla Cactus* und *Smartweed*.

Meditations-Essenz
• *Busch-Blütenessenz*
Weckt die Spiritualität. Bestandteile sind *Fringed Violet, Bush Fuchsia, Bush Iris, Angelsword* und *Red Lily*.

Schmerzsalbe und Arthritis-Salbe
• *Lebende australische Essenzen*
Mittel gegen schmerzhafte und steife Gelenke bei Rheumatismus und Arthritis sowie zur Linderung von Schmerzen bei Prellungen, Krämpfen, Menstruationsbeschwerden und entzündeten Nasenschleimhäuten. Die Salben sind aus australischen Blütenessenzen hergestellt.

Relationship Essence
• *Busch-Blütenessenz*
Die Essenz beseitigt negative Verhaltensmuster im Frühstadium, die zur Störung intimer Beziehungen führen. Das Mittel enthält *Bluebell, Busch-Gardenie, Dagger Hakea, Mint Bush, Red Suva Frangipani, Boab* und *Flannel Flower*.

ESSENZEN SELBST KOMBINIEREN

Mit Hilfe der in diesem Buch vorgestellten 49 Essenzen können nahezu alle Arten von Beschwerden gelindert werden. Kombinationen haben den Vorteil, daß sie auf verschiedene Aspekte eines Problems gleichzeitig einwirken und verschiedene Symptome berücksichtigen, die von derselben Ursache ausgehen. Um die Ihren Bedürfnissen entsprechenden Kombinationen zu bestimmen, gehen Sie wie folgt vor:

Stellen Sie fest, welches Problem das akuteste ist, und suchen Sie auf den Seiten 127–135 die dazu passende Essenz heraus. Anschließend lesen Sie die Informationen zu dieser Pflanze. Analysieren Sie Ihr Befinden und fragen Sie sich, was Sie außerdem bedrückt. Wiederholen Sie den Vorgang, bis Sie für alle Aspekte des Problems die geeigneten Essenzen zusammengestellt haben. Wenn Sie von deren Wirksamkeit überzeugt sind, ist allein das schon ein Teil des Heilprozesses. Schon vor der Einnahme werden Sie spüren, daß Sie die richtigen Essenzen ausgewählt haben, denn die den Pflanzen innewohnenden positiven Gedanken haben sich auf Sie übertragen. Trotzdem ist es wichtig, daß Sie sich nicht zuviel auf einmal vornehmen. Die Wirkung der Essenzen ist zwar ungefährlich, aber die geistigen Anregungen könnten zu intensiv sein. Sie können bis zu fünf Essenzen gemeinsam anwenden, ohne daß Sie dadurch überfordert würden, aber je weniger Sie nehmen, desto besser ist es.

Self-heal-Creme
• *The Flower Essence Society of California (FES)*
Ein sehr wirksamer Hautbalsam, auch als Erste-Hilfe-Mittel geeignet. Die Salbe ist aus *Self-heal*, Tinktur und Essenz aus der frischen Pflanze, *Beinwell*extrakt und *Avocado*öl zusammengesetzt.

Johanniskrautöl
• *The Flower Essence Society of California (FES)*
Ausgezeichnetes Sonnenschutzöl und Heilmittel für Wunden. Hilfreich für Menschen, die das Gefühl haben, außerhalb ihres Körpers zu stehen. Anwendung durch Einreiben in die Haut oder als Badezusatz. Kann mit anderen Ölen verdünnt werden. Besteht aus einem Ölauszug von *Johanniskraut* mit *Johanniskrautessenz* und *Angelikaöl*.

Single Mothers' Formula
• *Desert Alchemy Flower Essences (DAI)*
Eine Kombination aus Fairy Duster und Sonnenblume gegen physische und geistige Überforderung.

Travel Essence
• *Busch-Blütenessenz*
Mittel für Reisende. Enthalten sind *Banksia Robur, Bush Iris, Bottlebrush, Bush Fuchsia, Crowea, Fringed Violet, Macrocarpa, Mulla Mulla, Paw Paw, She Oak* und *Sonnentau*.

Yarrow Special Formula
• *The Flower Essence Society of California (FES)*
Die *Schafgarben*mischung auf Salzwasserbasis ist ein Stärkungsmittel gegen gefährliche Strahlungen. Es enthält *Schafgarbe, Echinacea* (Roter Sonnenhut) und *Arnika*.

Hersteller-Verzeichnis

Viele Hersteller von Essenzen verwenden für ihre Präparate die gleichen Pflanzen. Trotzdem hängt der Heilerfolg von besonderen Umweltbedingungen und der geistigen Einstellung des Herstellers ab. Außerdem werden verschiedene Herstellungsverfahren eingesetzt, die den Wirkungsgrad einer Essenz ebenfalls beeinflussen. Sie können in Deutschland Blütenessenzen in jeder Apotheke bestellen.

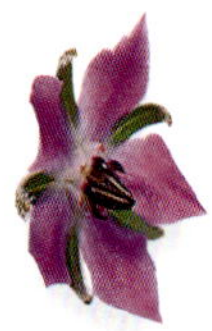

Borretsch-Essenz kann von FES bezogen werden.

Amazonas-Seerose, *Victoria amazonica*
Andreas Korte

Apfel, *Malus sylvestris var. domestica*
Master's Flower Essences

Baldrian, *Valeriana officinalis*
Andreas Korte, Bailey Essences, Desert Alchemy, Deva, Findhorn Essences, New Perception Essences

Black Kangaroo Paw, *Macrophidia fuliginosa*
Living Essences

Borretsch, *Borago officinalis*
Andreas Korte, Deva, Dutch Flower Essences, FES, Harebell Remedies

Bougainvillea, *Bougainvillea spectabilis*
Desert Alchemy, Hawaiian Tropical Flower Essences, Petite Fleur

Busch-Gardenie, *Gardenia megasperma*
Bush Essences

Cherry Plum/Kirschpflaume, *Prunus cerasifera*
Bach Flower Remedies

Chicoree/Zichorie, *Cichorium intybus*
Bach Flower Remedies, Healing Herbs

Clematis/Waldrebe, *Clematis vitalba*
Bach Flower Remedies, Healing Herbs, Dutch Flower Remedies

Crab Apple/Holzapfel, *Malus sylvestris*
Bach Flower Remedies, Healing Herbs

Crowea, *Crowea saligna*
Bush Essences

Dampiera, *Dampiera linearis*
Living Essences

Esche, *Fraxinus excelsior*
Green Man Tree Essences

Fairy Duster, *Calliandra eriophylla*
Desert Alchemy

Feuerkraut, *Epilobium angustifolium*
Alaskan Flower Essence Project, Deva, Pacific Essences

Flammendes Herz, *Dicentra formosa*
Andreas Korte, Deva, FES

Flieder, *Syringa vulgaris*
Alaskan Flower Essence Project, Bailey Essences, Deva, Green Man Tree Essences, Harebell Remedies, Petite Fleur

Holly/Stechpalme, *Ilex aquifolium*
Bach Flower Remedies

Honesty, *Lunaria annua*
Dutch Flower Essences

Impatiens/Springkraut, *Impatiens glandulifera*
Bach Flower Remedies, Healing Herbs

Johanniskraut, *Hypericum perforatum*
FES

Kamille, *Anthemis nobilis*
FES

Kasuarine, *Casuarina glauca*
Bush Essences

Klebrige Geranie, *Geranium erianthum*
Alaskan Flower Essence Project

Knoblauch, *Allium sativum*
FES

Königskerze, *Verbascum thapsus*
A. Korte, Desert Alchemy, Deva, FES

Larch/Lärche, *Larix decidua*
Bach Flower Remedies, Healing Herbs, Living Essences

Löwenzahn, *Taraxacum officinale*
Alaskan Flower Essence Project, Andreas Korte, Deva, FES, Harebell Remedies, New Perception Flower Essences

Macrozamia, *Macrozamia reidleii*
Living Essences

Madia, *Madia elegans*
FES

Menzies Banksia, *Banksia menziesii*
Living Essences

Nachtkerze, *Oenothera hookeri*
Dutch Flower Essences, FES, New Perception Flower Essences

Oak/Eiche, *Quercus robur*
Bach Flower Remedies, Healing Herbs

Olive/Ölbaum, *Olea europaea*
Bach Flower Remedies, Healing Herbs

Rock Rose/Sonnenröschen, *Helianthemum nummularium*
Bach Flower Remedies, Healing Herbs

Schafgarbe, *Achillea millefolium*
Alaskan Flower Essence Project, FES, Harebell Remedies

Seeanemone, *Anthopleura elegantissima*
Pacific Essences

Self-heal/Braunelle, *Prunella vulgaris*
Andreas Korte, Deva, FES, Harebell Remedies

Silver Princess, *Eucalyptus caesis*
Bush Essences, Living Essences

Sonnenblume, *Helianthus annuus*
Alaskan Flower Essence Project, Andreas Korte, Deva, FES, Harebell Remedies, New Perception Essences, Petite Fleur

Star of Bethlehem, *Ornithogalum umbellatum*
Bach Flower Remedies, Healing Herbs

Thymian, *Thymus vulgaris*
Petite Fleur

Venusschuh, *Paphiopedilum insigne*
Andreas Korte

Walnut/Walnuß, *Juglans regia*
Bach Flower Remedies, Healing Herbs

Wild Oat/Waldtrespe, *Bromus ramosus*
Bach Flower Remedies, Healing Herbs

Wild Potato Bush, *Solanum quadriloculatum*
Bush Essences

Wild Rose/Heckenrose, *Rosa canina*
Bach Flower Remedies, Healing Herbs

Zinnie, *Zinnia elegans*
Andreas Korte, Deva, FES, Petite Fleur, Perelandra

Essenzen für Notfälle

*Dr. Bachs Erste-Hilfe-Tropfen (*Rescue Remedy *oder* Five Flower Formula*) gelten als wirksamstes Mittel bei Notfällen* (s. S. 124)*. Die folgende Zusammenstellung enthält Einzelpräparate und Mischungen verschiedener Hersteller, die zur Linderung von Streß in Krisensituationen hilfreich sein können. Es werden die von den Herstellern verwendeten Produktbezeichnungen angegeben. Die Firmennamen sind in eckige Klammern gesetzt.*

Emotionale Krisen nach tiefgreifenden Veränderungen
Fireweed Combo (Dwarf Fireweed, Fireweed, River Beauty, White Fireweed)
[Alaskan Flower Essence Project]

Erste Hilfe, eine Kombination für Notfälle zur Beseitigung von Blockaden und zur Stärkung in schwierigen Situationen
Terra (Angelica, Clematis, Mycena, Orchid, Yellow Star Tulip)
[Dutch Flower Essences]

Erste-Hilfe-Fälle, Anweisungen geben
Cherry Plum
[Bach Flower Remedies]

Konfliktlösungen
Holly [Bach Flower Remedies]

Kopfschmerzen
Dampiera [Living Essences],
Impatiens [Bach Flower Remedies]

Krisen und Chancen
Desert Emergency Formula
(Aloe Vera, Cliff Fendlerbush, Desert Holly, Klein's Pencil Cholla und Purple Aster)
[Desert Alchemy]

Mentale Krisen, Überwindung
Dampiera [Living Essences]

Nervenzusammenbruch
Dampiera [Living Essences], *Rock Rose* [Bach Flower Remedies],
Fairy Duster [Desert Alchemy]

Operationen
Rescue Remedy
[Bach Flower Remedies]

Panik
Emergency Essence (Fringed Violet, Gray Spider Flower, Sundew, Waratah und Crowea) [Bush Essences], *Rock Rose* [Bach Flower Remedies]

Probleme, die uns an der Bewältigung einer Krise hindern
Trauma Remedy (Blackthorn, Celandine, Nettle, Butterbur, Daisy und Primrose) [Unitive Flower and Life Essences]

Psychischer Schutz
Walnut [Bach Flower Remedies],
Yarrow [F.E.S.]

Schmerzen
Menzies Banksia, Dampiera,
Pain Cream [Living Essences],
Sea Anemone [Pacific Essences]

Schock, Beruhigung nach
Clematis [Bach Flower Remedies],
Fireweed [Alaskan Flower Essence Project]

Schock, Erholung nach
Star of Bethlehem, Impatiens
[Bach Flower Remedies]

Schock, Gedanken an oder Angst vor
Star of Bethlehem, Impatiens
[Bach Flower Remedies]

Schock, Wiederherstellung des seelischen Gleichgewichts nach
Crowea [Bush Essences],
Self-heal [FES]

Schockeinwirkung, schmerzhafte
Fireweed [The Alaskan Flower Project] und *Sea Anemone*
[Pacific Essences]

Selbstzerstörung
Cherry Plum
[Bach Flower Remedies]

Streß, Abbau von
Lavender, Red Clover, Sage, Self-heal und Yarrow [Harebell Remedies] (Kann auch bei Streß oder Behandlung von Neuralgien als Stärkungsmittel verabreicht werden.)

Trauma, physisches
Bluebell, Chamomile, Comfrey und Red Clover Essenzen [Harebell Remedies] (Hilfreiches Mittel nach Verletzungen und chirurgischen Eingriffen, wirksam bei Kindern und Tieren.)

Traumatische Nachwirkungen
Mischung aus *Hibiscus, Impatiens, Noni, Dill, Potato, Four o'clock*
[Hawaiian Tropical Flower Essences]

Unfälle und Notsituationen verschiedener Art
Five Flower Formula [Healing Herbs], *Rescue Remedy* [Bach Flower Remedies]

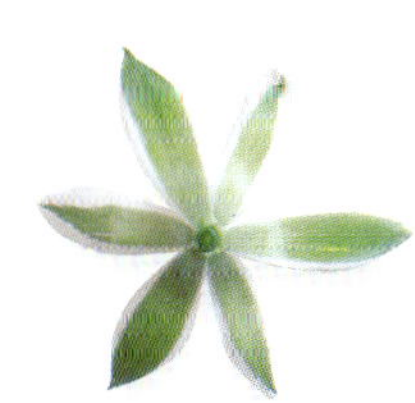

Die Bachblüte Star of Bethlehmen *ist eines der wirksamsten Mittel, um sich von Schockeinwirkungen zu erholen.*

Der Lebenszyklus

Sie können Ihr Leben lang Blütenessenzen für das eigene Wohlbefinden und das der Familie anwenden. Essenzen tragen dazu bei, das Leben angenehmer zu gestalten und können bei kleineren oder größeren Krisen hilfreiche Dienste leisten. Bedenken Sie dabei, daß Sie an irgendeinem Punkt Ihres Lebens schlimme Erfahrungen gemacht haben könnten, die noch nicht bewältigt sind, im Unbewußten nachwirken und Ihre emotionale Verfassung immer noch negativ beeinflussen. In diesem Fall hilft Ihnen diese Übersicht, alte Wunden zu heilen. Manchmal ist es ratsam, einen erfahrenen Heilpraktiker oder Therapeuten hinzuzuziehen.

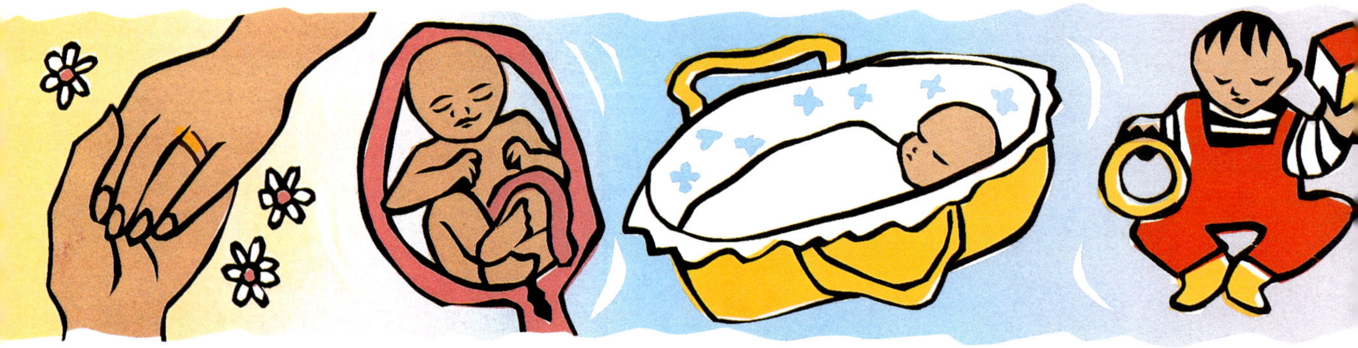

EMPFÄNGNIS
Zweifel an Fruchtbarkeit: She Oak

SCHWANGERSCHAFT
Fehlgeburt: Flammendes Herz
Freudige Erwartung: Borretsch
Gefühlsschwankungen: Kamille
Erhaltung der Kräfte: Schafgarbe
Niedergeschlagenheit: Wild Potato Bush
Schwindel und nervöser Magen: Kamille
Trauma oder Unfall: Rescue Remedy/ Five Flower Formula
Trost bei Sorgen: Borretsch
Übertragung negativer Emotionen auf das Kind: Nachtkerze
Unbewußte Animosität gegenüber dem Kind: Nachtkerze
Veränderungen während der Schwangerschaft: Walnut

GEBURT
Angst um Gesundheit des Kindes: Crowea
Beruhigung: Bougainvillea, Five Flower Formula
Das Kind entlassen: Walnut
Eigene Bedürfnisse erkennen: Self-heal
Energie in der Wirbelsäule erschließen: Amazonas-Seerose, Flieder
Glück und Freude: Baldrian
Schmerzlinderung: Wild Flower Relief-Elixier, Pain Cream
Sich in den Schmerz fügen: Seeanemone
Veränderungen bei den Wehen: Klebrige Geranie
Zunehmende Belastung: Impatiens

NEUGEBORENES
Erholung nach der Geburt (für Mutter und Kind): Fireweed
Erste Schritte: Wild Potato Bush
Koliken: Kamille
Schlaf: Kamille, Seeanemone, Schafgarbe
Überreizung: Fairy Duster
Unruhe: Kamille

Blütenessenzen können Sie in allen Lebensphasen unterstützen.

MUTTERSCHAFT
Alleinerziehende Mutter: Single Mothers' Formula
Bevormundung des Kindes: Chicory
Erholung nach schwieriger, anstrengender Entbindung: Fireweed, Olive, Star of Bethlehem
Mutter-Kind-Bindung: Nachtkerze
Neue Verpflichtungen akzeptieren: Walnut
Übersteigertes Verantwortungsgefühl: Zinnie

VATERSCHAFT
Anpassung an veränderte Umstände: Walnut
Freude an Kindern: Dampiera
Mangelndes Selbstbewußtsein als Vater: Sonnenblume
Angst vor der Verantwortung als Familienoberhaupt: Busch-Gardenie
Zweifel an den eigenen Fähigkeiten: Larch

KLEINKINDER
Angst vor Dunkelheit: Johanniskraut
Beruhigung emotionaler Spannungen: Kamille
Eifersucht: Kamille, Holly
Emotionale Bedürftigkeit, Anhänglichkeit: Chicory
Hyperaktivität: Kamille, Fairy Duster
Überreizung: Fairy Duster
Übersteigertes Verlangen nach Aufmerksamkeit: Chicory
Verlust der Beherrschung, physisch und psychisch: Five Flower Formula
Wutanfälle: Chicory
Zahnen: Kamille, Walnut

SCHULALTER
Angst, lächerlich gemacht zu werden: Larch
Gesundes Selbstbewußtsein: Sonnenblume
Schulwechsel: Walnut
Selbstbewußte, kreative Äußerungen: Larch
Spontaneität: Larch
Übersteigerte Empfindsamkeit: Schafgarbe
Unaufmerksam im Unterricht: Clematis, Madia

HERANWACHSENDE
Allgemeine Zuversicht: Larch
Bedrängnis durch Gleichaltrige: Walnut
Eindrücke verarbeiten: Fairy Duster
Kreative Kräfte oder ernsthafte Verstrickungen: Black Kangaroo Paw
Sexualtrieb bei Jungen: Larch; *bei Mädchen:* She Oak
Lernwille: Madia
Plötzliche Gemütsumschwünge: Kamille
Selbstverachtung (wegen Pickel): Crab Apple
Selbstvertauen: Self-heal
Unentschlossenheit: Wild Oat
Verliebtheit: Flammendes Herz
Verzögerte Adoleszenz: Klebrige Geranie, Walnut

ERWACHSENE
Anpassung an Veränderungen: Walnut
Ausdauer bei der Verfolgung von Zielen: Larch, Thymian
Liebesangelegenheiten, sich dazu bekennen: Busch-Gardenie; *sich davon erholen:* Menzies Banksia
Mangelnde Reife: Flieder
Neigung zu Überanstrengung bei der Arbeit: Löwenzahn, Oak
Potentiale freisetzen: Klebrige Geranie
Entspannung: Zinnie
Zur wahren Berufung finden: Wild Oat

MIDLIFE CRISIS
Distanz zu Lebensabläufen: Esche
Unzufriedenheit mit sich selbst: Wild Oat
Sich selbst besser verstehen lernen: Venusschuh
Mit der Vergangenheit brechen: Flammendes Herz
Vergangenen Schock überwinden: Star of Bethlehem
Leistungsstreß: Löwenzahn
Materielle Werte überdenken: Honesty
Enttäuschung über nicht Erreichtes: Borretsch

WECHSELJAHRE
Schmerz über Ausbleiben der Blutungen, besonders bei Kinderlosigkeit: Borretsch
Schmerz über fehlenden Partner: Bougainvillea
Identitätskrise: Sonnenblume
Negative Einstellung: Self-heal
Wiederentdeckung der Lebensfreude: Baldrian

ALTER
Alte Wunden heilen: Feuerkraut
Sich die Lebenslust erhalten: Wild Rose
Über vergangene Beziehungen hinwegkommen: Flammendes Herz
Kindisches Verhalten: Chicory
Weisheit erlangen: Amazonas-Seerose
unnötige Angst um die Gesundheit: Apfel

TOD
Dem Unausweichlichen ins Auge sehen: Amazonas-Seerose
Schmerz über den Verlust: Borretsch
Das innere Licht erkennen: Johanniskraut
Spirituelle Notlage: Johanniskraut
Transformation: Amazonas-Seerose
Wenn andere nicht loslassen können: Walnut

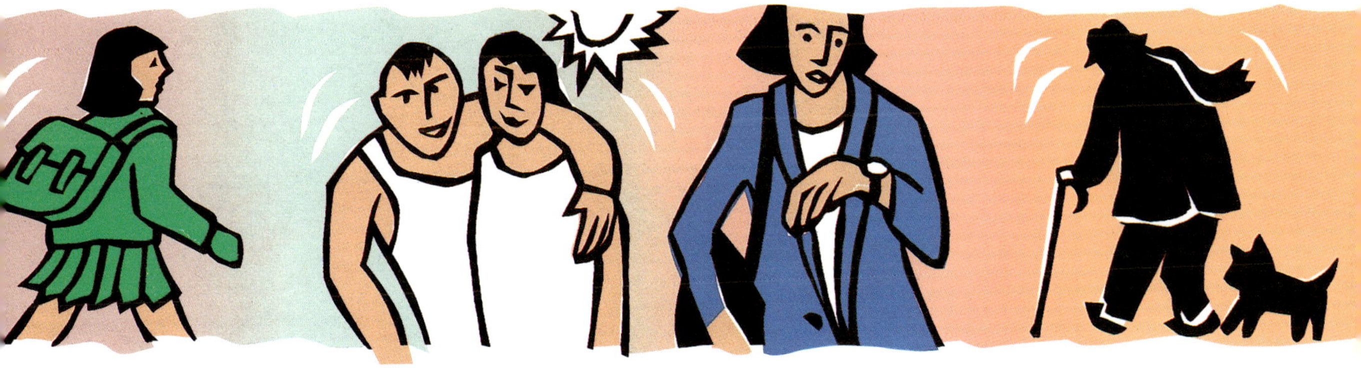

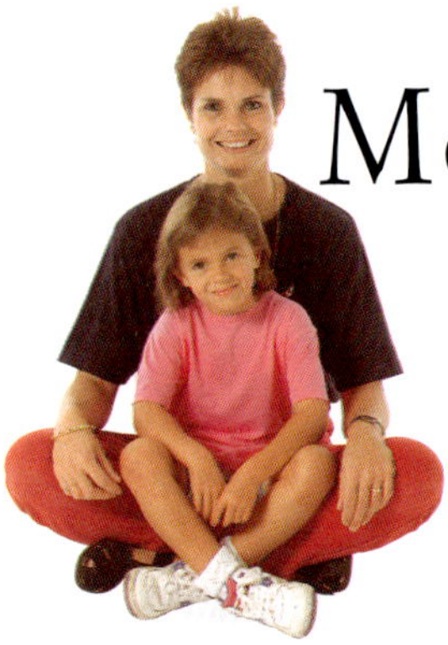

Blütenessenzen harmonisieren Beziehungen.

Menschliche Beziehungen

Hier finden Sie unterschiedliche positive wie negative Aspekte und Gefühlszustände, die in zwischenmenschlichen Beziehungen eine Rolle spielen. Bevor Sie jedoch z. B. Ihrem Lebenspartner eine bestimmte Essenz empfehlen, bedenken Sie, daß Sie Veränderungen nur an sich selbst herbeiführen können. Benutzen Sie die 49 Essenzen in diesem Buch zur Bereicherung und Harmonisierung Ihrer Beziehungen. Lassen Sie den Heilkräften Zeit zu wirken.

A

Abhängigkeit und Anspruchsdenken: Chicory

Aggression: Black Kangaroo Paw, Holly

Ahnungslosigkeit: Busch-Gardenie, Clematis

Anhänglichkeit: Chicory;

Angst
- **vor neuen Bekanntschaften:** Menzies Banksia
- **vor Einsamkeit:** Nachtkerze, Rock Rose
- **vor Gefühlsäußerungen:** Larch;
- **vor Überwältigung:** Fairy Duster
- **vor Nähe:** Fairy Duster; Dampiera, Nachtkerze, Menzies Banksia

Aufgeschlossenheit: Seeanemone

Auseinanderleben: Busch-Gardenie, Clematis, Wild Rose

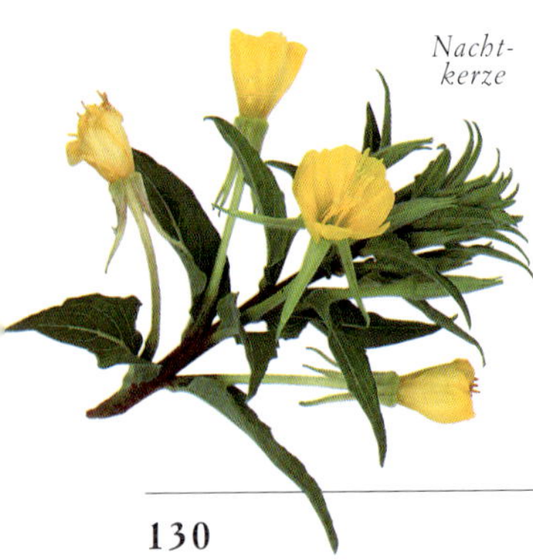

Nachtkerze

B

Beherrrschung: Chicory

Bevormundung: Black Kangaroo Paw

Beziehungen festigen: Black Kangaroo Paw, Flammendes Herz, Nachtkerze

Beziehungen, abgekühlte: Busch-Gardenie

Beziehungen, friedvolle: Holly;

D

Depressionen (z.B. bei Einsamkeit: Nachtkerze;

E

Ehe, alle Aspekte: Busch-Gardenie

Einfühlungsvermögen: Busch-Gardenie

Empfänglichkeit
- **für Liebesbezeugungen:** Busch-Gardenie, Holly
- **für die Gefühle anderer:** Holly

Enttäuschung: Busch-Gardenie

F

Feingefühl: Busch-Gardenie

Festhalten: Flammendes Herz

Anderen mehr Freiheit einräumen: Flammendes Herz

Freude: Bougainvillea, Baldrian, Zinnie
- **an der Ehe:** Baldrian

G

Gefühle
- **blockierte:** Löwenzahn, Seeanemone;
- **Unfähigkeit, sich selbst auszudrücken:** Larch, Star of Bethlehem
- **negative Loslassen:** Flammendes Herz

Gefühllosigkeit: Busch-Gardenie

Gereiztheit: Black Kangaroo Paw, Kamille

Gier: Honesty

Gutwilligkeit: Apfel

H

Haß: Black Kangaroo Paw, Holly

Herz, gebrochenes: Flammendes Herz, Borretsch, Kamille, Star of Bethlehem

I

Intoleranz: Black Kangaroo Paw, Busch-Gardenie, Crab Apple, Holly

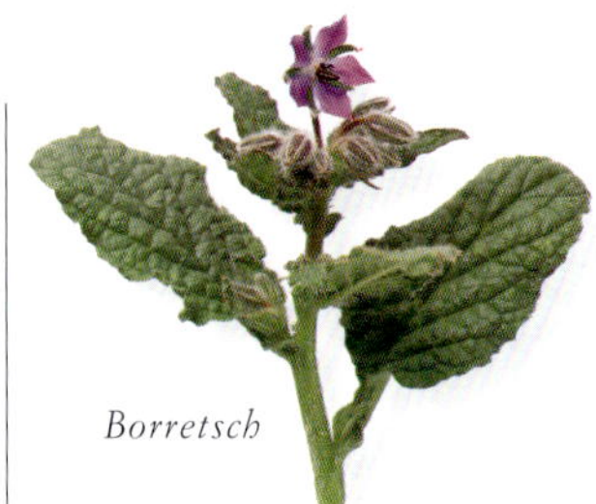

Borretsch

Inzest, Erholung von: Nachtkerze, Fireweed, Macrozamia;
- **bei Männern:** Sonnenblume
- **bei Frauen:** Nachtkerze, Five Flower Formula

K

Konflikte: Busch-Gardenie;
- **Frieden stiften:** Holly;
- **Lösung mit Humor:** Baldrian;
- **ungelöste:** Holly;

L

Leidenschaft, wiedererwachte: Busch-Gardenie

Liebe
- **alle Aspekte:** Busch-Gardenie
- **sich öffnen:** Holly
- **selbstlose:** Chicory

M

Manipulation: Black Kangaroo Paw, Chicory

Mißbrauch: Cherry Plum, Nachtkerze, Fireweed,

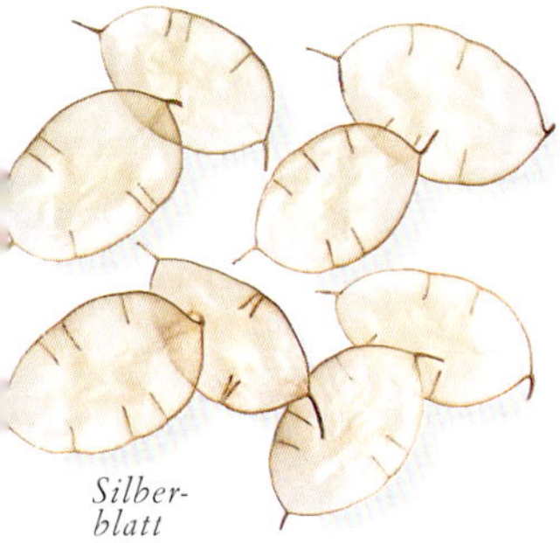
Silberblatt

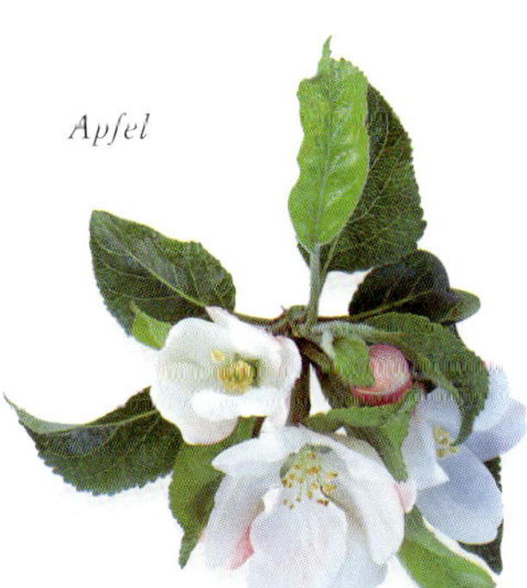
Apfel

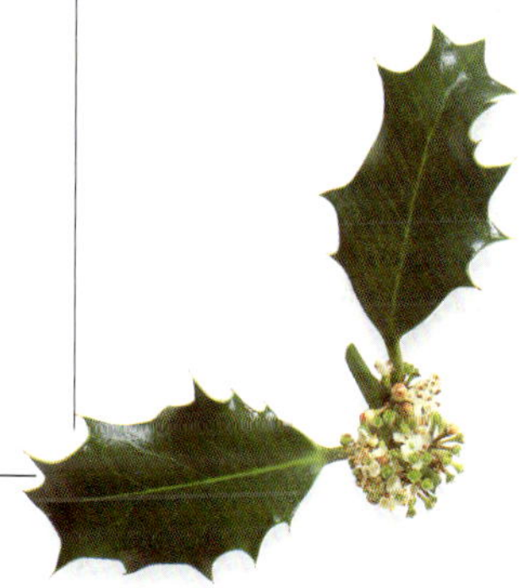
Stechpalme

Selbsthilfe

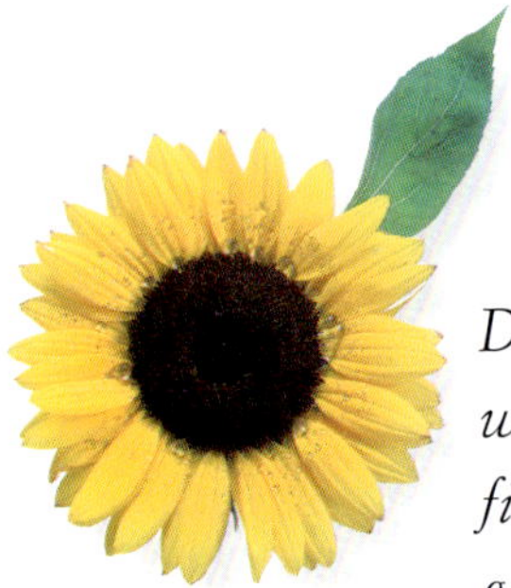

Die Essenz der Sonnenblume hat hilfreiche Wirkung.

Dieses Verzeichnis enthält Begriffe, die unter keinem der vorangegangenen Stichwortverzeichnisse erfaßt wurden. Falls Sie die gesuchten Stichwörter hier nicht finden, ziehen Sie die anderen Verzeichnisse zu Rate. Nachdem Sie den Begriff gefunden haben, sehen Sie im Abschnitt »Materia Medica« unter der entsprechenden Pflanzenbezeichnung nach, ob es sich um die richtige Pflanze für Sie handelt.

A

Abhängigkeit: Chicory

Abwehrhaltung: Löwenzahn, Fireweed, Holly

Aggression, ersetzt durch positive männliche Identität: Sonnenblume

Akzeptanz von Gegebenheiten: Dampiera

Angst
- **vor Dunkelheit:** Johanniskraut
- **die Kontrolle zu verlieren:** Cherry Plum
- **vor Krankheit:** Apfel
- **vor Verlust der Kreativität:** Fairy Duster
- **vor seelischen Schmerzen:** Menzies Banksia
- **vor Repressalien:** Bougainvillea
- **vor dem Versagen:** Larch
- **wegen zu geringer Vitalität:** Knoblauch
- **vor der Zukunft:** Borretsch

Angstgefühle
- **allgemeine:** Crowea
- **wegen Kleinigkeiten:** Dampiera
- **intensive:** Fairy Duster
- **emotionale:** Kamille
- **vor Dunkelheit:** Johanniskraut
- **chronische:** Knoblauch

Anpassungsfähigkeit: Esche, Seeanemone, Walnut

Apathie gegen Heilung: Fireweed, Wild Rose

Arroganz: Sonnenblume

Aufbegehren: Silver Princess

Aufnahmefähigkeit für Freude: Zinnie;
- **für höhere Frequenzen:** Amazonas-Seerose; •
- **für natürliche Heilkräfte:** Fireweed;
- **für Liebe:** Chicory, Holly;
- **für menschliche Bindung:** Nachtkerze

Ausgeglichenheit, Bedürfnisse befriedigen: Fairy Duster

Ausdruck des Maskulinen in Männern oder Frauen: Sonnenblume, energetische Crowea

B

Bedrückung: Oak, Wild Potato Bush

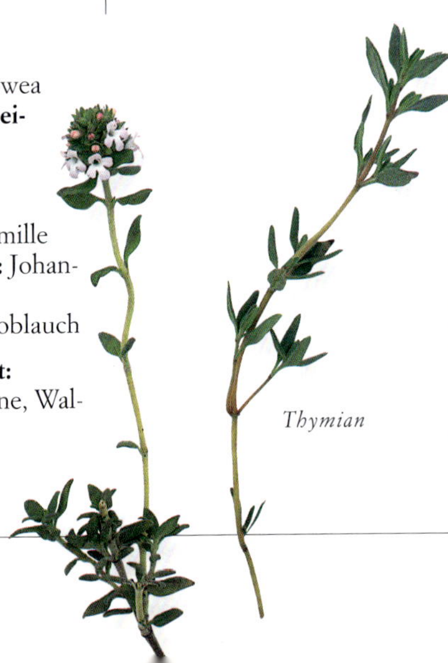

Thymian

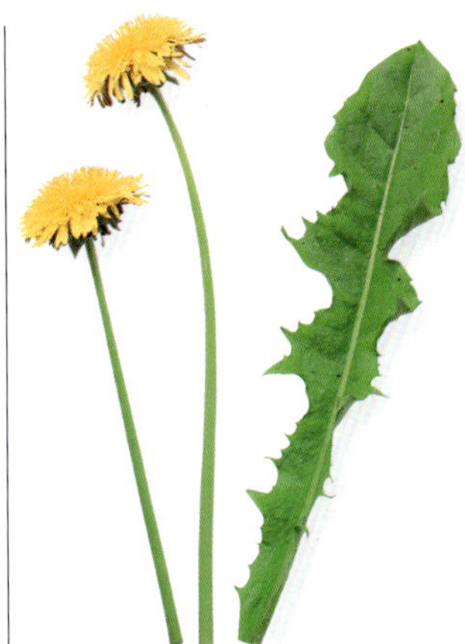

Löwenzahn

Befreiung
- **von quälenden Gefühlen:** Kamille;
- **von zerstörerischer Vergangenheit:** Fireweed, Star of Bethlehem;
- **in die Zukunft:** Klebrige Geranie;
- **von äußeren Einflüssen:** Walnut;
- **von Spannungen:** Löwenzahn;
- **von Widerstand und Stagnation:** Flieder;
- **von Angst:** Rock Rose

Begrenzung – über die Grenzen der Selbstbestimmung hinausgehen: Klebrige Geranie

Beharrungsvermögen, Verbessrung des: Borretsch, Löwenzahn, Oak

Besänftigung: Kamille, Star of Bethlehem

Bescheidenheit, Einsicht zur: Holly, Sonnenblume

Bescheidung: Johanniskraut, Schafgarbe

Besessenheit
- **von Sauberkeit:** Crab Apfel
- **von Angst:** Rock Rose;
- **von negativen Gefühlen:** Black Kangaroo Paw

Besorgtheit: Borretsch, Kamille, Crowea, Löwenzahn

Bevormundung: Black Kangaroo Paw, Löwenzahn

Beweglichkeit
- **der Muskeln:** Löwenzahn;
- **der Wirbelsäule:** Flieder;
- **der Einstellung:** Dampiera, Black Kangaroo Paw, Holly

Blick für das Wesentliche: Clematis, Madia, Thymian

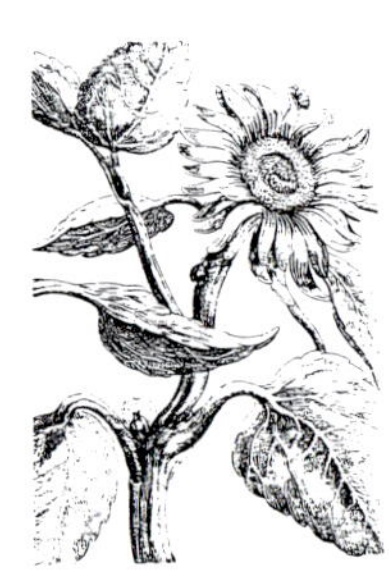

C

Charakter, Entwicklung: Venusschuh, Flieder

D

Depression: Borretsch, Bougainvillea, Johanniskraut, Wild Potato Bush

Dunkelheit, Angst vor: Johanniskraut

E

Ego, übersteigertes oder unterentwickeltes: Seeanemone, Sonnenblume

Einsamkeit: Chicory, Dampiera, Baldrian, Zinnie

Einsamkeit, geistige: Amazonas-Seerose

Einsicht
• **in zukünftige Entwicklung:** Klebrige Geranie, Wild Oat
• **in Motivation:** Thymian
• **ins Selbst:** Venusschuh

Elastizität: Kamille, Oak, Olive

Emotionale Bedürftigkeit: Chicory
• **Wärme, Zugehörigkeit, Schmerz, Verweige-**

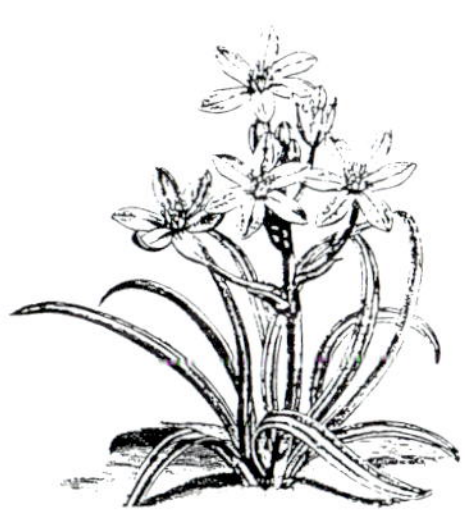

rung: Nachtkerze
• **Auftrieb:** Amazonas-Seerose

Empathie: Busch-Gardenie

Energiereserve, variabel, zu hoch oder zu niedrig: Fairy Duster

Enthusiasmus erwecken: Silver Princess, Wild Rose

Entspannung: Kamille, Löwenzahn, Impatiens, Flieder, Oak, Star of Bethlehem

Enttäuschung: Menzies Banksia

Entzug: Nachtkerze

Errungenschaften: Oak, Thymian

Erschöpfung durch Krankheit: Olive; **durch Überarbeitung:** Oak; **steigern:** Amazonas-Seerose

F

Flucht vor der Wirklichkeit: Clematis, Wild Oat

Freiheit: Klebrige Geranie, Zinnie

Frohsinn: Borretsch, Zinnie

Frustration, über das Weiterkommen: Klebrige Geranie
• **emotionale:** Kamille

Führung: Cherry Plum, Königskerze

G

Geduld: Kamille

Gelassenheit, mangelnde
• **bei Empfindungen:** Kamille;
• **bei Perspektivlosigkeit:** Esche
• **beim Verständnis für sich und andere:** Bougainvillea
• **bei der Abweisung negativer Gedanken:**

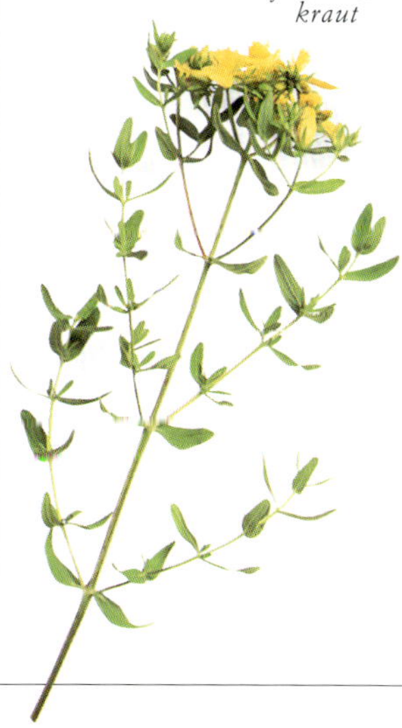

Johanniskraut

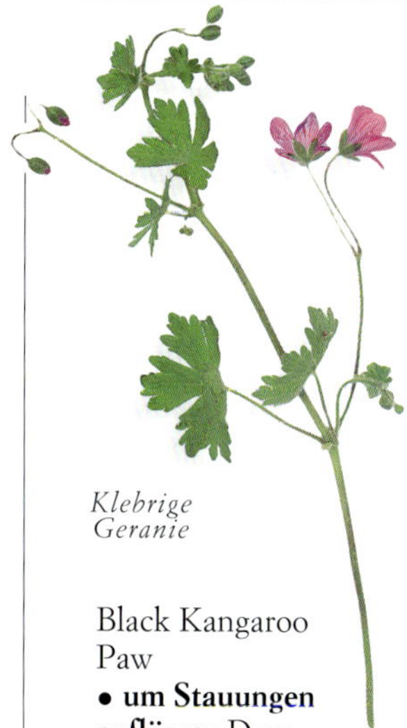

Klebrige Geranie

Black Kangaroo Paw
• **um Stauungen auflösen:** Dampiera
• **bei allen Arten von Streß:** Fairy Duster
• **bei gefährdeter Gesundheit:** Apfel

Gereiztheit: Kamille, Zinnie

Gewinnung von Klarheit
• **über Lebenssinn:** Wild Oat
• **über Heilverfahren:** Self-heal
• **über Werte:** Esche, Königskerze;
• **über Energie:** Fairy Duster
• **über Ziele:** Madia

Gewissen entwickeln: Königskerze

Großzügigkeit: Holly, Honesty, Zinnie

H

Haß
• **auf andere:** Black Kangaroo Paw
• **auf sich selbst:** Bougainvillea

Heilung: Fireweed, Self-heal
• **den Heilprozeß fortsetzen:** Borretsch, Fairy Duster, Wild Rose

Herzensfreude: Borretsch
• **freudige Begeisterung:** Silver Princess
• **Lebensfreude:** Bougainvillea

Humor: Baldrian, Zinnie

Hyperaktivität: Fairy Duster, Olive, Oak

I

Identität, männliche Unzulänglichkeit: Sonnenblume
• **physische:** Wild Potato Bush

Inspiration: Bougainvillea
• **geistige:** Amazonas-Seerose

Integration
• **der Gefühle:** Löwenzahn
• **der Persönlichkeit:** Sonnenblume
• **des feinstofflichen Körpers:** Star of Bethlehem

Integrität: Königskerze, Thymian

Intoleranz: Crab Apple

Intuition: Self-heal

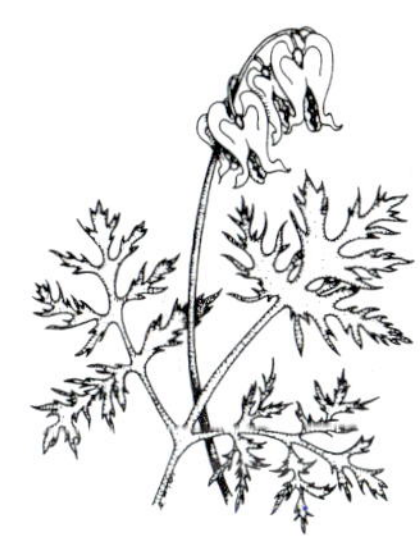

• **Anforderungen des Lebens:** Esche

Inzest, negative sexuelle Erfahrungen: Macrozamia

Isolation: Nachtkerze, Zinnie

J

Jugendlichkeit: Olive, Zinnie

K

Kindheit
• **Trauma überwinden:** Fireweed, Flieder, Self-heal, Star of Bethlehem, Baldrian

• **Konflikte, mit anderen:** Busch-Gardenie
• **und Verwirrung:** Königskerze
• **über Heilwirkungen:** Self-heal

Konzentration: Madia, Self-heal, Thymian

Kräftigung: Chicory, Olive, Self-heal

Kreativität aktualisieren: Clematis
• **neue Ebenen erschließen:** Klebrige Geranie
• **beim Spiel:** Zinnie
• **durch Vertrauen:** Larch

L

Launen: Kamille

Lebensfreude: Bougainvillea, Baldrian, Zinnie

Lebensziel: Silver Princess, Walnut, Wild Oat

Leistungsdruck: Oak, Seeanemone

Lernbereitschaft: Clematis, Fairy Duster, Madia

Licht, das innere Licht stärken: Schafgarbe

Liebe, freizügige Gewährung: Chicory

Loslösung
• **von Besorgnis:** Kamille
• **von körperlicher Belastung:** Löwenzahn
• **von Krankheit** Self-heal
• **von allem:** Dampiera

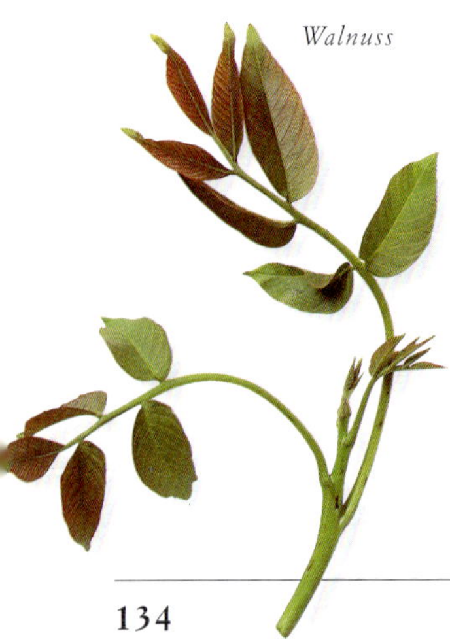
Walnuss

M

Maskulines Gleichgewicht: Macrozamia, Sonnenblume

Materialismus: Honesty

Meditation: Kamille, Self-heal

Mentaler Schmerz: Cherry Plum, Impatiens, Menzies Banksia

Möglichkeiten, gesund zu werden: Self-heal; **im Leben:** Esche

Motivation
• **das Leben voll auszuleben:** Wild Rose
• **Ziele definieren:** Silver Princess
• **Zielsetzung verwirklichen:** Clematis

Mut: Borretsch, Rock Rose

N

Nachtängste: Kamille, Johanniskraut

Nervenzusammenbruch: Fairy Duster

Niedergeschlagenheit: Borretsch, Larch, Oak, Silver Princess

O

Öffnung des Geistes: Dampiera

P

Perfektionismus: Bougainvillea

Perspektive: Esche, Walnut

Positive Einstellung
• **bei Angst:** Borretsch
• **zum Leben als ganzes:** Wild Rose
• **bei Zweifeln** Larch
• **bei Krankheit:** Apfel, Self-heal
• **bei Überarbeitung:** Baldrian
• **bei Ziellosigkeit:** Silver Princess
• **wenn festgefahren:** Flieder, Klebrige Geranie

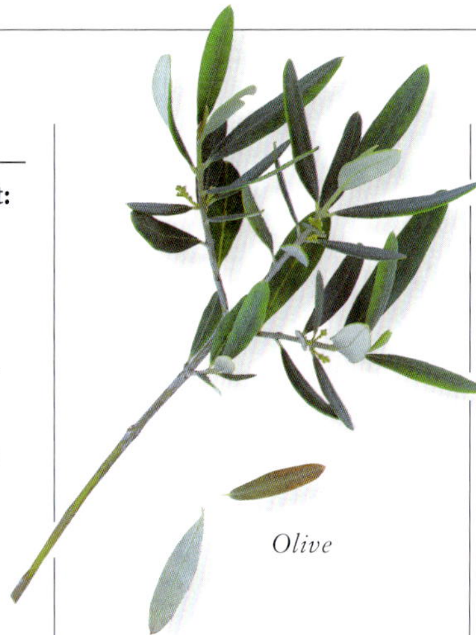
Olive

• **bei tiefem Kummer:** Bougainvillea

Potential
• **freigeben:** Klebrige Geranie
• **in eine Richtung lenken:** Wild Oat
• **verborgenes freisetzen:** Larch
• **psychisches:** Amazonas-Seerose
• **des Willens:** Silver Princess, Thymian

R

Rastlosigkeit: Wild Oat

Regeneration: Fireweed

Reinigung: Amazonas-Seerose, Crab Apple

Resignation: Wild Rose

Rivalität: Seeanemone, Sonnenblume

S

Scham
• **sich beschmutzt fühlen:** Bougainvillea, Crab Apple
• **durch Angst vor Schande gelähmt:** Larch
• **anderen Schande bringen:** Larch

Schmerz: Dampiera, Menzies Banksia
• **überwinden:** Menzies Banksia
• **zulassen:** Fireweed
• **durch gebrochenes Herz:** Flammendes Herz

Schüchternheit: Busch-Gardenie, Nachtkerze, Self-heal

Schuldgefühle
• **übermäßige:** Bougainvillea
• **Mangel an:** Black Kangaroo Paw, Königskerze

Selbsteinschätzung: Bougainvillea

Selbstwahrnehmung: Bougainvillea, Venusschuh

Sonnige Disposition: Kamille

Spirituelle Liebe: Bougainvillea
• **Richtung:** Esche
• **Bedürfnisse umsetzen:** Honesty
• **Entwicklung:** Crab Aple
• **Disziplin:** Amazonas-Seerose

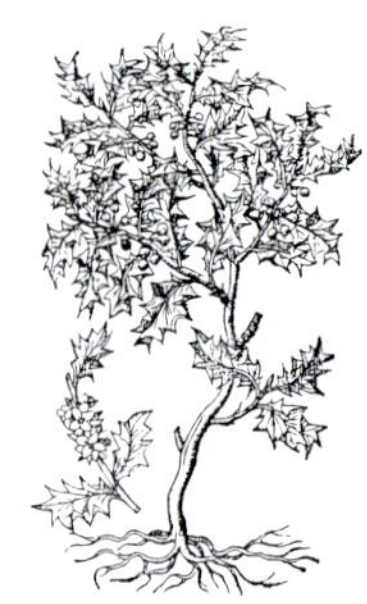

• **spiritueller Auftrieb** Bougainvillea
• **Suche nach:** Venusschuh

Stärkung des Herzens: Borretsch
• **des inneren Lichts:** Schafgarbe;
• **der Zielsetzung:** Silver Princess, Thymian
• **für das Herz:** Borretsch
• **für die Heilung:** Self-heal
• **für das innere Selbst:** Venusschuh

Streß: Kamille, Dampiera, Löwenzahn, Fairy Duster, Impatiens, Seeanemone,

Sturheit: Fireweed, Oak, Self-heal

T

Tapferkeit: Borretsch, Fireweed, Knoblauch, Rock Rose

Tonikum: Amazonas-Seerose, Olive

Transformation: Fireweed
• **Übergang:** Walnut

Transzendenz: Cherry Plum, Rock Rose, Wild Potato Bush

Trauma
• **um Probleme zu lösen:** Fireweed
• **frei darüber sprechen:** Kamille
• **Mut zum Umgang:** Borretsch
• **Befreiung von sexuellem Trauma:** Macrozamia
• **Schamgefühle im Zusammenhang mit sexuellem Trauma:** Crab Apple
• **klären und loslassen:** Star of Bethlehem

Träume, Alpträume: Rock Rose, Johanniskraut

U

Überempfindlichkeit
• **für Umgebungsatmosphäre:** Schafgarbe
• **gegenüber anderen:** Walnut

Überfluß
• **erneuert:** Fireweed
• **des Geistes:** Bougainvillea

Überlebenswille
• **nach Zerstörung:** Fireweed
• **nach schweren Prüfungen:** Nachtkerze
• **nach langem Kampf:** Oak, Olive

Überreizung: Fairy Duster

Überwältigung durch
• **Gefühle:** Kamille;
• **durch Eindrücke und Handlungen:** Fairy Duster
• **durch andere:** Schafgarbe

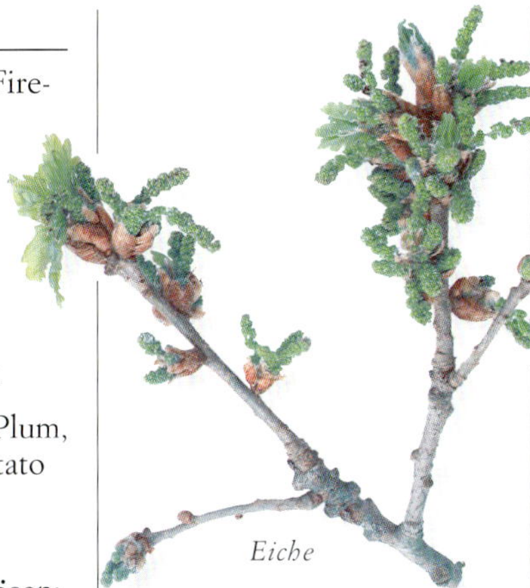

Eiche

• **durch emotionalen Schmerz:** Menzies Banksia
• **durch Entsetzen:** Rock Rose

Unaufrichtigkeit: Königskerze

Unerfüllt sein: Wild Oat

Unglücklich sein: Chicory, Baldrian, Zinnie

Unsicherheit: Chicory, Nachtkerze, Johanniskraut

Unterstützung
• **durch andere:** Busch-Gardenie, Oak
• **durch innere Heilkräfte:** Self heal

Unzufriedenheit mit dem Leben: Wild Oat

V

Verbitterung: Black Kangaroo Paw, Chicory, Holly

Vergangenheit, Genesung von altem Trauma: Fireweed, Star of Bethlehem, Walnut

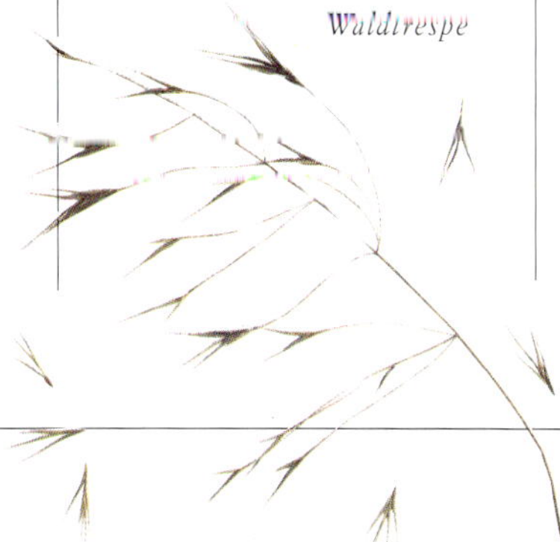

Waldtrespe

Vergebung
• **durch andere:** Black Kangaroo Paw, Dampiera
• **Selbstvergebung:** Bougainvillea

Vergewaltigung oder sexueller Mißbrauch, Erholung: Fireweed, Macrozamia, Star of Bethlehem

Verjüngung: Fireweed, Olive, Zinnie

Verlust: Flammendes Herz, Star of Bethlehem, Walnut, Zinnie

Vermeidung: Wild Rose

Verspannung: Kamille, Löwenzahn, Impatiens

Verständnis: Busch-Gardenie, Venusschuh

Vertrauen
• **in die Zukunft:** Borretsch
• **Selbstvertrauen:** Larch
• **in göttliche Vorsehung:** Honesty, Rock Rose, Johanniskraut

Vervollständigung: Clematis, Madia, Walnut

Verwundbarkeit: Knoblauch, Johanniskraut, Thymian, Schafgarbe

Verzögerung: Clematis, Klebrige Geranie

Vitalität
• **der Gesundheit:** Apfel
• **durch Gleichgewicht der nervlichen Energie:** Fairy Duster
• **durch Gefühl der Befreiung:** Zinnie;
• **der Körperenergie:** Olive
• **der Wirbelsäule und des Nervensystems:** Flieder
• **der Zielsetzung:** Madia
• **physische:** Oak, Wild Potato Bush

W

Wahrheitsliebe: Königskerze

Wahrnehmung: Seeanemone

Wärme: Busch-Gardenie, Nachtkerze, Fireweed

Weiblichkeit
• **Bewußtsein und Ausgleich:** Macrozamia
• **Akzeptanz:** Nachtkerze

Weinerlichkeit: Borretsch, Kamille, Chicory

Weisheit, finden zu innerer: Klebrige Geranie

Werte
• **sich dazu bekennen:** Königskerze
• **Harmonie mit der spirituellen Natur:** Amazonas-Seerose, Esche

Willenskraft
• **erfolgreich zu sein:** Larch
• **gezielt zu handeln:** Wild Oat
• **zu Leistungsbereitschaft:** Thymian

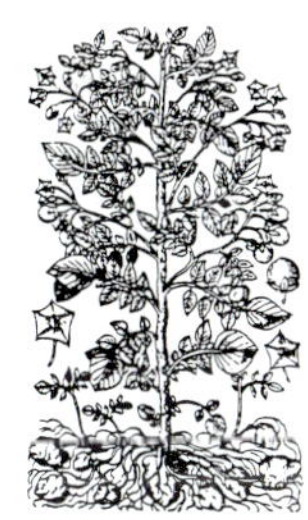

• **zur Gesundheit:** Wild Rose

Wohlwollen: Honesty, Johanniskraut

Z

Zielsetzung: Madia, Self-heal, Wild Oat

Zorn
• **überwinden:** Black Kangaroo Paw
• **entladen:** Flieder

Zufriedenheit: Impatiens, Wild Oat

Zuhören: Impatiens

Zurückweisung: Nachtkerze

Zynismus: Zinnie

Blütenessenzen für körperliche Beschwerden

Die meisten Hersteller räumen ein, daß Blütenessenzen keine langfristige Heilwirkung bei körperlichen Beschwerden haben. Die Blütenessenz wirkt auf den Menschen ein, nicht auf sein Problem. Blütentherapie ist ein ganzheitliches Heilverfahren. Eines der Grundprinzipien ganzheitlicher Behandlungsmethoden lautet, daß damit die Selbstheilungskräfte gestärkt werden sollen. Die Blütentherapie unterstützt den physischen Heilprozeß, indem sie dem Patienten hilft, zu sich selbst zu finden und innere Blockaden aufzuheben, die der eigentliche Grund für die Beschwerden sind. Sie stärkt die Lebenskraft, mit der wir die Krankheit bekämpfen können. Blütenessenzen verhelfen uns zu klareren Einsichten und bringen uns in Einklang mit unseren eigenen Potentialen zur Erlangung von Gesundheit, Glück und Erfüllung.

Die hier beschriebenen Essenzen sollen Sie dazu anregen, dieses Gebiet aus eigenem Antrieb weiter zu erkunden. Mit ihrer Hilfe können negative Einstellungen oder Handlungen ergründet werden, die für einen bestimmten Zustand verantwortlich sein könnten. Eine Blütenessenz kann anfänglich starke Wirkung zeigen und Schmerzen, Streß und andere Beschwerden lindern, aber dauerhafte Genesung ist nur dann möglich, wenn wir mit ihrer Hilfe unsere Einstellung ändern.

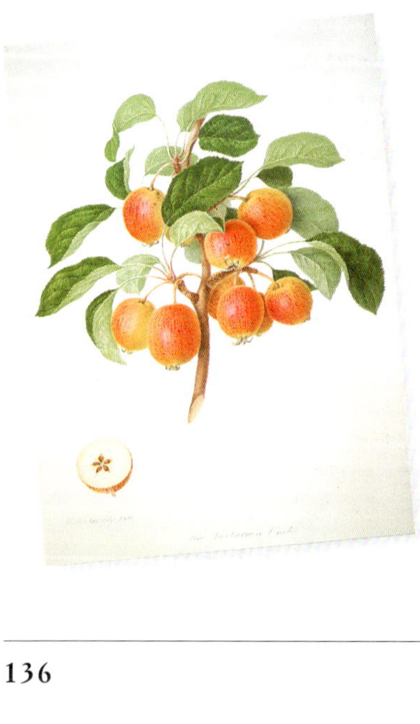

Holzapfel*essenz beeinflußt Verstand und Körper.*

BEISPIEL 1

Die Therapie mit Holzapfel (*siehe* Fallstudie Seite 87) beschreibt die Wirkungsweise der Essenz, die Hanna von ihrem Hautausschlag genesen ließ. Sie zeigt aber auch, daß Hanna sich ihrer verdrängten Schamgefühle deutlich bewußt wurde. Mit Hilfe der Essenz konnte sie den Zusammenhang zwischen ihrem Schamgefühl über den Ausschlag und dem Schmerz, der ihr durch ihren Lehrer zugefügt worden war, herstellen. Sie gewann die Einsicht, daß sie nicht körperlich makellos sein mußte, um eine gute Yogalehrerin zu werden. Hanna verbarg ihre äußerliche Unvollkommenheit nicht mehr und konnte sich einem Blüten-Therapeuten anvertrauen. Dieser Vorgang war Teil des körperlichen Heilungsprozesses.

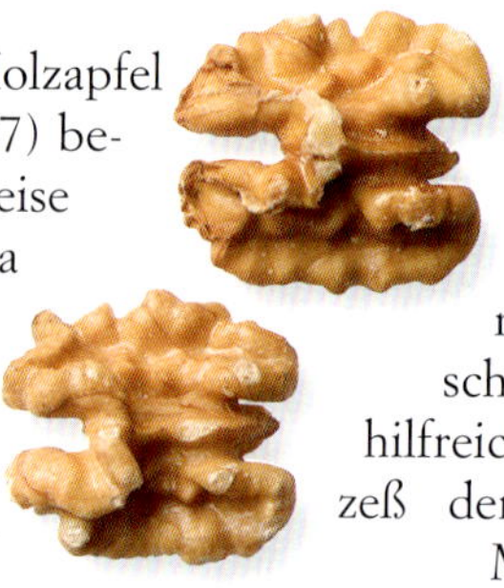

Walnuß*essenz hilft bei Veränderungen und Umstellungen.*

BEISPIEL 2

Die Fallstudie auf Seite 73 beschreibt, wie Anitas Husten mit Hilfe von *Walnuß*essenz verging. Walnuß ist jedoch keine spezifische Hustenarznei, sondern hilfreich bei dem schwierigen Prozeß der Veränderung, den das Mädchen durchmachte. Es ist also wichtig, nicht nur auf die Stärken und Schwächen der inneren Verfassung zu achten, sondern auch auf die speziellen Erfordernisse des jeweiligen Zustandes.

Im Stichwortverzeichnis *Essenzen für Notfälle* (S. 127) ist eine Anzahl körperlicher Beschwerden aufgeführt. Wenn für einen Zustand mehrere Essenzen empfohlen werden, sollten Sie versuchen, die für Ihre Situation geeignetste zu bestimmen.

Falls Sie Zweifel haben, ziehen Sie einen Therapeuten zu Rate. Alle Blütenessenzen können für Umschläge, als Badezusatz oder als Salbe zum Einmassieren in die Haut verwendet werden.

BLÜTENESSENZEN FÜR DIE HAUSAPOTHEKE

Blütenessenzen sind völlig ungefährlich und können zu Hause vorrätig gehalten werden. Die Wirkung beruht auf wiederholter Anwendung. Die Gefahr einer Überdosierung ist ausgeschlossen. Würde man die Vorratsflasche auf einmal leeren, entspräche das einer normalen Dosis. Sollte beispielsweise ein Kind innerhalb von ein, zwei Tagen den Inhalt einer Flasche verbrauchen, kann unter Umständen kurzfristig eine leichte Beeinträchtigung des Genesungsprozesses oder der Gemütslage eintreten, was aber in keiner Weise schädlich ist (*siehe* die Fallstudie auf Seite 73). Auch zu häufige oder zu lange Einnahme kann in extremen Fällen diese Folgen haben, was letztlich zu einem vernüftigeren Umgang mit der Arznei führt. Auch eine Gefährdung aufgrund einer Fehldiagnose ist ausgeschlossen, denn in diesem Fall bleibt die Essenz wirkungslos. Die Arznei selbst enthält keinerlei giftige Inhaltsstoffe.

Man sollte sich immer vor Augen halten, daß Blütenessenzen nicht die Diagnose und Therapie des Arztes oder Heilpraktikers ersetzen können. Sie erweisen sich jedoch als hilfreiche Mittel, um sich dessen bewußt zu werden, was man auf emotionaler Ebene tun kann, um körperliche Beschwerden und Schmerzen zu lindern.

Die Anwendung der Essenzen sollte längerfristig geplant werden. Es sollte genügend Zeit vorhanden sein, sich auf die veränderten Bewußtseinslagen einzustellen und davon ausgehend, Gesundheit und Lebensfreude zurückzuerlangen. Manchmal jedoch zeigt sich die hilfreiche Wirkung einer Essenz schon in kurzer Zeit. Bereits wenige Dosen können einen trüben Tag aufhellen.

In jeder Hausapotheke sollten genügend Vorratsfläschchen für Blütenessenzen mit einem Fassungsvermögen von mindestens 30 ml vorrätig sein.

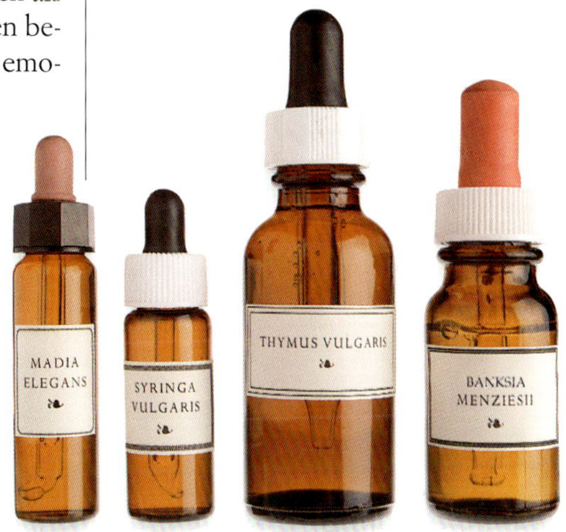

BLÜTENESSENZEN FÜR DIE HAUSAPOTHEKE

Die nachstehende Liste enthält Vorschläge zur Einrichtung einer Hausapotheke mit Blütenessenzen.

- Mehrere 30 ml-Vorratsfläschchen mit stillem Mineralwasser von guter Qualität
- Apothekengrundsalbe und Öl wie Lanolin und Traubenkernöl
- Vaporisateur oder Sprühdose
- Watte und Mull für Umschläge; Wärmflasche zum Warmhalten der Umschläge
- Wattestäbchen zum direkten Auftragen der Lösung
- Vorratsfläschchen mit Notfalltropfen
- Self-heal-Salbe
- Vorratsfläschchen mit Essenzen:

APFEL *für die Gesundheit*

BORRETSCH *für Frohsinn*

CROWEA *für Ausgeglichenheit*

FLIEDER *für Flexibilität*

HOLZAPFEL *zum Reinigen*

JOHANNISKRAUT *zum Finden des inneren Lichts, für entspannten Schlaf*

KAMILLE *zur Beruhigung*

KNOBLAUCH *als Stärkungsmittel*

LÄRCHE *für Selbstvertrauen*

LÖWENZAHN *für Entspannung von Körper und Geist*

MADIA *zur Konzentration auf bevorstehende Aufgaben*

MAKROZAMIA *für Gleichgewicht bei Mann und Frau, innerlich und äußerlich*

MENZIES BANKSIA *gegen seelische Probleme in einer Beziehung*

OLIVE *für die Genesung*

SCHAFGARBE *zum Schutz vor schädlichen Einwirkungen*

SEEANEMONE *für Offenheit bei inneren Entwicklung, Heilungsprozesse*

SELF-HEAL *für Vertrauen und Klarheit in Gesundheitsfragen*

THYMIAN *zur Stärkung der Immunabwehr*

WALNUSS *als Begleiter bei größeren und kleineren Veränderungen*

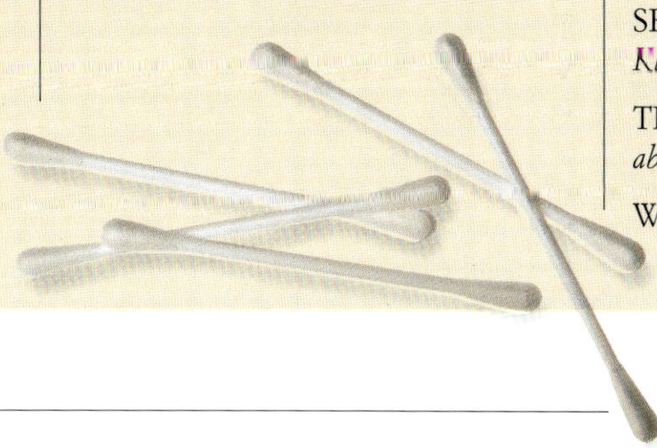

Medizinisches Glossar

Aura Vitalenergie, die alle Lebewesen, Menschen, Tiere und Pflanzen umgibt. Psychisch sensitive Menschen sind fähig, sie als Farbspektrum, das den Körper wolken- oder lichtkranzartig umgibt, wahrzunehmen. In den 60er Jahren wurde ein photographisches Verfahren entwickelt, die Kirlianfotografie, das dieses Energiefeld, sichtbar macht.

Chakren Die feinstofflichen Energiezentren oder spirituellen Nervenzentren an den Überschneidungspunkten der *Kundalini*-Kräfteströme, welche die kosmische Energie sammeln und verteilen. Die Chakren drehen sich wie Räder in positiver Richtung, wenn sie Energie aufnehmen und dem Körper zuführen, und in negativer, wenn sie überflüssige Energie an die Aura abstrahlen. Jedes Chakra steht mit einem der *Elemente* in Beziehung.

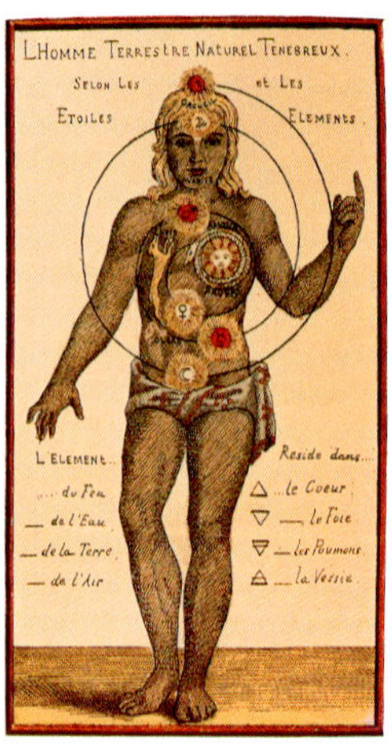

Chakra

Elemente Elemente sind die feinstofflichen Erscheinungsformen von Erde, Wasser, Feuer, Luft sowie des Äthers. Ihre Wirkungsweise ist nicht wahrnehmbar, aber sie entfalten sich im Körper ähnlich wie in der Natur, indem sie sich ergänzen oder bekämpfen.

Feinstoffliche Energie Energie ist die Triebkraft aller Lebensabläufe. Feinstofflich oder feinenergetisch bezeichnet die Zwischenstufe zwischen Geist und Materie.

Holistik Aus dem englischen übernommene, allgemeine Bezeichnung für ganzheitliche Heilverfahren, ausgehend von dem Sammelbegriff *Holismus*, der in der modernen Esoterik ganzheitliches Denken bedeutet. Ganzheitliches Heilen konzentriert sich auf die Kräftigung der Vitalität der emotionalen, mentalen und spirituellen Aspekte einer Person.

Kundalini Die kosmische Schöpfungsenergie, die »aufgerollt wie eine Schlange« am unteren Ende der Wirbelsäule ruht. Man stellt sie sich als zwei spiralige Magnetströme vor, einen negativ und einen positiv geladenen, die an den Überschneidungspunkten fünf neurale Energiezentren an bestimmten Stellen des Körpers erzeugen.

Meridiane Eine aus der chinesischen Medizin stammende Bezeichnung für die feinen Kanäle unmittelbar

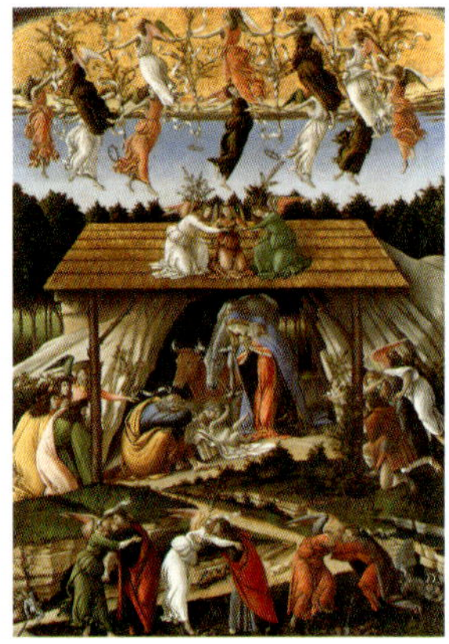

Geist, Spiritualität

unter der Hautoberfläche, welche die universelle Lebenskraft oder Qi durch den Körper transportieren. Qi ist in zwei gegensätzliche Energieströme aufgeteilt, die spiegelbildlich in den Körperhälften liegen. Sie fließen im Rhythmus der Elemente im Körper und in der Natur und hält den Blutkreislauf in Bewegung.

Pendel In der Blütentherapie wird das Pendel gelegentlich dazu verwendet, die für einen Patienten geeignete Essenz zu finden. Ruhiger, kraftvoller Ausschlag des Pendels weist auf gute Gesundheit hin, schwache Bewegungen sind Hinweise auf Über- oder Unterfunktion von Organen.

Potenz Die Wirksamkeit der Dosierung eines homöopathischen Präparats wird als Potenz angegeben. Je höher die Potenz ist, desto stärker ist die Verdünnung der Urtinktur, aber auch deren Wirkung. Potenzieren ist der Prozeß der Verdünnung, wobei zuerst ein Teil der Urtinktur mit 99 Teilen eines Lösungsmittels vermischt und geschüttelt wird. Auf diese Verdünnung folgen weitere.

Radiästhesie Eine paranormale Fähigkeit, bei neutraler innerer Einstellung Strahlen oder Vibrationen von Kräften jenseits des physikalischen Wahrnehmungsvermögens zu registrieren und so verborgene Ursachen von Krankheiten zu ermitteln.

Shenmen-Punkt Shen bedeutet Geist; der Shen-Zyklus ist die kreative Bewegung der Energie durch die fünf Elemente. Der Shenmen-Punkt am Ohr steht mit dem Nervensystem in Beziehung. Wenn man die Fingerkuppe von der oberen Ohrmuschel entlang des knorpeligen Teils etwa 5 cm abwärts bewegt, berührt man den Shenmen-Punkt.

Spiritualität Bezeichnung für das Überrationale, die transzendentale Kraft, die nicht von dieser Welt ist und auch das Göttliche genannt wird. Sie verköpert das Prinzip des Bewußtseins aller Lebewesen verbunden mit der Sehnsucht nach Ganzheit. Blütenessenzen unterstützen die Spiritualität, weil die Blüte Ausdruck der Seele einer Pflanze ist.

Tinktur Extrakt aus Kräutern in Alkohol. Man übergießt die Pflanzenteile mit Alkohol, läßt sie etwa zwei Wochen lang stehen, filtert die Mischung durch ein Tuch und preßt sie kräftig aus.

Internationale Bezugsquellen

Die meisten klassischen und neuen Blütenessenzen erhalten Sie in der Apotheke. Weitere Bezugsquellen sind:

Deutschland, Österreich, Schweiz

Chrüter Drogerie
Renate und Jörg Eder
Unterstadt 28
CH-8200 Schaffhausen
Tel. 052-6245030
Fax 052-6246457

Brigitte Furth
Birkenstraße 27
D-85567 Grafing bei München
Tel. 08092-31377
Fax 08092-88176
(Bezugsquelle für Bachblüten)

Wolfgang Gillesen
Ettalstraße 42a
D-81377 München
Tel. 089-7140814
Fax 089-713224
(Bezugsquelle für Perelandra-Blütenessenzen)

Einhorn Apotheke
Gräfenbergerstr. 14
91054 Buckenhof
Tel.: 09131-59404
Fax: 09131-51949
(Bezugsquelle für Master Flower Essences)

Andreas Korte/Korte Phi Essences
Hauptstrasse 9
D-78267 Aach
Tel. 07774-7004
Fax 07774-7009

Mandala
Mag. Ed. Angerer Weg 72
A-6380 St. Johann/Tirol
Tel. 05352-61053
Fax 05352-61054

Frankreich

Deva, Elixirs Floraux Deva
La Laboratoire Deva,
BP3, F-38880 Autrans,
Tel. 33 76 95 35 87,
Fax 33 76 95 37 02.

S.C.C.I. Societé de Conseil Commercial International S.A.R.L.
BP75, Cedex
F-67162 Wissembourg
Information für Anrufer aus Deutschland unter
Tel. 07225-77420
(Vertrieb der meisten in diesem Buch genannten Blütenessenzen nach Deutschland)

England

Aquarius Flower Remedies
Threpwood Hill Cottage
Birtley Nr. Wark, Hexham
NE48 3HI, England
Tel. 44 1434 230499

Bach Flower Remedies
Dr. Edward Bach Centre
Mount Vernon, Sotwell
Wallingford, Oxon
OX10 0PZ, England
Tel. 44 1491 834678
Fax 44 1491 825022

Bailey Essences
7/8 Nelson Road, Ilkley
West Yorkshire
LS29 8HN, England
Tel. 44 1943 432012
Fax 44 1943 432011

Findhorn Flower Essences
Mercury, Findhorn Bay Forres,
Moray, Scotland IV36 OTY
Tel. 44 1309 690129
Fax 44 139 690933

Harebell Remedies
PO Box 7536, Dumfries
DG2 7DZ, SW Scotland
Tel. 44 1387 261962

Healing Herbs Ltd.
The Flower Remedy Programme, PO Box 65
Hereford HR2 OUW
England
Tel. 44 1873 890218

Green Man Tree Essences
Simon and Sue Lilly
2 Kerswell Cottages
Exminster, Exeter, Devon
EX6 8AY, England
Tel. 44 1392 832005

International Flower Essence Repertoire
The Working Tree
Milland, Liphook, Hants
GU30 7JS. England
Tel. 44 1428 741 572
Fax 44 1428 741 679

Unitive Flower and Life Essences, Dr. Maria Thaw
Cynlas, Rhos Isaf Caenarfon,
Gwynedd,
LL54 7NL, Wales
Tel. 44 1286 830555

Niederlande

Bloesem Remedies Nederland
St Jansstraat 3,
NL-5964 AA Horst
Tel. 31 077 3987826,
Fax 31 077 3987826.

USA & Kanada

Alaskan Flower Essence Project
PO Box 1369
Homer, Alaska 99603

Desert Alchemy
PO Box 44189
Tucson AZ 85733
Tel. 1 520 325 1545
Fax 1 520 325 8405

Flower Essence Society
PO Box 459
Nevada City, CA 95959
Tel. 800 736 9222 oder 530 265 9163
Fax 530 265 0584

Flower Essence Services,
PO Box 1769
Nevada City, CA 95959
Tel. 800 548 0075 oder 530 2650258
Fax 530 265 6467

Hawaiian Tropical Flower Essences
Aloha Flower Essences Inc.
PO Box 2319, Kealakekua
Hawaii 96750
Fax 808 328 2529

Masters Flower Essences
141618 Tyler-Foote Road
Nevada City, CA 95959
Tel. 916 478 7655

Nelson Bach U.S.A. Ltd.
Wilmington Technology Park
100 Research Drive
Wilmington, Massachusetts 01887 4406
Tel. 978 988 3833
Fax 978 988 0233

Pacific Essences
Box 8317, Victoria
BC V8W 3R9, Canada
Tel. 250 384 5560
Fax 250 595 7700

Perelandra, Center for Nature Research
PO Box 3603
Warrenton, VA 20188
Tel. 800 960 8806
Fax 540 937 3360

Petite Fleur Essences,
Herbal Essence, Inc.
Box 330411
Fort Worth, Texas 76163
fax 44 1943 432011.

Australien

Bush Essences
8a Oaks Avenue,
Dee Why, NSW Australia
Tel. 61 2 9972 1033
Fax 61 2 99721102

Living Essences
Australian Flower Essence Academy, PO Box 355
Scarborough 6019, Perth

Martin & Pleasance
137 Swan Street,
Richmond Victoria 3121
Tel. 61 2 6139 427 7422

Literaturverzeichnis

Dirk Albrodt, *Gesund durch Blütenessenzen, Handbuch Kalifornischer Blütenbehandlung*, Chieming

Edward Bach, *Gesammelte Werke. Von der Homöopathie zur Bach-Blütentherapie*, Grafing bei München 1991

ders., *Blumen, die durch die Seele heilen*, München 1980

ders., *Heile dich selbst mit den Bach-Blüten*, München 1992

Julian Barnard, *Blüten für die Seele*, Wessobrunn 1987

Julian u. Martine Barnard, *Das Bach-Blüten-Wunder*, München 1989

Götz Blome, *Mit Blumen heilen*, Freiburg 1996

David Bohm, *Die implizite Ordnung*, München 1987

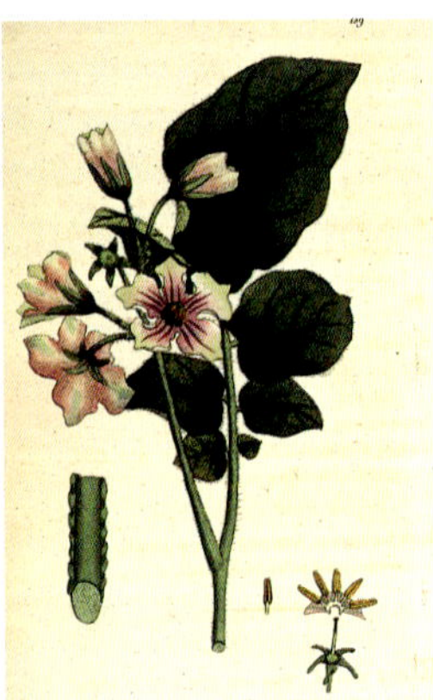

Solanum quadriloculatum

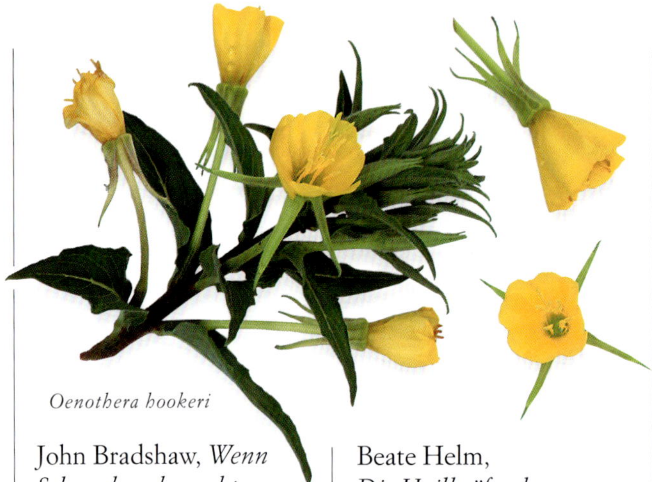

Oenothera hookeri

John Bradshaw, *Wenn Scham krank macht*, München 1997

Philip Chancellor, *Großes Handbuch der Bach-Blüten*, Grafing bei München 1992

Amanda Cochrane u. Clare G. Harvey, *Die Enzyklopädie der Blütenessenzen*, Grafing bei München 1996

Peter Damian, *Astrologie und Bach-Blüten*, Grafing bei München 1993

Patricia Davies, *Aromatherapie und Chakren*, München 1993

dies., *Aromatherapie von A–Z*, München 1990

Larry Dossey, *Wahre Gesundheit finden*, München 1991

Nevill und Susan Drury, *Handbuch der heilenden Öle, Aromen und Essenzen*, Aitrang 1989

Monica Hackl, *Bach-Blütentherapie für Homöopathen*, Stuttgart 1993

Beate Helm, *Die Heilkräfte der kalifornischen Blütenessenzen*, Grafing bei München 1990

Patricia Kaminski u. Richard Katz, *Blütenessenzen-Repertorium*, Chieming 1991

dies., *Handbuch der kalifornischen und englischen Blütenessenzen*, Aarau 1996

Andreas Korte und andere, *Orchideen, Edelsteine und ihre heilenden Energien*, Freiburg 1995

Ilse Maly, *Bach-Blüten als Chance und Hilfe*, Salzburg 1991

Sue Minter, *Der heilende Garten*, Köln 1995

Hiroshi Motoyama, *Chakra-Physiologie*, Freiburg 1980

Mechthild Scheffer, *Bach-Blütentherapie. Theorie und Praxis*, München 1996

Karen Sullivan (Hrsg.) *Heilen mit der Natur. Homöopathie, Kräuterheilkunde und Aromatherapie gegen Alltagsbeschwerden*, Rheda-Wiedenbrück 1997

Gregory Vlamis, *Heilende Energien der Bachblüten*, Grafing bei München 1989

Nora Weeks, *Edward Bach: Entdecker der Bach-Blütentherapie*, München 1988

Ian White, *Die australischen Busch-Blütenessenzen*, Chieming 1994

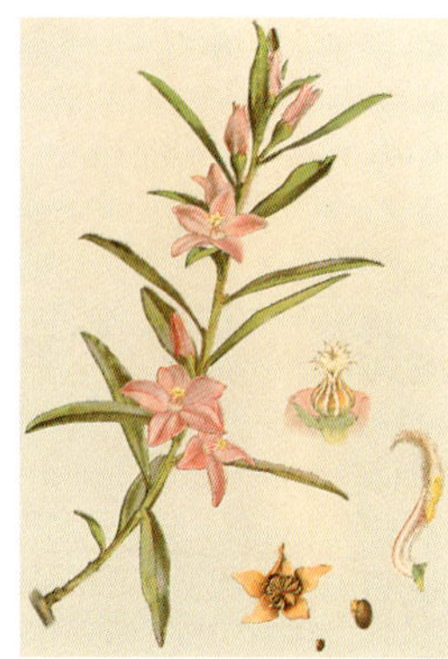

Crowea saligna

M. Small Wright, *Perelandra-Blütenessenzen*, München 1990

Bei der Könemann Verlagsgesellschaft sind erschienen:

Das große Buch der Kräuter, Anbau, Verarbeitung und Verwendung von über 50 beliebten Kräutern, Köln 1997

Lawless, Julia, *Ratgeber natürliche Gesundheit. Aromatherapie. Ätherische Öle für Körper und Geist*, Köln 1999

McHoy, Peter und Westland, Pamela, *Die Kräuterbibel. Praktische Kräuterkunde für Garten und Gesundheit*, Köln 1998

Shealy, C., *Die große Enzyklopädie der Heilkunde*, Köln 1999

Sutcliffe, J., *Die große Enzyklopädie der alternativen Heilmethoden*, Köln 1999

Whitton, Shirley, *Ätherische Öle & Essenzen, Aromatherapie und Naturheilverfahren*, 1997

In der Reihe »Alternative Heilmethoden«:

Sheila Lavery, *Aromatherapie*, Köln 1999

Non Shaw, *Pflanzenheilkunde*, Köln 1999

Ders., *Bach-Blütentherapie*, Köln 1999

Fraxinus excelsior

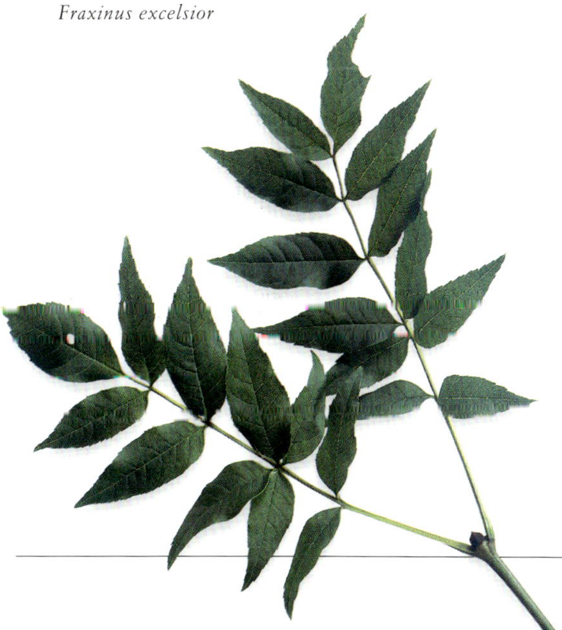

Denise Mortimore, *Natürliche Heilmittel*, Köln 1999

ENGLISCHE LITERATUR

J. u. K. Amodeo, *Being Intimate – A Guide to Successful Relationships*, Arkana 1993

A. Bailey, *The Bailey Flower Essences Handbook*, 1992

V. u. K. Barnao, *Walkabout Healing Handbook, Healing with the Living Essences of Australian Flowers*, 1990

P. L. Chase u. J. Pawlik, *Trees for Healing*, Newcastle, 1991

L. Devi, *The Essential Flower Essence Handbook*, 1996

H. L. Edlin u. M. Nimmo, *The World of Trees*, 1974

J. Griffin, *Mother Nature's Herbal*, 1997

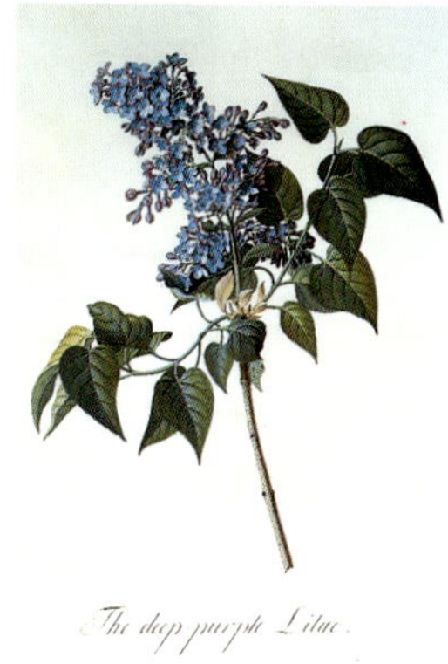

Syringa vulgaris

David Hoffmann, *The Complete Illustrated Holistic Herbal*, 1996

S. Johnson, *The Essence of Healing. A Guide to the Alaskan Flower, Gem, and Environmental Essences*, 1996

P. Kaminski u. R. Katz, *Affirmations, the Messages of the Flowers in Transformative Words for the Soul*, 1994

C. A. Kemp, *Cactus and Company, Patterns and Qualities of Desert Alchemy Flower Essences*, 1993

D. Kramer, *New Bach Flower Therapies, Healing the emotional and spiritual causes of illness*, 1995

K. Kramer u. H. Wild, *New Bach Flower Body Maps, Treatment by Topical Application*, 1996

P. Medeiros, *Hawaiian Tropical Flower Essences*, 1995

P. Ody, *The Herb Society's Complete Medicinal Herbal*, 1993

J. M. Paterson, *Tree Wisdom: The Definitive Guidebook to the Myth, Folklore, and Healing Power of Trees*, 1996

S. Petit, *Energy Medicine, Pacific Flower and Sea Essences*, Pacific Essences, 1993

I. Veith (Übers.), *The Yellow Emperor's Classic of Internal Medicine*, Berkeley, 1956

N. Weeks, *The Medical Discoveries of Edward Bach*, 1973

I. White, *Bush Flower Essences*, 1991

M. Wood, *The Magical Staff: The Vitalist Tradition in Western Medicine*, 1992

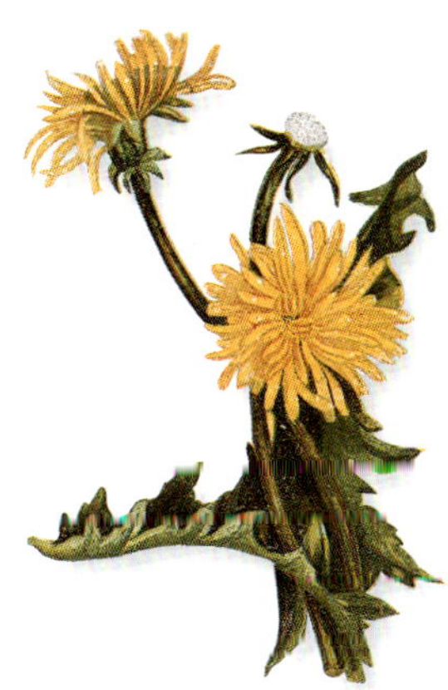

Taraxacum officinale

Register